Dr. med. Herbert Renz-Polster | Nora Imlau

SCHLAF GUT, BABY

Der sanfte Weg
zu ruhigen Nächten
für Kinder von
0 bis 6 Jahren

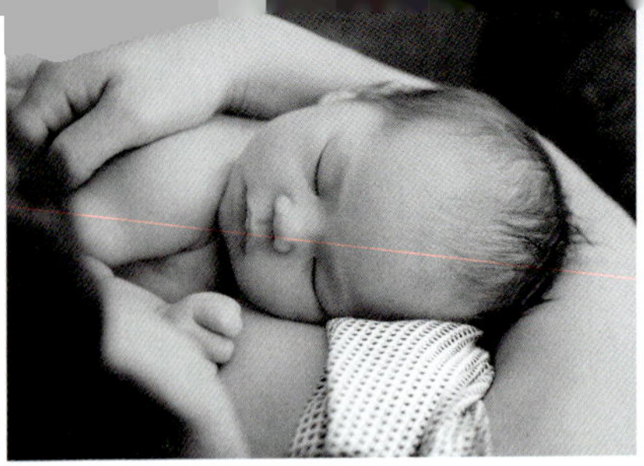 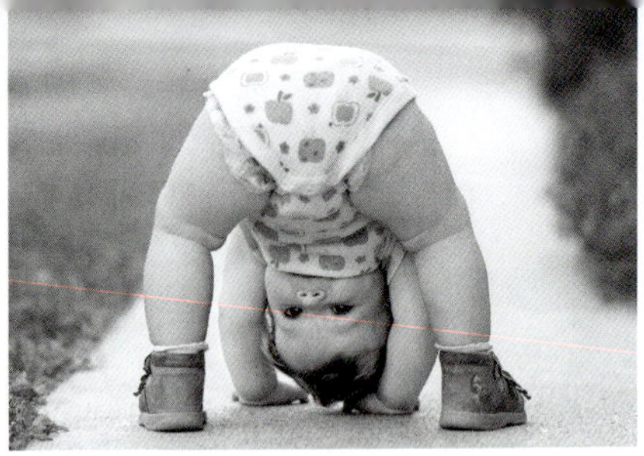

INHALT

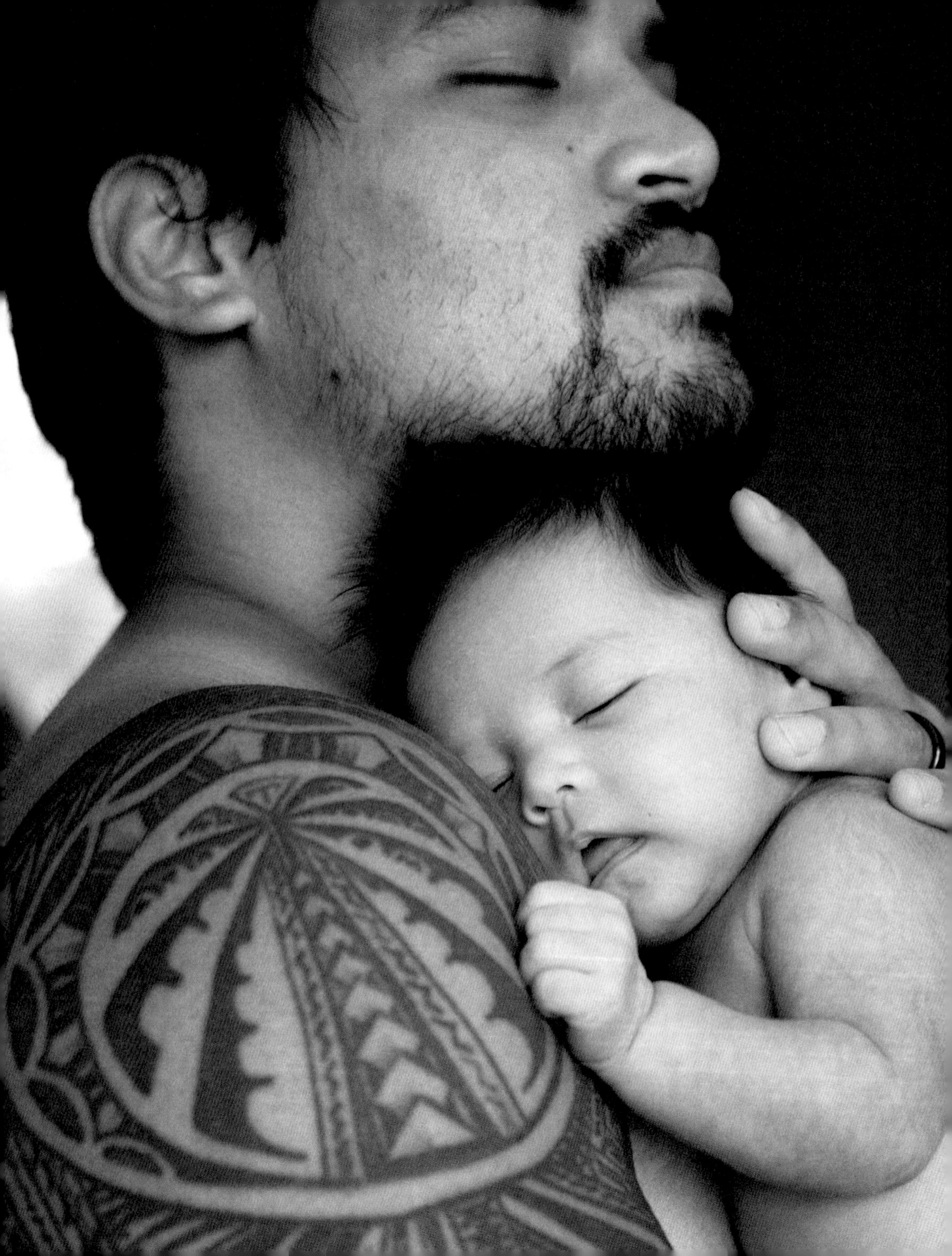

WAS ZÄHLT, IST, WIE WIR MITEINANDER UMGEHEN

Bei aller Liebe: Es wäre allmählich doch an der Zeit, dass wir den Kindern ein neues Betriebssystem aufspielen. Eines, das besser zu unserer modernen Welt passt. Also, worauf warten wir? Den Reset-Knopf drücken, ein paar Sekunden warten, und schon gibt es keine Zornanfälle mehr, keinen Protest gegen gesunden Brokkoli und gern auch keine Pubertät! Vor allem aber nicht dieses Theater, wenn es ans Schlafen geht. Klick und weg damit! Stattdessen eine solide, moderne Schlaf-App: Einschlafen ohne Stress. Mit einstellbarer Einschlafzeit. Zehn Minuten vor dem »Tatort« zum Beispiel. Natürlich allein, ohne Weinen und Betteln.

Nun ist das Leben bekanntlich kein Wunschkonzert. Und das mit der Schlaf-App leider nur eine Fata Morgana aus der bleischweren, schlafentwöhnten Traumwelt junger Eltern. Wir werden wohl weiter mit den alten Programmen leben müssen, die schon zum Lieferumfang des Menschenkindes gehört haben, als es noch keine vernünftige Zeitmessung gab. Von Einkommensteuerbescheiden ganz zu schweigen. Von wegen smarte Babys: Unsere Kinder sind echte Steinzeitbabys! Und deshalb haben wir dieses Buch geschrieben. Wir würden gern über die Kinder reden, wie sie sind. Nicht über Idealkinder, Traumkinder oder Modellkinder, die begegnen uns ja auf den öffentlichen Laufstegen oft genug. Sei es in den Medien, den Ratgebern oder in unserem eigenen Kopf.

Wir würden gern über den Schlaf reden, wie er ist. Nicht über den Schlaf, wie er ach so einfach und praktisch wäre. Der echte Schlaf, ob bei Kindern oder Erwachsenen, hat Haken und Ösen. Besser, wenn wir uns von Anfang an darauf einstellen. Nur wenn die Landkarte stimmt, mit der wir reisen, können wir die Wege finden, die zu unserem Kind und zu unserer Familie passen. Und deshalb dreht sich dieses Buch nicht einfach um Tricks, Trainings und Programme. So verlockend das Ziel ist, und ein schlafendes

Kind IST ein verlockendes Ziel, dürfen wir den Weg nicht aus den Augen verlieren. Nirgendwo begegnen sich Eltern und Kind direkter, persönlicher und auch ungeschützter als beim Schlafen – und das in einer für beide wohl einmaligen Umbruchphase. Auf dieser Rüttelstrecke werden Beziehungen geknüpft, gestärkt und auf die Probe gestellt. Da müssen wir uns bewähren, ohne unsere gemeinsame Notration aufzubrauchen. In diesem Buch wollen wir Wege zeigen, mit denen das Schlafen gelingt, ohne dass wir das Wichtigste verlieren, was uns verbindet: das Vertrauen zueinander.

Aus diesem Grund sind wir kritisch gegenüber den vielen Mythen und Erlösungsversprechen rund um den Kinderschlaf. Ja, wir stellen sie gründlich auf den Prüfstand. Ab welchem Alter schlafen kleine Kinder wirklich durch? Werden Kinder selbstständiger, wenn sie das Alleinschlafen packen? Auf diese Fragen aufrichtige Antworten zu geben und nicht nur Werbefloskeln für irgendein »Programm« oder irgendeine »Methode« zu produzieren, sind wir den Kindern schuldig. Sie sind oft genug Versuchskaninchen psychologischer Theorien gewesen. Vielleicht erinnert sich noch jemand an die »frühe Sauberkeit«, die Kindern angeblich zu einem besseren Charakter verhelfen sollte?

Wir werden deshalb immer wieder auf die harten Fakten Bezug nehmen: Was genau ist über den Baby- und Kinderschlaf bekannt? Wir werfen einen Blick in die menschliche Evolutionsgeschichte, in die Verhaltensforschung, die Bindungsforschung, auch in andere Kulturen. Und vor diesem Hintergrund klären wir die praktischen Fragen, so konkret und lebensnah wie nur möglich. Und so wenig festgelegt wie möglich. Wir haben in unserem eigenen Leben mit Kindern festgestellt, dass man als Eltern ganz schön betriebsblind sein kann. Dabei gibt es viele zündende Ideen abseits der ausgetretenen Wege. Wir geben deshalb in diesem Buch auch den Trampelpfaden Raum. Interessant ist übrigens, dass sie in anderen Kulturen häufig den üblichen Weg darstellen, wie man mit Kindern umgeht. Zum Beispiel auch, weil sie sich in der Praxis gut bewähren.

Warum sollen wir nicht bei diesem Thema, das für viele Familien ein Tal der Tränen ist, mutige Fragen stellen? Und dabei auch die vordergründig verrückten Fragen zulassen, wie etwa die: Braucht ein Baby immer ein Bett? Braucht es eine »Schlafenszeit«? Ein »Bettgehritual«? Dürfen kleine Menschen nicht auch im Kino einschlafen, beim Konzert unserer Lieblingsband oder im Tragetuch beim Aushelfen in der Eisdiele?

Vielleicht interessiert Sie, wer wir sind?

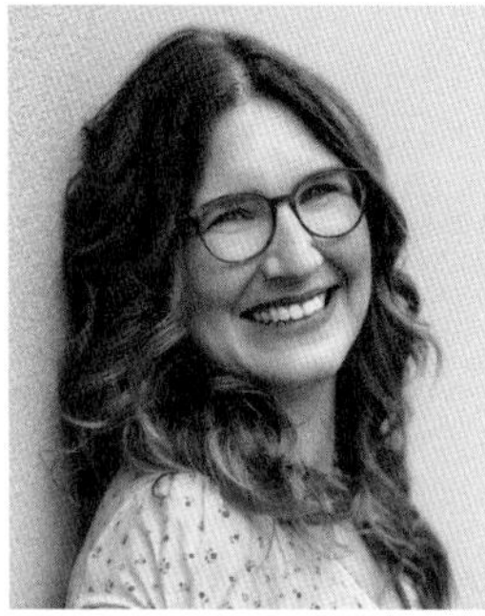

Ich, **Nora Imlau,** bin Journalistin und Fachautorin für Familienthemen. Vor allem aber bin ich selbst Mutter von vier Kindern zwischen zwei und fünfzehn mit sehr unterschiedlichen Schlafbedürfnissen, sodass ich mich nicht nur in der Theorie, sondern auch in der Praxis tagtäglich damit beschäftige, wie Familien die Bedürfnisse der Großen und der Kleinen auf liebevolle Weise unter einen Hut kriegen können. Darüber hinaus begleite ich als Stillberaterin Mütter und Väter, die Fragen zum Stillen, Schlafen und Schreien ihres Babys haben. Um Eltern auf ihrem Weg hin zu einem respektvollen, bindungsorientierten Familienleben zu unterstützen, habe ich außerdem mehrere Bücher geschrieben, darunter »So viel Freude, so viel Wut« und »Mein Familienkompass«. Wer mag, findet mich auf Instagram, Facebook und Twitter.

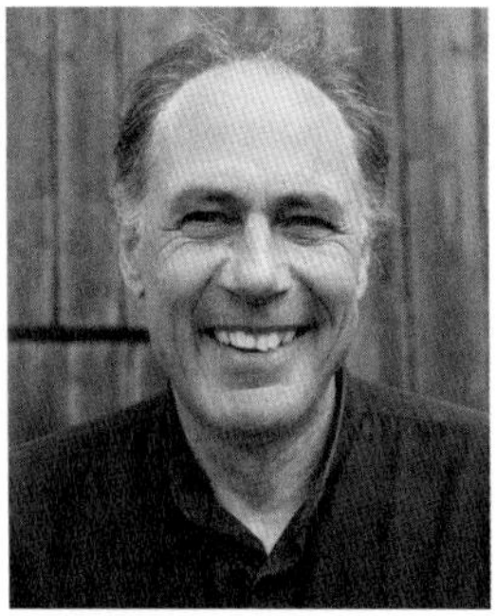

Und ich, **Herbert Renz-Polster,** bin Kinderarzt, und das schon so lange, dass alle meine vier Kinder inzwischen nicht nur allein schlafen, sondern eigene kleine Kinder haben, die mal besser, mal schlechter schlafen. Ich befasse mich – sowohl wissenschaftlich als auch publizistisch – insbesondere mit Fragen der Förderung von Kindern sowie mit der Entwicklung der Kinder aus Sicht der evolutionären Verhaltensforschung. Zu diesen Themen habe ich schon mehrere Bücher für Eltern geschrieben, unter anderem »Kinder verstehen« und »Wie Kinder heute wachsen«. Mehr zu mir und meinen Büchern finden Sie auf meiner Webseite www.kinder-verstehen.de.
Wir beide kommen also aus ganz unterschiedlichen Ecken, könnte man sagen. Aber da ist eine Überzeugung, die uns vereint: In der Erziehung geht es nicht um große Ziele oder große Theorien. Das Einzige, was zählt, ist, wie wir miteinander umgehen. Ob wachend oder schlafend.

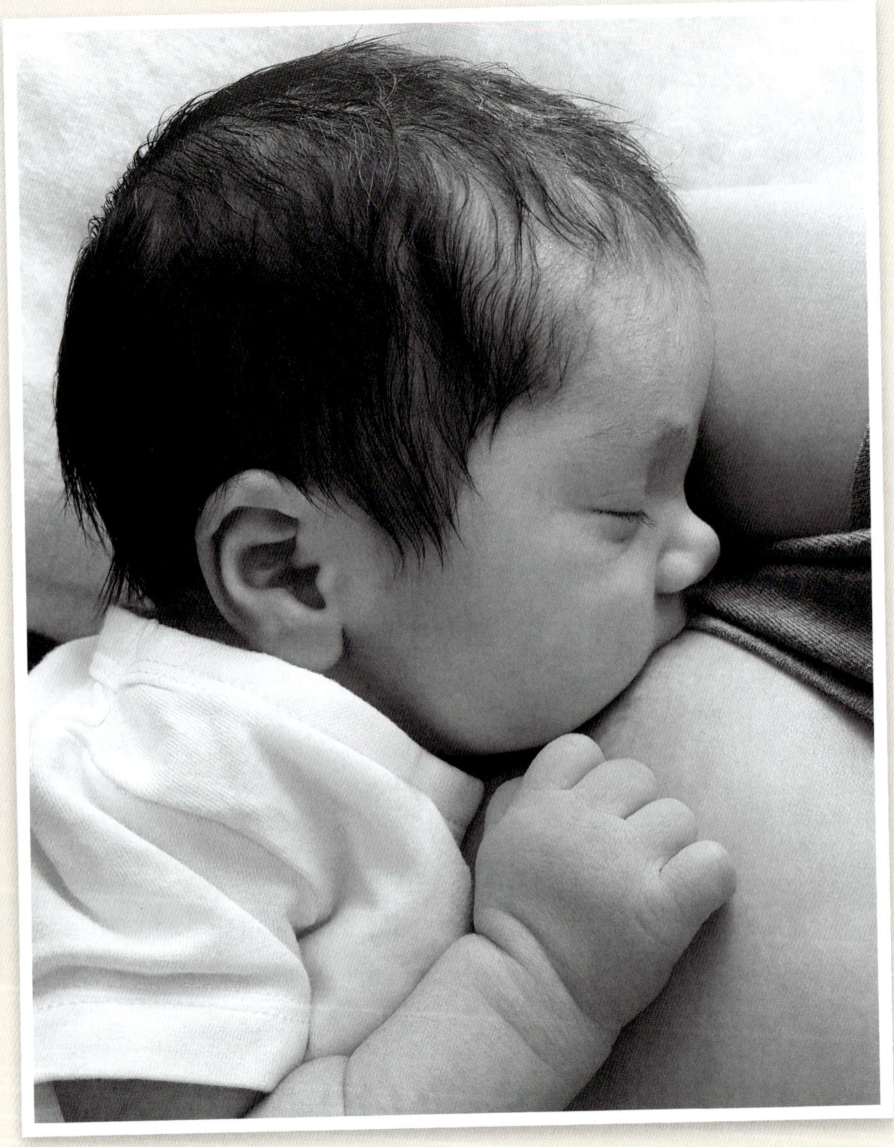

VON WEGEN MURMELTIERE

WARUM KINDER ANDERS SCHLAFEN

Eindeutig: Schlafen ist so wichtig wie Atmen. Ohne läuft gar nichts. Erst recht nicht bei einem Baby. Und doch ist zwischen Atmen und Schlafen ein himmelweiter Unterschied. Atmen passiert einfach. Aber ein Baby zum Schlafen zu bringen, ist für viele Eltern Schwerstarbeit. Ja, am Schlaf entzünden sich regelmäßig die ersten Konflikte in der jungen, nach Milch duftenden Familie. Und dann heißt es statt »Schlaf, Kindlein, schlaf« schon mal »Go the f..k to sleep!« wie in einem unter Eltern einschlägig bekannten amerikanischen Cartoon.

SCHLAF AUS SICHT DER EVOLUTION

Der angestammte Schlafplatz für kleine Menschengeschöpfe liegt aus gutem Grund nicht einfach irgendwo draußen und ungeschützt unterm Himmelszelt. Sondern ganz nah bei einer fürsorglichen Bezugsperson, die sie schützt, nährt und wärmt, wenn es draußen kalt und dunkel ist.

Babys mögen noch über keine Sprache verfügen, aber mit ihrer emotionalen Sprache können sie sich gut ausdrücken. Und deshalb lernen Eltern auch rasch, wie Babys sich den Weg in den Schlaf vorstellen:

- Sie wollen satt sein. Verständlich, auch wir schlafen nicht gern mit leerem Magen.
- Sie wollen es warm haben. Auch da nicken wir zustimmend. Wir ziehen uns ja auch gern die Decke über die Ohren.
- Und sie wollen müde sein. Auch das ist nachvollziehbar. Schon einmal hellwach ins Bett gegangen?
- Bis zu diesem Punkt können also alle mitziehen. Aber zu alledem kommt ein Bedürfnis, das wir Erwachsenen erst einmal als Zumutung empfinden: Müde Babys suchen nach Gesellschaft. Sie wollen nicht allein sein.

Das unsichtbare Band

Als würde ein unsichtbares Gummiband angespannt, zieht es das Baby jetzt auf einmal zu seiner wichtigsten Vertrauensperson. »Es wird nähebedürftig«, sagt die Mutter. Sein »Bindungssystem wird aktiviert«, konstatiert die Entwicklungspsychologie. Und genau diese Sache mit der Bindung ist dafür verantwortlich, dass das Einschlafen eben nicht nur ein Projekt des Kindes ist. Nein, da stecken auch wir Großen drin, mit Haut und Haaren! Denn auf der anderen Seite des Gummibandes stehen wir. Dieses unsichtbare Band bedarf der Erklärung, denn praktisch ist es gewiss nicht. Wie viel einfacher wäre es, wenn ein Menschenbaby Sehnsucht nach Alleinsein bekäme, sobald es müde wird!

Blick zurück in die Menschheitsgeschichte

Das Rätsel ist nur zu lösen, wenn wir in die Vergangenheit blicken. In die Geschichte der Menschheit. Denn wie die anderen Lebewesen auch hat sich der Mensch in einem beständigen Wechselspiel mit seiner Umwelt entwickelt. Seine innere und äußere Ausstattung spiegelt die Herausforderungen wider, denen er sich immer wieder gegenübersah. Und die allermeiste Zeit bestanden die nicht darin, einen Papierstau im Drucker zu beheben oder rechtzeitig einen Krippenplatz für den Nachwuchs zu organisieren. Vielmehr waren sie auf das Leben zugeschnitten, das wir Menschen zu 99 Prozent unserer Geschichte gelebt haben: das Leben als Jäger und Sammler. Ein Leben in kleinen Clangruppen, in einer nicht sehr aufgeräumten, den Elementen und Gefahren der Natur ausgesetzten Welt. Diese Welt hat Spuren hinterlassen, die bis heute wirken.

Auch in unserem Schlaf. Der ist tatsächlich eine »seltsame Sache« (siehe Kasten auf Seite 16). Nämlich etwas, was selbst wir Großen nicht willentlich steuern können. Der Blick in die Menschheitsgeschichte verrät den Grund: Natürlich durfte der Schlaf kein Koma auf Knopfdruck sein. Schließlich wurde die Welt für den Menschen nicht sicherer, wenn er abends die Augen schloss und damit die Kontrolle über Körper und Sinne abgab. Ganz im Gegenteil, jetzt waren die im Vorteil, die im Dunkeln gut sehen und riechen konnten. Und zu denen hat der Mensch noch nie gehört. Kein Wunder also, dass auf der Brücke in den Schlaf nicht etwa »Augen zu und durch!« steht, sondern »Vorsicht!«. Kein Wunder, dass uns unsere Instinkte den Trip in den Schlaf nur gehen lassen, wenn die Bedingungen stimmen. Solange dort draußen Äste knacken oder Hyänen heulen, hält sich der Schlafengel fern.

Diese auf Sicherheit ausgerichtete Schlafformel gilt bis heute. Wer kann schon schlafen, wenn auf dem Flur die Dielen knacken? Wer kann schlafen, wenn ihm einfällt, dass der Schlüssel noch in der Tür steckt? Ja, wer kann schlafen, wenn er sich Sorgen macht? Alle negativen Gefühle wirken als zuverlässige Schlafbremsen, ob das nun Angst, Hunger, Ärger oder Eifersucht ist. Dagegen wirkt die Anwesenheit vertrauter Menschen besser als jede Schlaftablette. Auch das bis heute – was jeder bestätigen kann, dem der gewohnte Schlafpartner einmal für eine Nacht abhandenkommt. Offensichtlich sehen auch wir Großen den Schlaf gern als Gemeinschaftsprojekt.

Und die Kleinen? Auch bei denen ist der Schlaf natürlich eine Antwort auf die Bedingungen der Vergangenheit. Auch bei Kindern regiert ein Sicherheits-, ja sogar ein Hochsicherheitsprogramm. Denn im Gegensatz zu uns Großen haben sie mit weiteren Schwierigkeiten zu kämpfen: Ohne Hilfe können sie sich nicht einmal die Decke über die Ohren ziehen! Oder eine Mücke verscheuchen! Von den wilden Tieren, die da ums Lager schlichen, ganz zu schweigen. So ein leckeres Menschengeschöpf konnte unter den evolutionären Bedingungen den nächsten Morgen tatsächlich nur erleben, wenn es sich Geleitschutz organisierte. Nette Menschen aus Fleisch und Blut, die bei Bedarf alles stehen und liegen ließen, um es zu beschützen. Anders wäre ein Baby ganz schnell ein totes Baby gewesen – es wäre von Hyänen verschleppt, von Nagetieren angeknabbert oder bei einem nächtlichen Temperatursturz unterkühlt worden. Gut also, dass die Kleinen stattdessen auf dieses unsichtbare Gummiband gesetzt haben!

RECHTS *Alle Primaten, der Mensch eingeschlossen, stehen vor einem Dilemma: Sie können ihren Nachwuchs nicht wie Nesthocker verstecken. Die Kleinen können ihrer Mama aber auch nicht wie Fohlen hinterherlaufen. Menschenaffen setzen deshalb auf eine dritte Strategie: Sie haben die Kleinen bei sich, Tag und Nacht.*

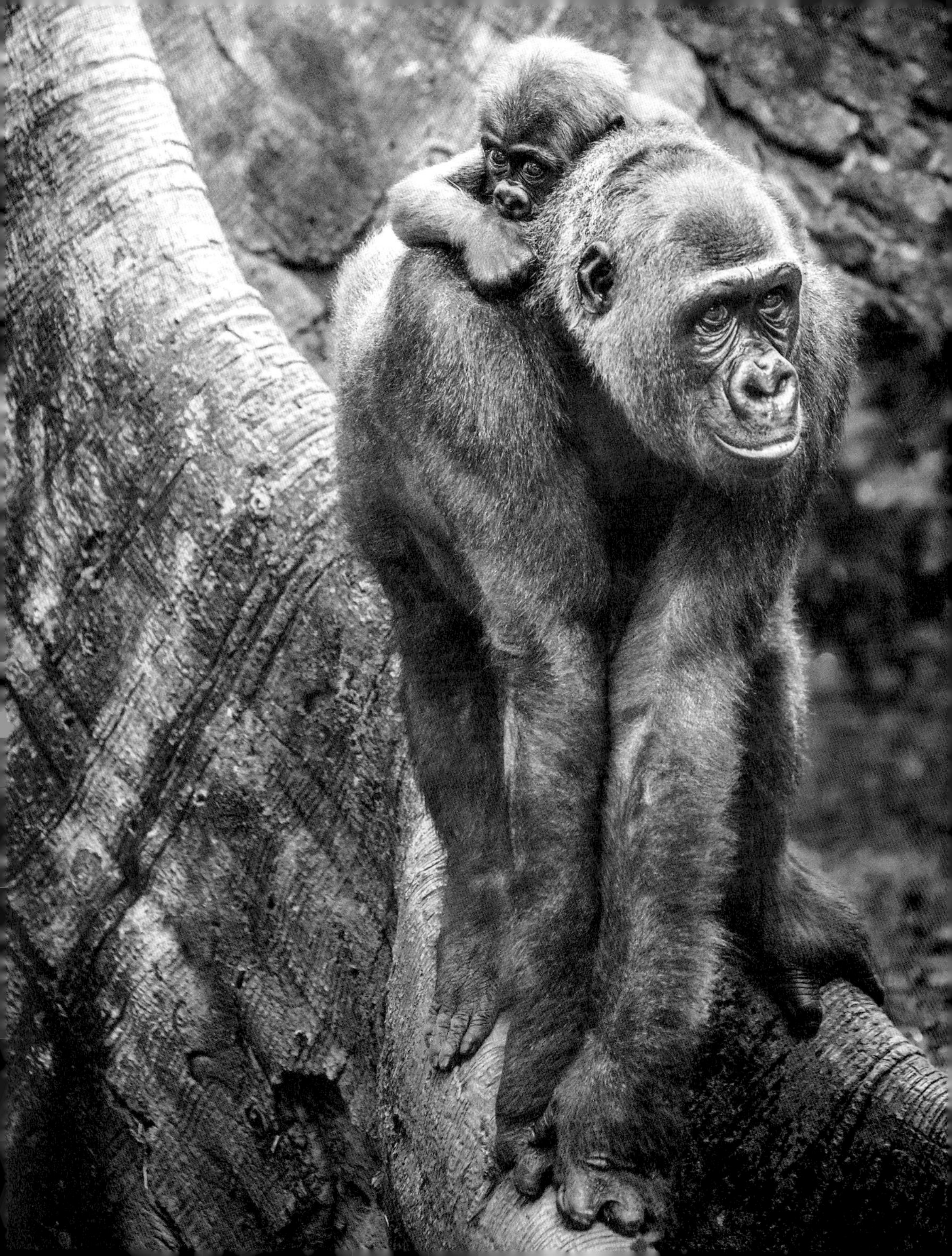

Schlaf ist eine seltsame Sache

Noch für alle Babys, für alle Kleinkinder, alle Jugendlichen und Erwachsenen, die jemals auf dieser Erde gelebt haben, stand über dem Tor zum Schlaf dieses eine gemeine Wort: Entspannung. Der Schlaf fällt aus dem Rahmen. Er funktioniert einfach nach anderen Gesetzmäßigkeiten als unser alltägliches Leben, in dem wir es gewohnt sind, die »Macher« zu sein. Geht es nicht bei vielen menschlichen Angelegenheiten darum, den eigenen Willen durchzusetzen? Zu planen und zu organisieren, damit wir unsere Ziele erreichen? Wir erledigen unsere Angelegenheiten vernünftig, logisch und planvoll. Und das ist gut so – schließlich muss der Laden laufen.
Der Schlaf ist ganz anders. Er ist partout nicht an die Leine unseres Willens zu kriegen. Er gehorcht nicht der Anspannung, sondern der Entspannung. Ihn beeindruckt nicht das Festhalten, sondern das Loslassen. Ja, es ist zum Haareraufen: Man kann uns das Glück auf Erden versprechen oder ein nigelnagelneues Haus mit Porsche vor der Tür, wenn es uns gelingt, in zehn Minuten einzuschlafen, und trotzdem stellt sich der Schlaf nicht auf Kommando ein. Man kann uns die schwersten Strafen androhen: Der Erfolg wird trotzdem ausbleiben. Kurz, man kann den Schlaf nicht machen – er muss sich ergeben. Ja, es mag dort oben einen Schlafengel geben. Aber wir können ihn nicht einfach zu uns herunterziehen. Er muss uns finden.
Und damit passt der Schlaf eigentlich am wenigsten in die Welt, wie wir sie uns geschaffen haben. Wir haben unser Leben auf Effizienz getrimmt, auf Produktivität, auf Tempo und Anspannung. Der Laden läuft, wenn wir funktionieren. Die Kinder aber zeigen uns gleich ganz zu Beginn ihres Lebens, dass sie nach einem anderen Programm laufen. Nirgends ist das deutlicher zu erkennen, als wenn es ums Schlafen geht. Per Knopfdruck ist da nichts zu machen. Schlafanzug anziehen, Bad, Vorlesen, Licht aus und aus die Maus? Frischgebackene Eltern lernen schnell, dass an dieser Idealvorstellung nichts dran ist. Denn Schlafen funktioniert bei Kindern ganz anders. Kinder brauchen Beziehungen, sie brauchen Zeit, sie brauchen Begleitung. Ja, vielleicht ist das am Ende die Grundfrage der Erziehung: Wie, um alles in der Welt, sollen diese unterschiedlichen Welten je zusammenfinden?

Planmäßige Esspausen

Und als wäre es nicht schon Zumutung genug, dass Kinder zum Schlafen unsere Nähe fordern, gibt es eine weitere Besonderheit, die am Kinderschlaf klebt wie Schokolade am Kindermund. Und diese führt uns zum Essen der Kleinen,

Es geht schon mit der Geburt los. Für den menschlichen Nachwuchs geht es jetzt darum, eine Schwachstelle auszubügeln, und zwar rasch. Denn verglichen mit den anderen Menschenaffen muss das Menschenkind den Mutterleib in einem noch sehr unreifen Stadium verlassen. Also aufholen. Das Gehirnvolumen des Neugeborenen wird sich in nur einem Jahr verdoppeln. Und dann bis zum dritten Geburtstag noch einmal. Über 100 Billionen Verknüpfungen werden dabei zwischen den Nervenzellen angelegt, die insgesamt auf eine Gesamtlänge von über 100 000 km anwachsen (das ist mehr als zweimal am Äquator entlang rund um die Erde!). Das bedeutet Hochleistung – auch in Sachen Ernährung. Nervenzellen sind die hungrigsten Zellen überhaupt. Kein Wunder also, dass Säuglinge den größten Teil ihrer wachen Stunden nur einem Thema widmen, nämlich der Zufuhr von Nahrung. Die Hirnzellen sind zudem besonders wählerisch: Anders als normale Körperzellen nutzen sie fast ausschließlich Zucker als Energielieferanten. Muttermilch enthält deshalb fast doppelt so viel Milchzucker wie Kuhmilch.

Und was, bitte schön, haben diese Fragen mit dem Schlaf zu tun? Mehr, als uns lieb ist. Denn der Milchzucker wird nun einmal rasch ins Blut aufgenommen und verwertet, entsprechend häufig melden sich die Kleinen zum Nachtanken. Und das leider auch im Schlaf. Denn anders als Erwachsene schalten die Kleinen ihr hungriges Gehirn im Schlaf nur selten auf Schonbetrieb. Sie verbringen vielmehr große Teile ihres Schlummers in einer Art »Reifungsschlaf«, dem REM-Schlaf (dieser Turboschlaf wird uns noch im nächsten Kapitel beschäftigen, siehe ab Seite 22). Und als sei das alles nicht genug, schaltet das Kind im Schlaf nicht einmal seinen Wachstumsmotor ab, im Gegenteil: Die Wachstumshormone, die seine Knochen und Muskeln wachsen lassen, werden vor allem im Schlaf ausgeschüttet.

Seien wir also realistisch: Von einem kleinen Menschen, der solcherart von der Evolution auf das Leben vorbereitet wurde, kann man zwei Dinge NICHT erwarten:

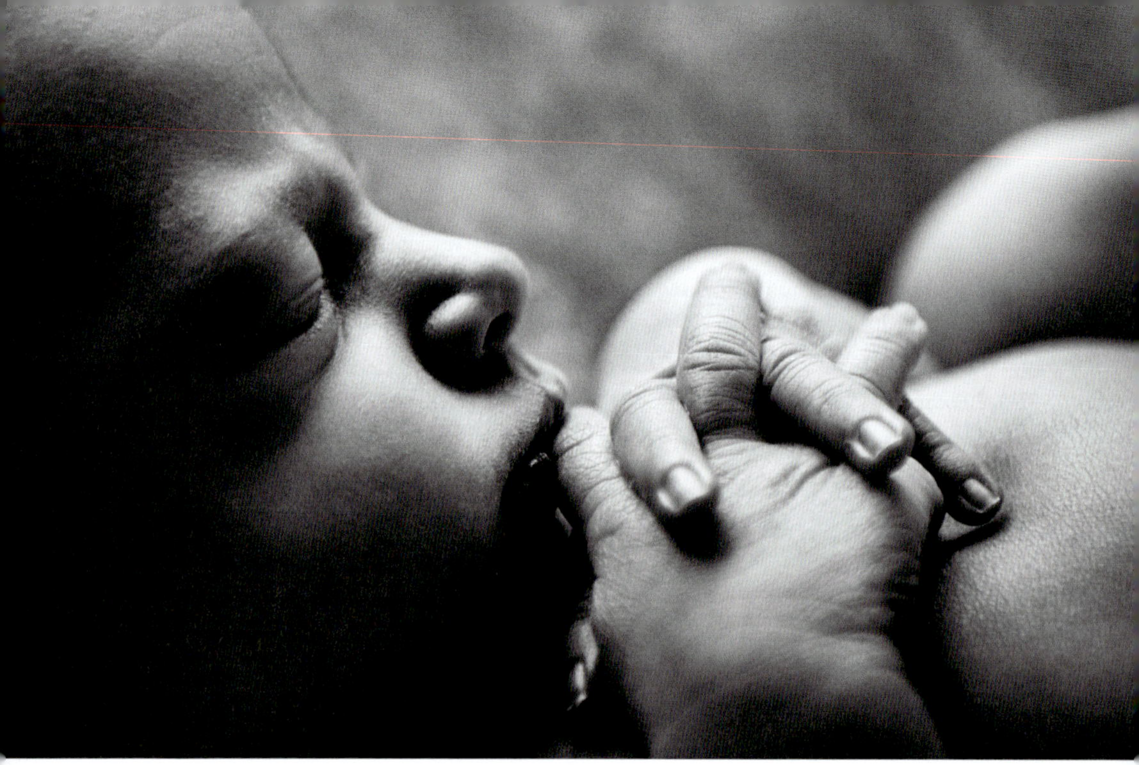

OBEN *Man sieht diesem Baby beinahe an, dass der deutlich aktivere Schlaf des Säuglings viel Arbeit für das Gehirn bedeutet. Und Arbeit macht hungrig: Der kleine Schläfer wird sich bestimmt bald an der Milchbar melden!*

- Erstens, dass er genauso schläft wie ausgewachsene Menschen. Im Gegenteil – es wäre überraschend, wenn das kleine Kind beim Schlafen nicht öfter mal Pause machen würde. (Ob uns das gefällt, ist eine andere Frage. Sie wurde in der nicht gerade samtpfotigen Evolution nie gestellt.)
- Zweitens, dass so ein kleiner Mensch beim Schlafen freiwillig auf Begleitung verzichtet. Schließlich haben die allermeisten seiner Vorfahren den nächsten Morgen nur erlebt, wenn sie im Nahbereich einer schützenden, wärmenden und nährenden Bezugsperson schliefen. Der Protest gegen das Alleinschlafen mag für Eltern anstrengend sein, aber er zeigt, dass dieser kleine Mensch gut funktioniert.

Wie lange trinken Babys nachts Milch?

In den Ratgebern findet man unterschiedliche Angaben dazu, ab wann ein Baby »eigentlich« ohne nächtliche Mahlzeiten auskommen sollte. Wenn es danach noch aufwache und weine, so seien weder Hunger noch Durst, sondern andere Gründe die Ursache. Die einen gehen von vier Monaten aus, für andere liegt die Grenze bei sechs Monaten. Vor allem in den USA kursieren neuerdings Zahlen, die diese Angaben noch unterbieten: Ein Baby könne mit acht Wochen acht Stunden ohne Mahlzeit schlafen! Zudem herrscht Verwirrung darüber, was unter einer »nächtlichen Nahrungspause« zu verstehen sei: Die einen Ratgeber meinen damit eine Schlafdauer von fünf Stunden, andere eine von sage und schreibe elf Stunden.

Vielleicht hilft da ein Blick auf die Kinder:

- Auch in der zweiten Hälfte des ersten Lebensjahres wachsen die Kleinen noch so schnell, dass sie ihr Körpergewicht in diesem Zeitraum fast verdoppeln.
- Wegen ihres raschen Hirnwachstums und ihres aktiveren Schlafes brauchen Kleinkinder in den ersten zwei bis drei Jahren auf ihr Körpergewicht bezogen etwa viermal mehr Kalorien als Erwachsene.
- Kleine Kinder unterscheiden sich enorm in ihrer »Futterverwertung«: Manche brauchen zum Wachsen fast doppelt so viele Kalorien wie andere!
- Die kindliche Entwicklung verläuft oft in Schüben, auch das macht genaue Monatsangaben schwierig.
- Und nicht zuletzt unterscheiden sich Still- und Flaschenkinder in ihrem nächtlichen Nahrungsbedarf. Ja, selbst der Schlafort hat einen Einfluss. So nehmen die bei ihrer Mutter schlafenden gestillten Säuglinge nachts immerhin ein Drittel mehr Kalorien zu sich als die im eigenen Bett schlafenden gestillten Kinder.

Gerade die Angaben von vier bis sechs Monaten als Beginn des nahrungsfreien Durchschlafens werden manchmal damit begründet, dass das Baby ja jetzt Beikost bekomme und durch die festere Nahrung mehr Kalorienreserven habe. Die Tatsache, dass Beikost im Vergleich zur Muttermilch nicht sättigender, sondern im Gegenteil sogar kalorienärmer ist, macht dieses Argument jedoch nicht gerade überzeugend.

Uns erscheint die Angabe fester Zeiten, ab denen ein Kind keine nächtliche Fütterung mehr »braucht«, deshalb als Gerede – willkürlich und beliebig, wie Gerede eben ist. Noch so ein Orakel, auf das Eltern eigentlich verzichten können. Auch bei unseren insgesamt acht Kindern haben wir dafür keine feste Regel gefunden: Jedes Kind hat wohl einen anderen Ratgeber gelesen. Also: Wie lange müssen Babys nachts noch trinken? Unsere Antwort lautet: Wir wissen es nicht! Wir werden es wohl mit jedem einzelnen von ihnen herausfinden müssen!

Schlafen wir heute anders?

Die Menschheitsgeschichte schön und gut. Aber sind wir dieser Geschichte nicht längst entwachsen? Ja und nein. Wir haben die Welt komplett verändert, wir haben den Lebensstil der Jäger und Sammler vor ein paar Tausend Jahren hinter uns gelassen. Babys schlafen heute in einem sicheren Umfeld, über sich einen Rauchmelder und neben sich ein Babyfon. Sie werden nicht mehr von Raubtieren gefressen, egal ob sie im eigenen Bettchen oder am Busen der Mutter einschlafen. Nur: Die alten Programme sind dadurch nicht überschrieben worden, sie wirken weiter. Wir mögen eine neue, moderne Ausrüstung haben, aber unser Gefühlskleid, mit dem wir auf die Welt gekommen sind, bleibt uralt, es wird nicht mit jeder Generation neu gestrickt. Kleine Kinder nehmen zunächst einmal weiterhin an, dass dort draußen Hyänen um das Lager streifen oder morgens der Frost einzieht.

Aber was heißt das denn? Dass wir so leben müssen wie damals? Dass die Babys nachts nur an unserer Seite gut schlafen können? Dass wir keine Flasche geben dürfen? Keinen Schnuller, keinen Kinderwagen? Nein, das heißt es nicht. Jeder muss seinen eigenen Weg gehen. Und jeder geht ihn mit seinem Gepäck, mit seinem Kind, seinen Ideen, seiner »Denke«, mit seiner ganzen modernen Ausrüstung eben.

Trotzdem. Der Blick auf die Herkunft hilft uns, unsere Kinder besser zu verstehen. Ein unschätzbares Kapital! Mit ihrem »uralten« Verhalten fordern unsere Kinder uns nämlich ganz schön heraus – ob nun beim Schlafen, beim »Zornen« oder bei ihrem Protest gegen gesunden Brokkoli. Wie erleichternd, wenn wir wissen, warum sie so sind, wie sie sind. Gut zu wissen, dass sie gute Gründe haben! Denn der Alltag mit den Kleinen ist schwer genug. Da müssen wir nicht auch noch Vorurteile mit uns herumschleppen. Oder gar die »Schuldfrage« stellen. Schließlich können die Kleinen nichts dafür, dass sie in der modernen Welt gelandet sind. Ein solch offener Blick auf die Kinder stärkt nicht nur unsere Beziehung. Er hilft auch gegen die Angst. Und die ist allgegenwärtig im Elterndasein: Könnte mein Kind zurückbleiben, weil es noch nicht durchschläft? Könnte es verwöhnt werden, weil es beim Schlafen meine Nähe sucht? Könnte es dies, könnte es jenes … Wir brauchen dringend ein Maß, an dem wir unsere Sorgen überprüfen können. Die Herkunft unserer Kinder ist ein bewährtes, realistisches, praktisches Maß. Denn die Kinder standen in ihrer Geschichte allesamt vor denselben Herausforderungen. Und diese mussten sie durch passende Strategien meistern. Diese Strategien sind Stärken, keine Defekte oder Störungen.

Diese Sicht ermöglicht ein dickes Fell und jede Menge Gelassenheit gegenüber den vielen täglich aktualisierten Geboten, Verboten und Denkvorschriften, die einem als Eltern begegnen. Und das schafft Freiheit. »Was, dein Tim schläft noch nicht durch? Was, du stillst noch? Was, er schläft noch bei dir im Bett?« Diese Diktatur der Angst wird erst aufhören, wenn wir selbstbewusst zurückfragen: Warum eigentlich NICHT?

Damit wir unsere Freiheit auch nutzen können, beschreiben wir in diesem Buch viele Wege in den Schlaf – alte und moderne. Eines bleibt dabei immer Thema: die Beziehung, die wir zueinander haben. Die ist für uns nicht beliebig. Denn welchen Weg wir mit den Kindern gehen, ist vielleicht gar nicht das Entscheidende. Sondern vielmehr die Art, wie wir dabei miteinander umgehen: liebevoll, freundlich, zugewandt und pragmatisch oder eher distanziert, kontrollierend und misstrauisch.

Gerade der Blick in die Evolutionsgeschichte zeigt, an welch grundlegende Muster und Gefühle der Schlaf gebunden ist. Wir werden in diesem Buch deshalb auch einen kritischen Blick auf Schlaftrainings richten, die uns schädlich für die Beziehung zwischen Eltern und Kind erscheinen. Wir sind der festen Meinung, dass wir unsere Rolle als Eltern auch und gerade beim Thema Schlaf nicht ablegen können. Eine schützende, eine sichernde Rolle – auch in der modernsten aller Welten.

EIN BLICK HINTER DIE AUGENLIDER

Wie sehr würden wir uns von den Kleinen etwas mehr Takt wünschen. Etwa so: Stillen – alle vier Stunden! Fröhlich allein spielen – eine Stunde nach dem Stillen! Schlafen – acht Stunden am Stück im eigenen Bettchen! Allein, am Takt scheint den Kleinen nicht viel zu liegen …

Wer Kinder hat, entdeckt schon bald, dass sie allesamt Mitglieder einer eigensinnigen, ja radikalen Bewegung sind, die sich Recht auf Entwicklung nennt. In diesem Kapitel machen wir eine schockierende Entdeckung: Zu dieser Graswurzelbewegung bekennen sich die Kinder selbst dann noch, wenn sie die Augen geschlossen haben und sanft und selig schlummern! Ja, selbst wenn sie tief und fest schlafen, kämpfen sie weiter für ihren revolutionären Auftrag. Das heißt, sie halten sich nicht an elterliche Erwartungen, ärztliche Ratschläge und ausgeklügelte Erziehungskonzepte.

Verständlich: Schließlich geht es für sie ans Eingemachte, es geht darum, zu wachsen, zu gedeihen und fit zu werden für die Zukunft. Um ihren Auftrag zu erfüllen, greifen sie auf erprobtes Rüstzeug zurück. Auf Rüstzeug nämlich, das sich im Lauf der Evolution geschärft und bewährt hat. Und wie!

Das erste Rüstzeug: der leichte Schlaf

Oberflächlich betrachtet erscheint uns der Schlaf als eine Art Koma, in das wir abends sinken und aus dem wir morgens wieder erwachen. Die Wirklichkeit ist aber viel spannender, und das sogar bei uns Erwachsenen. Im Schlaf durchwandern wir Nacht für Nacht eine regelrechte Landschaft: Da gilt es, hohe Berge zu erklimmen und weite Täler zu durchstreifen, da legen wir uns einmal mächtig ins Zeug und lassen uns dann wieder gemütlich treiben … Mindestens einmal, oft auch mehrere Male wachen wir in jeder Nacht sogar ganz auf. Allerdings können wir uns meist am nächsten Tag nicht mehr daran erinnern. Wir mögen den Schlaf als zusammenhängendes Ganzes sehen, in Wirklichkeit aber nehmen wir den Weg durch die Nacht in mehreren Etappen, ob wir groß sind oder klein.

So schlafen Erwachsene

Bei Erwachsenen dauert ein normaler Schlafzyklus etwa ein bis zwei Stunden, im Schnitt also 90 Minuten. Ein typischer Nachtschlaf wäre also eine Wanderung in etwa vier Etappen. Wir Großen machen uns bei jeder Etappe zügig auf den Weg und erreichen in Minutenschnelle einen tiefen, entspannten Schlaf. Dieser ruhige Tiefschlaf dient dazu, die Batterien von Körper und Geist aufzuladen. Gegen Ende jeder Etappe wird der Schlaf leichter und unruhiger, der Körper ist jetzt angespannt, zuckt manchmal oder bewegt sich, die Atmung wird unregelmäßig und die Augen fangen an, unter den Lidern hin und her zu springen (wegen diesem »Rapid Eye Movement« wird diese Phase auch REM-Schlaf genannt).

Diese aktive Schlafphase dient nicht der Erholung, vielmehr erledigt das Gehirn in dieser Zeit den »Hausputz«: Es ordnet und sortiert die Erlebnisse, Eindrücke und Gefühle des vergangenen Tages und verpackt sie ordentlich in Schubladen. So werden sie verfestigt, wie es die Schlafforschung ausdrückt. Meist ist dieser Prozess mit intensiven Träumen verbunden, die uns oft in Erinnerung bleiben. Kein Wunder, dass das Gehirn in diesem Stadium deutlich mehr Energie verbraucht! Nur ein Hauch trennt den Schlaf in dieser Phase vom Wachsein: Entweder kommen wir jetzt vollends zu Bewusstsein oder wir machen uns auf zur nächsten Etappe.

Kinder schlafen anders

Und die kleinen Kinder? Sie schlafen, wie könnte es anders sein, ganz anders. Zum einen trauen sie sich in den ersten zwei bis drei Jahren nur kürzere Etappen zu – jeder Schlafzyklus dauert etwa 50 bis 70 Minuten. Mit etwa vier Jahren sind die Schlafzyklen dann auf das Erwachsenenmaß von etwa 90 Minuten eingestellt. Dafür packen sie in jede Etappe eine deutlich größere Portion REM-Schlaf. Und das zunächst nicht etwa ans Ende, sondern vor allem an den Beginn der Etappe. Anders als wir Erwachsenen fällt der Säugling also nicht direkt vom Wachzustand in den Tiefschlaf. Vielmehr schlendert er zunächst für etwa 20 Minuten durch eine Art Traumland, um erst dann in den Tiefschlaf zu sinken. Jetzt erst wird sein Körper schlaff und schwer, jetzt erst fangen die Arme zu baumeln an und erst jetzt hören die Augen auf, hinter den Lidern hin und her zu springen. Und erst jetzt lassen sich die Kleinen ablegen, ohne gleich wieder aufzuschrecken!

Der kindliche Entwicklungsschlaf

Warum sind die Kleinen so auf die leichten, aktiven Anteile des Schlafs versessen, dass sie ihnen am Lebensanfang etwa die Hälfte ihres Schlafes widmen – fast dreimal so viel wie die Erwachsenen? Ja, dass die Säuglinge den REM-Schlaf zunächst sogar als Tor in den Schlaf wählen? Wo er doch eindeutig die anstrengendere, energiezehrendere Partie des Schlafes darstellt? Das hat, natürlich, mit diesem revolutionären Auftrag der Kleinen zu tun! Der REM-Schlaf des Kindes kann nämlich gut und gern als Entwicklungsschlaf bezeichnet werden. Indem das Gehirn die Erfahrungen des Tages verarbeitet, lernt es ja! Die Nervenzellen bilden neue Verbindungen und werden dadurch effektiver. Das erklärt auch einen Befund aus der Neurobiologie: Je höher entwickelt ein Säugetier ist, desto mehr Zeit verbringt es im REM-Schlaf. Unterdrückt man dieses entscheiden-

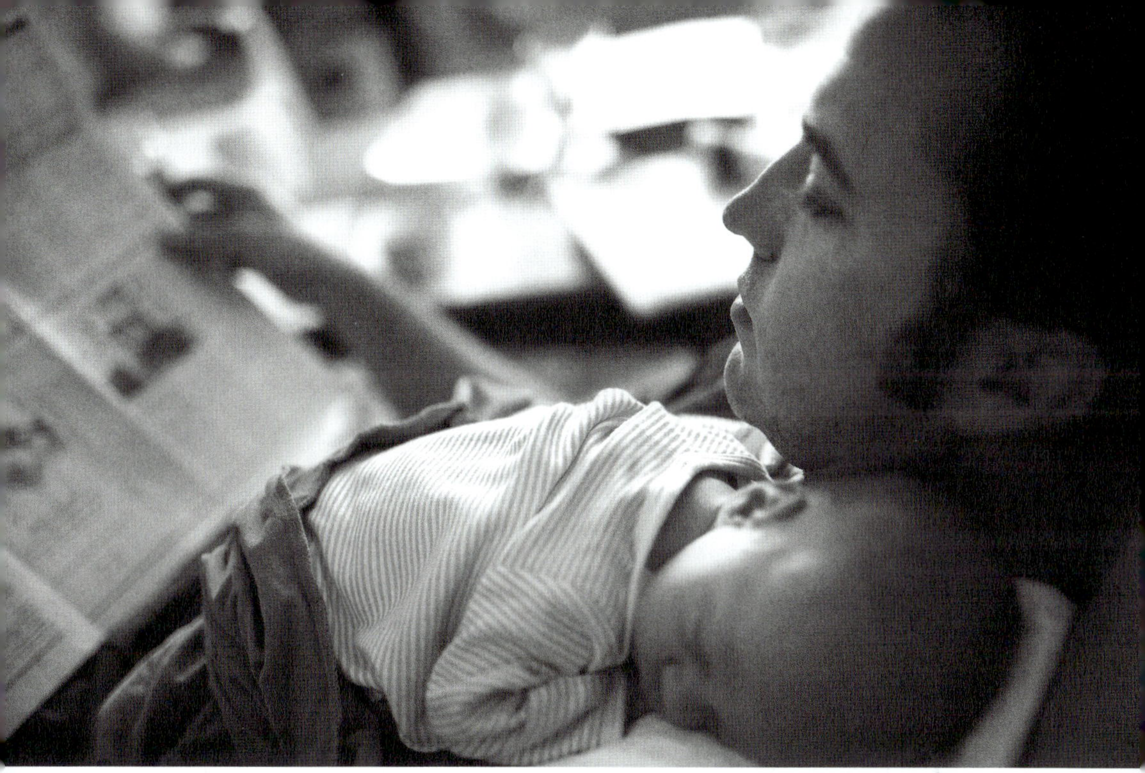

OBEN *Im Vergleich zu den anderen Menschenaffen sind Menschenjunge echte Pfleglinge. Sie können ja zunächst nicht einmal den Kopf heben. Kein Wunder, dass sie nach Nähe suchen. Dadurch bekommen sie den Schutz, den sie brauchen. Sie können so aber auch ihre Bedürfnisse am besten anzeigen!*

de Schlafstadium bei jungen Tieren, so haben sie als Erwachsene ein geschädigtes Gehirn. Und: Im Teenageralter nimmt der Anteil des REM-Schlafs deutlich zu. Auch in diesem Zeitraum ist ja das Gehirn in einer besonderen Umbau- und Entwicklungsphase. Und auch das zeigt die Forschung: Am meisten von den leichten, aktiven Schlafportionen bekommen kleine Kinder unter »Originalbedingungen« – also dann, wenn sie bei ihrer stillenden Mutter schlafen. Dass Babys wie Babys schlafen, hat also einen guten Grund: Hätten sie sich ihren Schlaf bei Opa abgeschaut, hätten sie auch ein Gehirn wie Opa – es könnte nicht mehr wachsen.

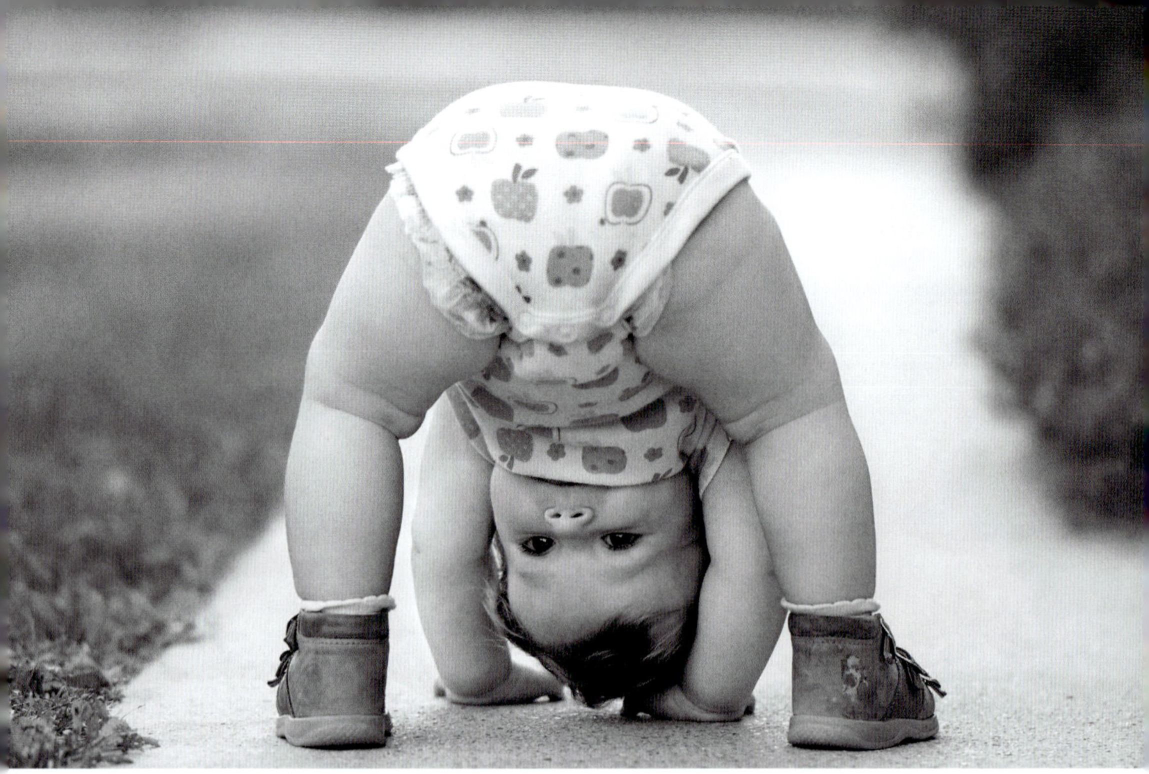

OBEN *Bei wichtigen Entwicklungsschritten ändert sich auch die Schlafarchitektur. Die leichten Anteile des Schlafs nehmen zu, weil sie von entscheidender Bedeutung für die Gehirnentwicklung sind. Es stellen sich kürzere Schlafzyklen mit entsprechend mehr Leichtschlaf ein.*

Die steinzeitliche Schutzfunktion

Jetzt bleibt rund um die Anatomie des kindlichen Schlafes nur noch ein Rätsel, das auf seine Lösung wartet: Warum packen die Kleinen den Leichtschlaf ausgerechnet an den Anfang ihrer Schlafetappen? Warum schalten sie nicht gleich ab? Die Antwort auf diese Frage führt uns wieder zu dem »unsichtbaren Gummiband« aus dem ersten Kapitel (siehe Seite 13). Mit dieser auch als Bindung bezeichneten Leine haben die leckeren Kleinen ja während der gesamten Menschheitsgeschichte dafür gesorgt, dass sie nicht

Was ist normal? Fakten zum Kinderschlaf

Warum ist eigentlich das Vorsorgeheft so dick? Anstatt dass dort einfach eine Liste mit den für alle Kinder gültigen Normalwerten abgedruckt ist, finden sich seitenweise komplizierte Kurven: für den Kopfumfang, für die Länge, für das Gewicht und so weiter. Jedes Kind folgt auf diesen Kurven seinem eigenen Pfad. Der eine läuft in der Mitte der Kurve, der zweite weiter oben, ein anderer unten. Solange sich diese Pfade in einem bestimmten Korridor bewegen, entwickeln sich die Kinder allesamt normal – in einer Herde kann nicht jeder vorn laufen. Das gilt auch, wenn der sechs Monate alte Tim am Tag 500 ml Milch trinkt und der gleichaltrige Max täglich die doppelte Menge verputzt: ganz normal. Und genau so ist das auch mit dem Schlaf. Nach den Aufzeichnungen von Historikern hat Albert Einstein doppelt so viel Schlaf gebraucht wie Napoleon Bonaparte. Babys sind kaum weniger unterschiedlich: Als Neugeborene schlafen manche Babys 11, andere 20 Stunden pro Tag. Im Mittel liegen sie bei 14,5 Stunden. Mit 6 Monaten schlafen sie durchschnittlich immerhin noch 13 Stunden. Manche kommen allerdings mit 9 Stunden aus, andere brauchen dagegen bis zu 17 Stunden. Im zweiten Lebensjahr liegt der tägliche Schlafbedarf im Schnitt bei 12 Stunden, plus/minus 2 Stunden. Mit 5 Jahren kommen manche Kleinkinder mit 9 Stunden aus, andere brauchen aber noch immer 14 Stunden. Also: So wie manche Kinder mit weniger »Futter« gut wachsen können, so scheinen manche auch den Schlaf besser verwerten zu können! Sowohl die guten als auch die schlechten »Schlafverwerter« sind jedoch völlig normal.

Während der Schlaf beim Neugeborenen gleichmäßig über Tag und Nacht verteilt ist, lässt sich ab zwei bis drei Monaten immerhin schon ein Muster erkennen: Jetzt wickeln die Babys einen immer größeren Teil ihres Schlafs in der Nacht ab. Trotzdem halten die meisten Babys mit fünf bis sechs Monaten immer noch etwa drei Tagesschläfchen, wenige Monate später kommen viele von ihnen dann tagsüber schon mit zwei Schlafportionen aus. Und sobald sie laufen können, begnügen sich viele von ihnen, aber eben längst nicht alle, mit einem einzigen Mittagsschlaf. Und mit vier, spätestens fünf ist auch der bei den allermeisten Kindern Geschichte.

als Tierfutter enden. Kleine Kinder, so scheint es, wollen dieses lebensnotwendige Gummiband nicht einmal im Schlaf sofort aus der Hand geben.
Aber warum ist das so? Nehmen wir nur einmal an, Säuglinge fielen nach dem Einschlafen sofort in den Tiefschlaf: Wie könnten sie anzeigen, wenn ihnen etwas fehlt? Etwa, dass ihnen zu warm oder zu kalt ist, dass sie hungrig sind oder dass die vielen Fliegen sie stören? Und wie könnten sie vor allem sicherstellen, dass die wichtigste Bedingung für einen sicheren Schlaf erfüllt ist, nämlich dass sie nicht allein sind? Die Antwort lautet: Lieber zuerst eine Art Testschlaf einschieben! Lieber zuerst durch einen Traumwald gehen, durch dessen Bäume die echte Welt zumindest noch hier und da durchblitzt. Lieber darauf setzen, dass man nicht einfach in den Schlaf gelegt, sondern in den Schlaf »gehütet« wird!

Das zweite Rüstzeug: zusammen schlafen

In den 1990er-Jahren bat der US-amerikanische Schlafforscher James McKenna ganz normale, gesunde Mütter mit ihren ganz normalen, gesunden Säuglingen ins Schlaflabor und zeichnete deren gemeinsamen Schlaf mit einer Infrarotkamera auf. Beim Schnelldurchlauf der Videos musste er staunen: Die Seite an Seite Schlafenden haben gar keinen getrennten Schlaf! Mutter und Baby stimmen sich in ihrem Schlaf vielmehr unbewusst aufeinander ab. Sie hängen sozusagen an gemeinsamen Schnüren. Die bevorzugte Schlafposition ist dabei Gesicht zu Gesicht, im »Kuschelkringel« (siehe die Abbildung auf Seite 30). Immer wieder greift die Mutter schützend oder »ordnend« ein, lagert ihr Baby um, auch während sie selbst schläft. Dabei legt sie ihr Baby auf den Rücken oder auf die Seite. Und immer wieder bekommt das Kind Zuwendung: Die Mutter klopft, streichelt, schaukelt und umarmt das Baby, manchmal wird sogar geflüstert. Als der Forscher bei Mutter und Kind nun die Hirnstromkurven im Schlaf ableitete, erkannte er den Grund für das ineinander verflochtene Schlafverhalten: Die Schlafstadien von Mutter und Kind hatten sich aufeinander eingestellt! Schlief die Mutter leicht, so war meist auch das Baby im Leichtschlaf.

Warum diese intuitive Abstimmung so praktisch ist, liegt auf der Hand: Auf diese Weise meldet sich das Kind nur dann zum Stillen, wenn sich auch die Mutter im Leichtschlaf befindet. Dadurch muss die Mutter ihren Schlaf zum Stillen nicht komplett unterbrechen. Schläft das Baby dagegen in seinem eigenen Bett, lässt sich dieses »schlafschonende« Zwiegespräch nicht beobachten. Das Baby klopft jetzt möglicherweise zum unpassendsten aller Zeitpunkte an, nämlich, wenn die Mutter gerade tief im Murmeltierschlaf liegt. Der Schlaf im Nahbereich der Mutter hat für das Baby einen weiteren positiven Effekt: Es verbringt zumindest in den ersten Lebensmonaten mehr Zeit in den leichteren Schlafphasen. Das heißt, es taucht häufiger für kurze Zeit an die Schlafoberfläche auf. Ein Umstand, den es zum Trinken nutzt. Häufigeres Aufwachen und regelmäßige Trinkpausen aber gelten als ideale Maßnahmen, um dem plötzlichen Kindstod vorzubeugen (siehe ab Seite 206).

Die Schlafphasen gleichen sich an

Wie schafft die Natur diese Abstimmung? Zum einen scheint bei stillenden Müttern die intuitive Wahrnehmung deutlich geschärft zu sein. (Sie sorgt auch sonst dafür, dass selbst Schläfer mit großem Bewegungsdrang nie aus dem Bett fallen oder sich in Experimenten über eine ins Bett gelegte Stoffpuppe legen.) Eine Rolle für die gesteigerte Feinfühligkeit der Stillenden dürften übrigens die Hormone Prolaktin und Oxytocin spielen, die beide tief in den Hirnstoffwechsel eingreifen und dafür sorgen, dass die Mutter nach dem Stillen leichter zurück in den Schlaf findet.

Der Schlaf von Babys, die bei ihren stillenden Müttern schlafen, ist also nicht derselbe wie der von Babys, die getrennt von ihren Eltern im eigenen Bett liegen. Ihr Schlaf ist deshalb aber nicht von minderer Qualität. Es stimmt: Sie wachen häufiger auf, dafür tauchen sie aber schnell wieder in den Schlaf zurück. Die Einzelschläfer dagegen wachen seltener auf, aber wenn, dann sind sie richtig wach und machen sich gehörig bemerkbar. Für die Mutter gilt Ähnliches: Schläft sie zusammen mit ihrem Säugling, so ist ihr Schlaf zwar leichter, aber nicht weniger erholsam. Weil sich ihre Schlafphasen auf den Schlaf des Kindes einstellen, wird sie seltener aus dem Tiefschlaf gerissen.

Das dritte Rüstzeug: die Salamitaktik

Eigentlich seltsam, dass Eltern kleiner Kinder über Schlafmangel klagen! Denn die Kleinen sind im Grunde wahre Schlafmützen: Babys schlafen als Neugeborene im Schnitt etwa 14 Stunden am Tag und am Ende des ersten Lebensjahres immer noch 12. Allerdings, und da kann man die Ringe unter den Augen wieder verstehen, schlafen Babys am liebsten häppchenweise. Bei den Neugeborenen dauert ein Häppchen etwa 30 Minuten bis vier Stunden, bei älteren Säuglingen auch schon mal sechs Stunden. Für die schutzlosen und gleichzeitig schnell wachsenden Kleinen hat sich diese Salamitak-

UNTEN *Mutter und Baby fühlen sich instinktiv im »Kuschelkringel« besonders wohl – das scheint für den Schlaf so etwas wie eine natürliche Schutzstellung zu sein, die dem Baby zudem optimalen Zugang zur »Milchquelle« verschafft.*

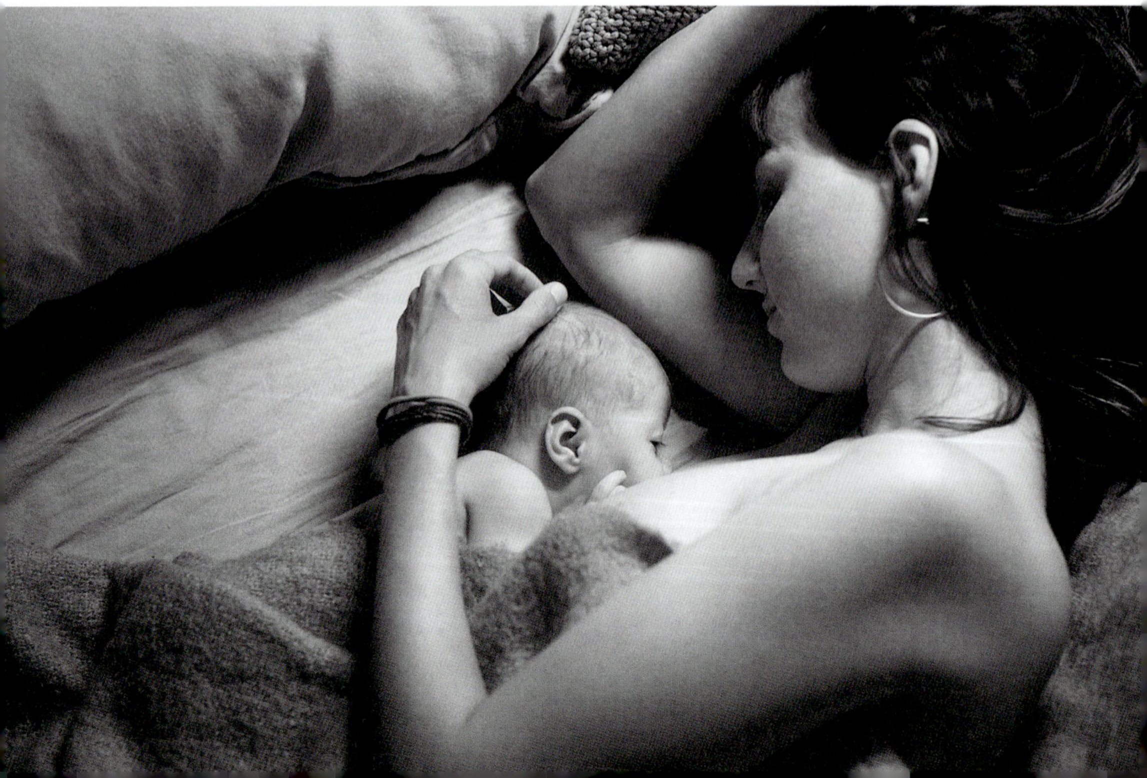

tik bestens bewährt – auf diese Weise sorgen sie ja nicht nur für Sicherheit, sondern auch für die regelmäßige Zufuhr von Kalorien (das war Thema auf Seite 17).
Mit etwa drei Monaten beginnen die Kleinen, ihre Schlafportionen auf die Nacht zu konzentrieren, sie haben gelernt, Tag und Nacht zu unterscheiden. Das Schlafhormon Melatonin in ihrem Blut zeigt ein wunderschönes Tag-Nacht-Wellenmuster.
Die meisten Einjährigen decken zu diesem Zeitpunkt 70 bis 90 Prozent ihres Schlafbedarfs in den Nachtstunden. Und sie fügen die jetzt nachts immer dichter beieinanderliegenden Salamischeibchen immer öfter zusammen. Allerdings brauchen sie dazu noch bis ins zweite und oft auch dritte Lebensjahr hinein immer wieder Hilfe – und zwar von ihren Eltern. Denn wenn Babys und Kleinkinder aufwachen, wird noch immer dieses unsichtbare Gummiband aktiviert, das uns auf Seite 13 begegnet ist: Sie wollen wissen, dass sie ihre vertrauten Großen in der Nähe haben. (Manchen reicht dafür jetzt schon mal das Geschnarche, Kichern oder Reden nebenan.) Finden sie das Gewünschte nicht vor, hakt es beim Zusammenkleben der Salamischeibchen. Statt wieder entspannt in den Schlaf abtauchen zu können, signalisieren die Kleinen ihre Unentspanntheit: sie weinen.

Das Durchschlafen der Eltern

Und spätestens jetzt haben die Eltern das Thema »Durchschlafen« an der Backe! Sie wachen auf, sie trösten das Baby – und können danach nur dann wieder in den Schlaf finden, wenn sie selbst entspannen können. Ob das funktioniert, hängt von mehreren Dingen ab: ob sie aus dem Tiefschlaf aufgeweckt wurden oder aus dem Leichtschlaf. Ob sie jetzt viel Aufwand betreiben müssen, wie etwa aufstehen, zum Baby wandern, Fläschchen zubereiten und so weiter. Und ob sie jetzt selbst »Hilfe« beim Wiedereinschlafen erhalten … Und damit sind wir beim Durchschlafprogramm der Natur: Schläft ein Baby bei seiner Mutter, so wird diese in aller Regel auf die sanfte Tour (also nicht aus dem Tiefschlaf) geweckt. Sie muss jetzt nicht aufstehen, sondern legt ihr Kind an. Und erfährt dadurch selbst eine Art »Einschlafhilfe«, schließlich setzt das Stillen, und zwar gerade nachts, in ihrem Körper das schlaffördernde Hormon Prolaktin frei.

Durchschlafen ist ein Gemeinschaftsprojekt

Die Natur hat Durchschlafen also eigentlich als Gemeinschaftswerk geplant – und macht damit einen ziemlich dicken Strich durch die (meist in der noch kinderlosen Zeit entstandene) Idealvorstellung, dass man die Kleinen abends zufrieden in ihr Bettchen legt, wo sie dann morgens munter und fröhlich aufwachen. Unter natürlichen Bedingungen sind solche Kinder Raritäten, Sammlerstücke sozusagen. Die meisten Kinder schlafen bis ins dritte Lebensjahr eben nicht durch, auch wenn manche von ihnen ihre Eltern phasenweise positiv überraschen.

Warum hält sich dann die Vorstellung hierzulande so hartnäckig, dass Babys »eigentlich« durchschlafen sollten? Und warum sehen andere Kulturen das ganz anders?

Tatsächlich antworten auf die Frage: »Wann erwarten Sie, dass ein Kind die Nacht durchschläft?« deutsche Eltern: »Mit etwa vier bis fünf Monaten.« Eltern aus Costa Rica und aus Kamerun meinen dagegen: »Mit etwa dreieinhalb Jahren.« Wer flüstert Eltern diese Antwort ein?

Dass die deutschen Eltern an einen solchen Frühstart glauben, liegt auch daran, dass das frühe Durchschlafen hierzulande als Ausweis erfolgreicher Erziehung gilt. Ein allein schlafendes Kind, so die landläufige Meinung, sei in seiner Entwicklung zur Selbstständigkeit ein gutes Stück weiter als eines, das noch die Mitarbeit seiner Eltern braucht. Dazu kommt, dass Eltern, wie alle Menschen, mit ihren Triumphen freigiebiger umgehen als mit ihren Niederlagen. »Mein Tim schläft jetzt durch«, heißt es dann in der Krabbelgruppe. Wenn Tim seine Eltern in der nächsten Nacht dann alle zwei Stunden geweckt hat, unterbleibt das »Übrigens, mein Tim …« allerdings zumeist.

Würde sich das Laufenlernen in einer ähnlich uneinsehbaren Dunkelheit abspielen wie das »Schlafenlernen«, dächten viele Eltern wahrscheinlich, dass alle anderen Babys schon mit drei Monaten laufen können – außer eben, wie bedauerlich, ihrem eigenem! Ja, sie würden sich vielleicht dafür schämen, dass ihr Paul erst mit 13 Monaten seine ersten Schrittchen macht, so wie heute viele Eltern verschämt verschweigen, dass ihr Paul sie auch mit fast zwei Jahren noch jede Nacht mindestens einmal weckt. Dabei ist genau das normal.

Durchschlafen – die Fakten

- Nach Angaben von Schlafforschern schläft über die Hälfte der drei Monate alten Babys durch. Allerdings heißt »Durchschlafen« für die Wissenschaftler nicht, dass das Baby nachts nicht aufwacht. Ein Baby zählt dann zu den »Durchschläfern«, wenn es nach Angaben der Eltern von Mitternacht bis 5 Uhr Ruhe gibt.
- Fragt man Eltern, wie oft ihr Kind nachts aufwacht, so zeigt sich: Im ersten Lebenshalbjahr wachen 86 Prozent der Säuglinge regelmäßig nachts auf. Etwa ein Viertel davon sogar dreimal und mehr. Zwischen 13 und 18 Monaten wachen noch immer zwei Drittel der Kleinkinder regelmäßig nachts auf.
- Jungs wachen nachts insgesamt häufiger auf als Mädchen.
- Auch Babys im Elternbett melden sich häufiger, dafür kürzer.
- In welchem Alter Kinder durchschlafen, hat nichts mit ihrem Entwicklungsstand, ihrer psychischen »Reife« oder ihren Fähigkeiten zu tun. Kinder, die früh durchschlafen, springen später weder höher noch weiter, noch laufen sie schneller.
- Ob und in welchem Maß das Durchschlafen von der Ernährung abhängt, ist umstritten. Bekannt ist, dass gestillte Kinder beim Reiseziel Durchschlafen eher den Spätzug nehmen: Nur die wenigsten gestillten Kinder schlafen regelmäßig durch.
- Anders als die Werbung verspricht, fördern späte und besonders sättigende Mahlzeiten das Durchschlafen nicht. Eine Studie zeigt aber, dass eine späte Stillmahlzeit (zwischen 23 und 24 Uhr) den Schlaf verlängern kann (siehe Seite 167).
- Wann Kinder ohne elterliche Hilfe durchschlafen, hängt vor allem davon ab, welches Temperament sie haben und was in ihrem Leben gerade so läuft. Oft wird das Durchschlafen mit dem Beginn der Fremdelphase (acht bis elf Monate) wieder schwieriger und auch im »magischen« Alter – also mit etwa drei bis vier Jahren – wachen viele Kinder nachts wieder häufiger auf.

Fazit: Dass Kinder regelmäßig und dauerhaft durchschlafen, ist in den ersten drei Lebensjahren eher die Ausnahme als die Regel. Vielleicht wird es Ihnen mit diesem Wissen gelingen, auf die bohrende Frage »Schläft er/sie denn schon durch?« die Achsel zu zucken und zu antworten: »Nein, er/sie ist noch klein und lernt das noch.«

Wünschenswert ist nicht immer normal

Fest steht, dass »normal« oft mit »wünschenswert« verwechselt wird. So stützen die Autoren des Schlafratgebers »Jedes Kind kann schlafen lernen« ihre Aussage, mit spätestens sechs Monaten sei eine etwa zehnstündige Nachtruhe (ohne Mahlzeiten) »normal«, nicht etwa auf statistische Untersuchungen oder andere wissenschaftliche Erkenntnisse. Vielmehr untermauern sie damit ihre Behauptung, dass sich eine solche verlockend lange Nachtruhe erzielen lässt, wenn man die Kinder einem entsprechenden Schlaftraining unterzieht. Es handelt sich bei dieser Aussage also im Grunde lediglich um ein Werbeversprechen (in den älteren Auflagen war sogar von elf Stunden die Rede, die Kleinen haben sozusagen Nachlass erhalten). Leider bleibt bei den Eltern aber oft eine ganz andere Botschaft hängen: »Was mache ich nur falsch, dass mein Kind es einfach nicht schafft, nachts durchzuschlafen?«

Das vierte Rüstzeug: der Biorhythmus

Zwischen vier und sechs Monaten hat sich bei den meisten Kindern ein individueller Rhythmus eingependelt: Die einen (die Lerchen) wachen früh, die anderen (die Eulen) spät aus dem letzten Nachtschlaf auf (die Vorliebe für den einen oder den anderen der Vögel ist wie die Schlafdauer zum Teil ein Familienerbe). Und ihre Tagesschläfchen legen sie jetzt in etwa auf die gleichen Tagesstunden. Aber trotz dieser Regelmäßigkeit bleiben sie bis in die Kleinkindzeit hinein flexibel: Wenn sich günstige Gelegenheiten ergeben, können sie ihren Rhythmus stauchen oder dehnen. Stehen die Sterne auf Entspannung – wird ein Baby etwa ins Tragetuch gepackt oder vom Auto auf der Fahrt geschaukelt –, kann es auch schon vor der nächsten »Schlafzeit« einfach abtauchen. Passiert dagegen Spannendes, bleibt es länger wach.

Diese Flexibilität passt gut zu den Entwicklungsaufgaben der Kinder. Ja, Babys müssen schlafen – aber sie müssen sich auch mit der Welt auseinandersetzen und dabei lernen. Mit ihrem »opportunistischen« Schlafverhalten, also der Fähigkeit, sich je nach den äußeren Bedingungen in den Schlaf einzufädeln, können sie sowohl Lerngelegenheiten als auch Schlafgelegenheiten optimal nutzen. Zumindest die Säuglinge sind also sozusagen »unrhythmisch rhythmisch«!

Und genau deshalb braucht es zum Schlafen auch Mitbestimmung. Kinder werden in Wellen müde, das Tor zum Einschlafen steht also nicht die ganze Zeit offen. Vielmehr öffnet sich das Tor in recht ähnlichen, oft schon an die späteren Schlafphasen angelehnten Abständen von etwa 50 Minuten. Verpasst das Kind die Welle, so ist es nach wenigen Minuten schon wieder munter. Kann das Kind dagegen selbst bestimmen, wann es auf den Schlafzug aufspringen will, sucht es sich in seiner »Tiefphase« vielleicht die Brust oder die Nähe einer vertrauten Person und schlüpft durch das Schlaftor.

Leider ist gerade diese Zutat zum Schlaf, die Selbstbestimmung, bei den Kleinen unter Druck geraten. Ihr Tag ist immer öfter genau durchgetaktet, beginnt früh und zu einer

Aufwecken – des besseren Nachtschlafs wegen?

Nach der Devise »Wer müde genug ist, kann auch schlafen« wird manchmal empfohlen, die Kinder abends durch Spielangebote aufzumöbeln, damit sie ihren Schlafbedarf eher in den Nachtstunden stillen. Oder sie gar aus dem Mittags- oder Nachmittagsschlaf aufzuwecken. Viele Eltern müssen aber feststellen, dass der Schlaf der Kleinen gar nicht so leicht zu manipulieren ist, ja, dass der Schuss auch nach hinten losgehen kann.

Zum einen werden Babys und kleine Kinder nicht einfach immer müder, je länger sie wach sind. Vielmehr führt Schlafmangel gerade bei den etwas aktiveren Babys leicht (und oft urplötzlich) zu Stress – und der Stress wiederum erschwert das Einschlafen. Zum anderen besteht die Gefahr, dass die Kleinen ihren »inneren Absacker« im wahrsten Sinn des Wortes überspielen und damit das Tor zum Schlaf erst finden, wenn es sich geschlossen hat.

festgelegten Zeit. Abends ist dann eine baldige Schlafenszeit angesagt, weil Ausschlafen am nächsten Tag nicht drin ist, Müdigkeitsgefühle hin oder her. Nicht wenige Kinder sollen im Grunde regelmäßig nicht mit ihrem individuellen Biorhythmus, sondern gegen ihn einschlafen.

Wie viel Rhythmus, wie viel Regelmäßigkeit?

Die Hoffnung lautet so: Wenn wir die Kleinen schon früh an regelmäßige Zeiten gewöhnen, finden sie den Weg in den Schlaf leichter. Entsprechend wird empfohlen, sie immer zu den gleichen Zeiten ins Bett zu legen – das gebe ihnen Sicherheit und einen vorhersehbaren Rahmen. Auch die Eltern könnten ihren Abend auf diese Weise besser planen, win-win! Wir geben aber zu bedenken:

- Eine essenzielle Voraussetzung zum Schlafen ist die Müdigkeit. Und diese stellt sich bei den Kleinen eben nicht immer zur gleichen Uhrzeit ein – je jünger, desto weniger ist darauf Verlass. Kleine Kinder wachsen nun einmal in Sprüngen und sie erleben jeden Tag anders: Das dehnt und staucht ihre Zeit. Sie mögen einen Fahrplan haben, aber er richtet sich gewiss nicht nach der Uhr.
- Aus der Grundlagenforschung ist bekannt, dass die Babys im Mutterleib an den Rhythmus ihrer Mutter angekoppelt sind. Sie kriegen nicht nur deren Bewegungen mit, sondern bekommen deren Wach-Schlaf-Rhythmus auch über das Auf und Ab des mütterlichen »Schlafhormons« Melatonin zu spüren. Nach der Geburt aber müssen die Babys ihre eigene innere Uhr aufbauen. Dabei orientieren sie sich zum einen am Licht (dabei spielt wohl das Nachmittagslicht eine große Rolle – vielleicht ist das der Grund, weshalb Babys besser schlafen, wenn sie viel draußen sind). Vor allem aber orientieren sie sich an dem, was ihre Vertrauenspersonen so machen. Tatsächlich lässt sich zeigen, dass Babys schneller einen Tag-Nacht-Rhythmus ausbilden, wenn ihre Mütter sie bei ihren täglichen Aktivitäten dabeihaben. Auch das Stillen scheint bei der Ausbildung eines regelmäßigen Tagesrhythmus eine Rolle zu spielen. Muttermilch enthält nämlich je nach Tageszeit unterschiedliche Mengen des für die Melatoninbildung wichtigen Stoffes Tryptophan. Dass Kinder einen

Rhythmus entwickeln, ist also gewiss nicht dadurch zu erreichen, dass wir sie nach der Uhr stillen, wickeln und schlafen legen!

- Zudem scheint auch in Sachen Rhythmus das Naturell des Kindes eine wichtige Rolle zu spielen. Manche Babys durchlaufen den Tag eher nach vorhersehbaren Rhythmen als andere. Da wird der Seufzer des amerikanischen Kinderarztes William Sears verständlich, wenn er seinen Lesern berichtet: »Es ist nichts falsch daran, schon früh nach einem Rhythmus für die Kleinen zu suchen, und ich freue mich für jeden, der einen findet. Jedes Mal, wenn ich meinte, bei meinen Jungs eine Art Rhythmus entdeckt zu haben, haben sie ihn jedenfalls rasch wieder geändert.«

UNTEN *Babys haben ihren Rhythmus immer im Alltag ihrer Mütter gefunden. Das ist auch heute möglich – solange die Mutter ihr Kind bei sich haben und flexibel sein kann. Hier die italienische EU-Abgeordnete Licia Ronzulli mit Baby Vittoria.*

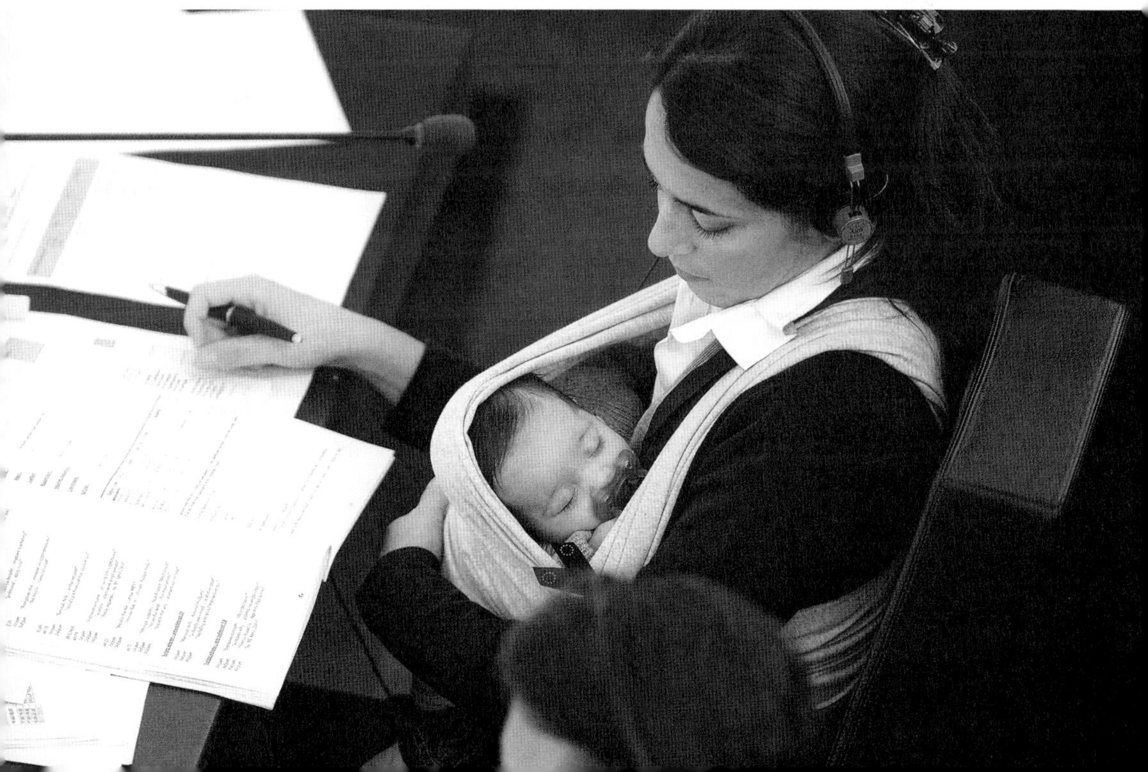

Von Schlafregression und anderen Phasen

Wenn Kinder auf einmal wieder schlechter schlafen und nachts häufiger aufwachen kommt rasch diese Erklärung: Das Schlafmuster habe sich vielleicht wegen einer neuen Entwicklungsphase verändert. Das Kind durchlaufe in dieser Umstellungsphase einen Reifeprozess, durch den sich auch sein Schlafbedarf und Schlafrhythmus ändere. Inzwischen liegt zu diesen auch als »Schlafregressionen« bezeichneten Phasen sogar eine genaue Beschreibung des zeitlichen Verlaufs vor. Angeblich dauern diese »Regressionen« – also: Rückschritte – drei bis sechs Wochen und treten regelmäßig etwa mit 4, 9, 11, 18 und 24 Monaten auf. Oft wird auch ein weites Zeitfenster angegeben – die »24-Monate-Regression« etwa könne zwischen dem 20. und dem 24. Monat auftreten.

Wir gehen ebenfalls davon aus, dass die kindliche Entwicklung nicht linear verläuft und die Kinder immer wieder Umstellungsphasen durchlaufen. Und wir kennen die Befunde der Schlafforschung, nach denen es absolut normal ist, dass Kinder wieder nachts ein- oder mehrmals aufwachen, selbst wenn sie zuvor schon eine Weile »durchgeschlafen« haben (dies scheint in der Zeit besonders häufig vorzukommen, in der Babys das Krabbeln erlernen).

Nur: das Konzept der zeitlich genau festzulegenden »Schlafregressionen« teilen wir nicht. Zum einen beruht es trotz des fachlich klingenden Namens nicht auf robuster, vergleichender Forschung. Das zeigt sich schon daran: Stellt man den variablen Beginn der jeweiligen Phasen und ihre bis zu sechswöchige Dauer in Rechnung, so sind die Kinder praktisch immer in einer möglichen Schlafregressions-Phase (vergleichbar mit den »Sprüngen«, nach denen die Kinder nach einer ähnlich willkürlichen Einteilung angeblich wachsen).

Zum Zweiten sehen wir einen stärkeren Einfluss individueller Faktoren. Was das Kind gerade durchlebt – vom Zahnen bis zur Eingewöhnung in die Krippe – und welche »Sprünge« die Familie gerade durchmacht – vom neuen Job bis zu den Sandkörnchen im Getriebe der Liebe –, sind für diese komplexe Entspannungsübung, die wir Schlaf nennen, mindestens genauso entscheidend.

- Presst man die Menschheitsgeschichte in einen Tag zusammen, so wurde die Uhr erst in der allerletzten Sekunde erfunden. Kaum vorstellbar, dass die Kinder ihre grundlegenden Körperfunktionen auf dieses physikalische Maß ausrichten! Sehr wohl aber, und hier sind wir ganz und gar Anhänger von Regelmäßigkeit und Ritualen, richten sich Kinder nach den sozialen Rhythmen um sie herum. Die immer wiederkehrenden Routinen und Abläufe sind für sie Fixpunkte und Wegmarken, sie tragen zu dem Gefühl bei: »So sieht meine Heimat aus, so machen wir das hier, und ich bin mittendrin dabei!«
- Allerdings: Dass zu dieser sozialen Heimat auch die Ausnahmen gehören, die Besonderheiten, die Feste, das ist sonnenklar. Sie bilden die Höhepunkte in einem von heimeligen Ritualen geprägten Familienleben, das durch seinen wiederkehrenden Ablauf allen Mitgliedern Sicherheit und Geborgenheit schenkt. Unsere italienischen Nachbarn machen uns vor, wie es geht: Feiert die Tante ein Fest, so sind dabei selbstverständlich auch die Babys mit von der Partie – und schlafen dann eben nach einem »Fest-Rhythmus«.
- Also, es stimmt: Rhythmen und Regelmäßigkeit geben dem Tag Struktur und machen das Leben mit Kindern einfacher. Keinesfalls sollte daraus aber eine Diktatur der Uhr entstehen, die spontane Freude unmöglich macht!

Das fünfte Rüstzeug: die Persönlichkeit

Dieses Rüstzeug darf nicht fehlen. Und doch: Kein Experte hat es je gesehen, auch kein Wissenschaftler. Es sieht nämlich bei jedem Kind anders aus – und welcher Experte oder Wissenschaftler hat denn in letzter Zeit bei Ihnen angeklopft, um genau Ihr Kind kennenzulernen? Eindeutig, dieses Mitbringsel kennen nur Sie! Die einzigartige Persönlichkeit Ihres Kindes macht auch seinen Schlaf individuell. Auch in der gleichen Familie. Ja, vielleicht kam Ihr erstes Kind schon durch ein Schlaflied zur Ruhe und bei Ihrem zweiten wirkt nichts als die Brust. Und noch mal die Brust. Dieses Mitbringsel hat damit zu tun, wer Ihr Kind ist. Wie es auf Stress reagiert, wie es mit seinen Emotionen umgeht, wie es Beziehungen erlebt. Der Schlaf ist ein Seismograph des kindlichen Wesens. Und was sich alles darin spiegelt!

- **Sein Naturell zum Beispiel:** Bei den einen Babys sind die Saiten eher locker aufgezogen, entsprechend pflegeleicht ist auch ihr Schlaf. Die anderen dagegen haben stramme Saiten, sie reagieren stärker auf Umweltreize, sind ängstlicher und insgesamt schwerer zu beruhigen. Ihr Tagesrhythmus ist eher labil, und wenn sie wach sind, scheinen sie sehr gern auf dem Gaspedal zu stehen. Und wehe, man will mal kurz unter die Dusche! Immerhin ein Viertel der Babys hat dieses »hoch reaktive«, gefühlsstarke Temperament. Manche von ihnen sind regelrechte »24-Stunden-Babys«. Sie suchen extrem viel körperliche Nähe und Berührung. Sie wollen viel saugen und viele von ihnen wollen auch viel Bewegung spüren, also getragen und geschaukelt werden.
- **Seine »Biographie«:** Ja, so seltsam das klingt, aber in dem jungen Leben des Babys war vielleicht schon ganz schön was los. Eine schwierige Schwangerschaft oder Geburt, möglicherweise eine Frühgeburt oder ein Kaiserschnitt oder andere Komplikationen, vielleicht sogar eine Krankheit. Ja, und auch im Hier und Jetzt mag einiges zu bewältigen sein: Koliken, Wachstumsschübe, ungewöhnliche Tagesereignisse, Ängste und unbekannte Emotionen, die eben bei dem täglichen Vorstoß ins Neuland mit dazugehören!
- **Die Persönlichkeit seiner Eltern:** Aber da ist nicht nur das Kind mit seiner »Schlafpersönlichkeit«. Auch die Eltern sind einzigartig – in ihrem Naturell, ihrer Beziehungsgeschichte, in dem, was sie eben durchmachen oder schon länger mit sich rumschleppen. Die einen brauchen viel Struktur und Klarheit, sie würden ihr Kind am liebsten nach einer exakten Tabelle behandeln, die anderen sind Lebenskünstler und der nächste Tag kommt sowieso. Und jeder von ihnen steckt mittendrin im Rollenwechsel seines Lebens, mitten im Übergang von Mensch zu Familienmensch, jeder ist wieder in der Entwicklungsabteilung gelandet, genauso wie das Baby, jeder auf der Rüttelstrecke! Und was es alles zu meistern gibt bei diesem Umzug in ein neues Ich! Ach was, in ein neues WIR, denn auch die Paarbeziehung muss neu erfunden werden …

»Schlafen ist Glückssache«

Lukas hat vom ersten Tag an immer in seinem eigenen Bett geschlafen. Das ging ganz easy: Ich habe ihn gestillt und dann einfach hingelegt, und er machte die Augen zu und war weg. Hat er doch mal kurz geweint, konnte ich ihn so beruhigen, wie ich gelesen hatte, dass es am besten ist: Nicht hochnehmen, nur durch die Gitterstäbe ein bisschen streicheln. Ich fand mich total gut: Liebevoll und konsequent von Anfang an, hatte ich den Grundstein dafür gelegt, dass mein Sohn ein guter Schläfer werden würde. Und tatsächlich: Mit sieben Wochen fing er an, nachts sieben Stunden am Stück durchzuschlafen. Und als er ein halbes Jahr alt wurde, waren es zwölf. Verlässlich, jede Nacht, auch wenn er zahnte.

Was andere Mütter in der Krabbelgruppe erzählten, fand ich haarsträubend: dass sie ihre Babys jeden Abend wahlweise auf dem Pezziball in den Schlaf hopsen, stundenlang herumtragen oder gar gewohnheitsmäßig im Elternbett einschlafen lassen. Dass sie nachts teilweise stündlich wach sind und die Babys ohne Stillen überhaupt nicht wieder zum Schlafen kriegen. »Selber schuld«, dachte ich oft. »Mit so einem Mist würde ich gar nicht erst anfangen.« Gerne gab ich auch den Tipp, einfach mehr Rhythmus in den Tag zu bringen und doch einfach mal zu probieren, das Kind abends müde, aber wach ins Bett zu legen, »Gute Nacht« zu sagen und rauszugehen: »Bei uns klappt das immer.«

Dann kam Moritz. Und konnte im Gitterbett partout nicht einschlafen. Sondern nur auf dem Arm, an der Brust oder nachts beim Stillen in unserem Bett. Monatelang habe ich immer wieder geduldig versucht, ihn ans eigene Bett zu gewöhnen. Aber: nichts zu machen. Moritz schläft einfach allein nicht ein, selbst wenn er todmüde ist. Moritz braucht dazu unsere Hilfe. Also mussten wir unser Einschlafritual umstellen: abends kommen beide Kinder ins große Bett. Ich stille Moritz in den Schlaf und singe dazu ein Wiegenlied. Dabei schläft Lukas ein. Moritz nur, wenn wir Glück haben. Sonst nimmt mein Mann ihn noch in der Trage auf den Rücken und trägt ihn in den Schlaf. Lukas trage ich dann in sein eigenes Bett, Moritz schläft bei uns – durch die ständige Körpernähe schafft er es mittlerweile zumindest, bis morgens um vier durch-

zuschlafen. Das klappt aber auch erst, seit ich ihn nachts abgestillt habe. Drei Nächte lang hat er in meinen Armen geschimpft, dass er nicht an die Brust durfte, dann hat er es akzeptiert. Es war nicht leicht, sich zu diesem Schritt durchzuringen, aber ich war an einem Punkt angelangt, an dem ich tagsüber keine gute Mutter mehr sein konnte vor lauter Müdigkeit.
Wenn ich heute in der Krabbelgruppe den Tipp höre, einfach mehr Rhythmus in den Tag zu bringen und mit solchen Unsitten wie Herumtragen gar nicht erst anzufangen, sage ich immer »Das habe ich auch mal geglaubt« – und erzähle unsere Geschichte. Einfach, weil ich es so wichtig finde, da aufzuklären, anstatt Eltern ein schlechtes Gewissen zu machen. Jeder, der einem suggeriert, man hätte die Wahl, woran man sein Baby gewöhnen möchte – ans allein Einschlafen oder ans Schlafen mit Begleitung –, sagt eigentlich etwas ganz Gemeines: nämlich, dass die, die abends auf dem Pezziball sitzen, selbst an ihrem Schicksal schuld sind. Und das ist nicht wahr. Es gibt einfach Kinder, für die ist der Übergang vom Wachsein in den Schlaf viel schwerer zu bewältigen als für andere, und dann ist es der Job der Eltern, ihnen die Hilfe zu geben, die sie dabei brauchen.

Theresa, Mama von Lukas und Moritz

Entwicklung braucht Zeit

Wenn man all diese Faktoren – unser Erbe aus der Entwicklungsgeschichte der Menschheit, Biorhythmus und Persönlichkeit – zusammennimmt, wen würde es wundern, dass da nicht immer alles klappt? Dass wir uns und unser Baby zuerst einmal finden müssen? Dass gerade beim Thema Schlaf nicht gleich alles zusammenpasst? Es gibt in Sachen Schlaf kein One-size-fits-all-Rezept. Im Gegenteil: Wo immer Ihnen ein solches begegnet – ab damit in die Tonne. So sinnlos es ist, Ihren Nachbarn zu fragen, ob Sie sich scheiden lassen sollen, so sinnlos ist es, ihn zu fragen, wie Sie mit Ihrem Baby umgehen sollen. Man kann vielleicht statistische Mittelwerte durch das immer gleiche Nadelöhr pressen, aber unsere Kinder sind keine Mittelwerte. Selbst wenn wir alles »richtig« machen, läuft alles seinen eigenen Weg. Das eine Baby schläft von sich aus mit drei Monaten durch, das andere wacht noch mit drei Jahren jede Nacht auf.

Das offizielle Baby

Fassen wir zusammen: Babys schlafen leicht und ungern allein. Auch Durchschlafen ist noch nichts für sie, weil sie erst lernen müssen, die einzelnen Schlafphasen miteinander zu verbinden. Und weil sie zwischendrin kleine Trinkpausen brauchen, um ihre Energiereserven aufzufüllen. Schon unter Babys gibt es Lerchen und Eulen, die ganz verschiedenen Rhythmen folgen. Und: Jedes Baby ist einzigartig. Was für das eine gilt, muss beim anderen noch längst nicht stimmen! Das Thema Schlaf bestätigt also folgende Vermutung: Es gibt immer zwei Babys – das offizielle Baby und das echte Baby. Das offizielle Baby, das ist das Baby, von dem die anderen reden. Es schläft von Anfang an vier Stunden am Stück, es braucht nur einmal vollzutanken, und schon startet es durch in einen tiefen Schlummer. Wenn es weint, muss man nur am Kinderwagen ruckeln oder einen Schnuller in den offenen Mund schieben, und schon ist Ruhe!

Vom echten Baby bekommt man nicht so viel mit, ja, es scheint versteckt gehalten zu werden! Zwar ahnt man als werdende Eltern etwas von diesem Wesen und fragt sich zum Beispiel in der Buchhandlung, warum da ganze Wände voller Ratgeber zum Umgang mit Babys stehen. Oder man stutzt kurz bei Bemerkungen wie »Heute war wieder so eine Nacht …«. Seltsam: Was diese Eingeweihten wohl in solchen Nächten machen? Erst wenn man dann die Eltern einmal genauer anschaut, wird der Fall klarer: Ja, die sehen ziemlich angestrengt aus, müde und nicht wirklich knitterfrei. Aber dann ist da dieses Schmunzeln immer wieder! Die leuchtenden Augen, wenn sie von diesem seltsamen Wesen erzählen!

Und natürlich begegnet einem dann irgendwann selbst das echte Baby – in Gestalt eines unglaublich liebenswerten, unglaublich knuddeligen, aber eben auch unglaublich anstrengenden Kindes. Die echte offizielle Wahrheit ist also vielleicht die: Natürlich wünschen wir uns alle Vorzeigebabys. Die Babys aber sind vielleicht gar nicht zum Vorzeigen gemacht.

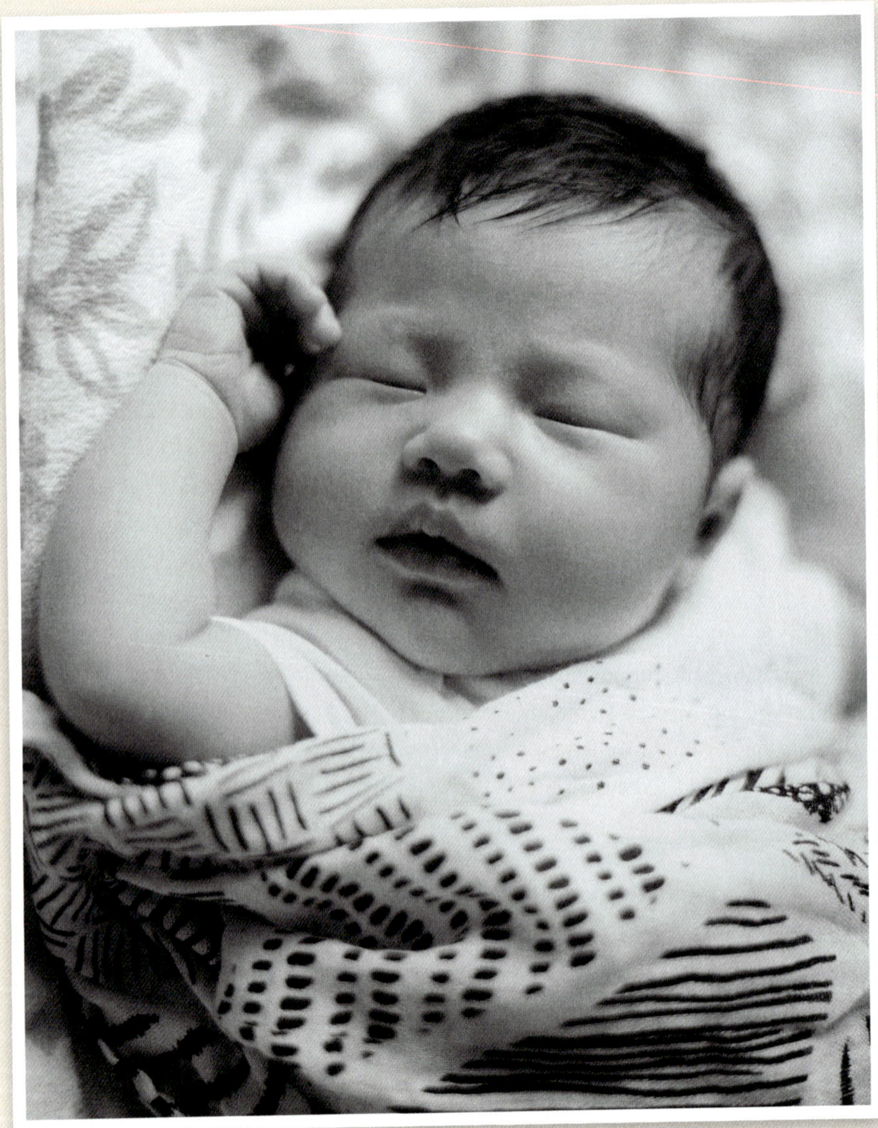

EINE BEGEGNUNG MIT ÄNGSTEN, MYTHEN – UND UNS SELBST

Wer sich auf Zehenspitzen von einem Baby wegschleicht, das soeben eingeschlafen ist, weiß über den Kinderschlaf Bescheid: ein äußerst filigranes Gebilde. Handle with care! Und trotzdem können wir der Versuchung nicht widerstehen, an dieses zerbrechliche Ding auch noch Gewichte zu hängen. Da geht es nicht nur darum, dass die Kleinen endlich schlafen. Da geht es auch darum, WIE sie schlafen. Ziele, Überzeugungen und Ängste kommen ins Spiel. Ja, und es geht auch um Erziehung. Und oft ist uns das nicht einmal bewusst.

SCHLAF MIT GEHEIMEM LEHRPLAN?

Es wird behauptet, Kinder würden selbstständig, indem sie lernen, sich möglichst früh selbst zu trösten. Wenn dies der Weg zur Selbstständigkeit wäre, wären 99 Prozent aller Kinder, die je gelebt haben, nie selbstständig geworden.

Kein Wunder, dass wir beim Thema Babyschlaf schnell auch bei den ganz großen Fragen landen: Wie gehen wir am besten mit so einem kleinen Menschen um? Mit seinen Forderungen, mit seinen lautstark geäußerten Bedürfnissen? Kaum fällt das Stichwort, reden alle drauflos. Nicht genug, dass wir schon im eigenen Kopf so viele Stimmen haben, jetzt fängt es auch um uns herum zu summen an.

Da füllt sich die Luft mit Meinungen, Behauptungen, mit guten Tipps und eindringlichen Warnungen … Ein regelrechter Mückenschwarm ist das, der sich rund um den süßen Babyschlaf versammelt hat (das Bild rechts beschreibt ihn). Wir sollten ihn und seine Sorgen ernst nehmen. Denn diese Mücken können stechen, und nicht nur das, jede von ihnen hat das Zeug, sich zu einem Elefanten auszuwachsen. Und dann wird es richtig schwer, tonnenschwer.

Rund um den Babyschlaf tummeln sich wilde Behauptungen, Mythen und Sorgen. Und sie piesacken die Eltern, tagtäglich! In diesem Buch behandeln wir jede einzelne dieser Mücken.

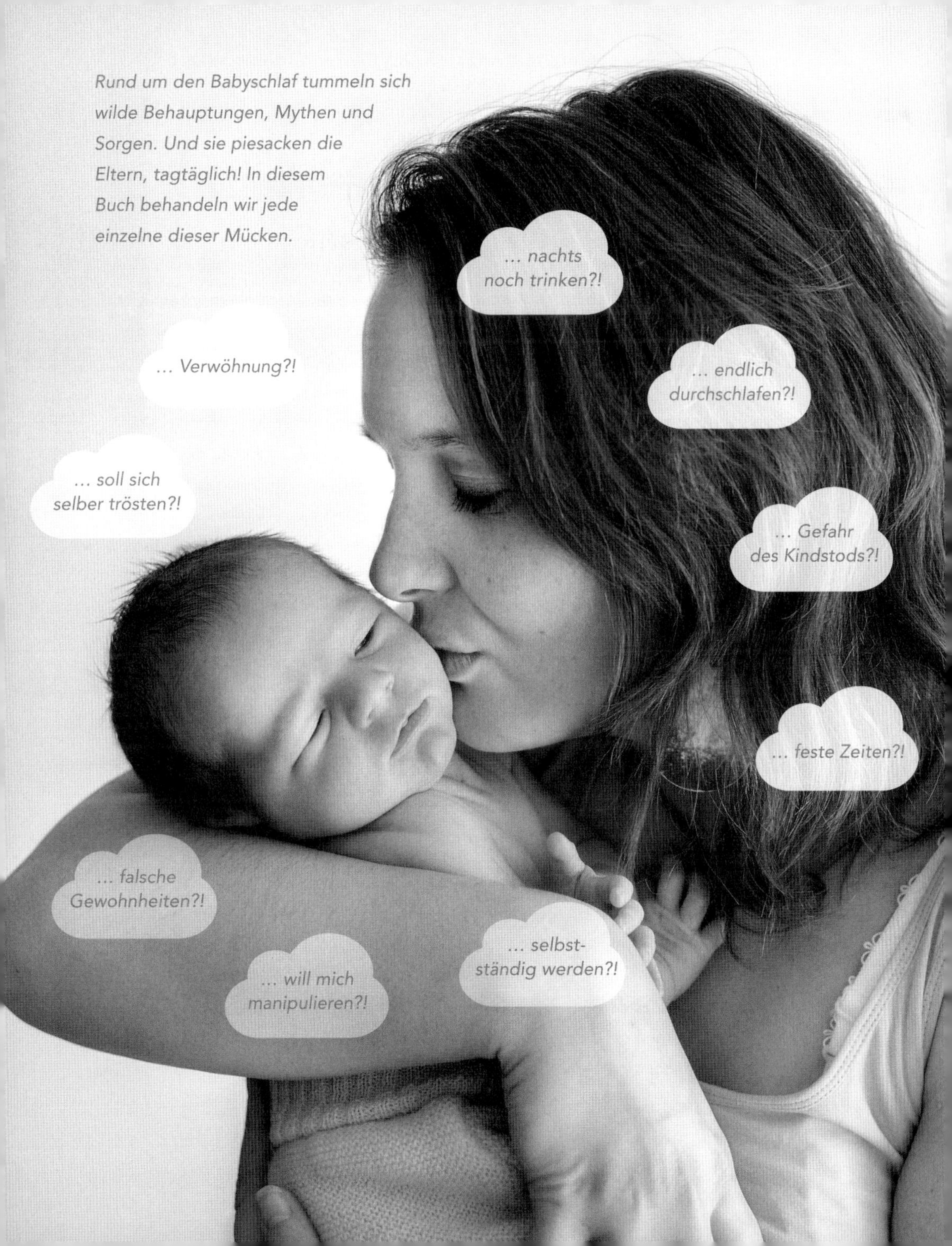
… nachts noch trinken?!
… Verwöhnung?!
… endlich durchschlafen?!
… soll sich selber trösten?!
… Gefahr des Kindstods?!
… feste Zeiten?!
… falsche Gewohnheiten?!
… selbst-ständig werden?!
… will mich manipulieren?!

Wie Elefanten entstehen

»Alles läuft schief!«

Unser kleiner Maximilian ist 22 Monate alt. Gerade sind die Nächte extrem schwierig. Er kommt einfach nicht zur Ruhe. Wir sitzen teilweise eineinhalb Stunden an seinem Bettchen, bevor er einschläft (in guten Zeiten schafft er es auch mal in 15 Minuten). Dabei haben wir es anfangs ganz gut hinbekommen, obwohl er schon als kleines Baby unruhig war. Deswegen hat unsere Hebamme empfohlen, dass wir ihm einen Schnuller geben. Der ist bis heute ein Muss. Weiterhin haben wir ihn ab der fünften Woche bis zum sechsten Monat gepuckt. Beim Stillen ist er selten eingeschlafen, ich habe versucht darauf zu achten. Und auch zu uns ins Bett haben wir ihn nie geholt. Mein Mann hatte Angst, wir könnten ihn ersticken, und auch die Kinderärztin hat davon abgeraten: Im eigenen Bett sei es für ihn leichter, die Autonomie zu entwickeln, die er für seine Entwicklung braucht. Aber ehrlich gesagt, heute würde ich mir wünschen, dass er bei uns im Bett schläft. Denn wenn er nachts aufwacht, geht die Arie ja wieder los. Aber wenn wir ihn zu uns ins Bett holen, ist das für ihn nicht beruhigend, sondern eher eine Gaudi. Er sucht einfach nicht so die Nähe zum Beruhigen. Ja, ich weiß, andere Eltern wünschen sich die Kinder aus dem Bett …

Angela und Ernst, Eltern von Maximilian

Die Geschichte von Maximilian stammt aus einer Anfrage, wie wir Autoren sie von Eltern bekommen. Uns sticht als Erstes ins Auge, dass es da zu großen Teilen gar nicht ums Schlafen selbst geht. Vielmehr steht das Drumrum im Vordergrund: Es geht ums Stillen (der Mutter ist es wichtig, dass ihr Baby nicht an der Brust einschläft), um Ängste (der plötzliche Kindstod etwa) und um persönliche Werte (oder die der Berater). Und nicht zuletzt geht es um die Wahl der »richtigen« Techniken und Gerätschaften (Pucken, Schnuller …). Kurz: die Musik spielt weniger hinter den Lidern des Kindes als vielmehr zwischen den Ohren der Erwachsenen! Aber ist das denn überraschend? Im Schlaf begegnen wir unseren Kindern regelrecht »nackt und bloß«. Und bringen da natürlich alles mit, was zu uns gehört: unsere Überzeugungen und unsere Gefühle, unsere eigene Geschichte (wie bin ich selbst behandelt worden, an welches »Beziehungsmodell« knüpfe ich an?), und vor allem: unsere Zweifel und unsere Ängste. Eben den ganzen Stechmückenschwarm!

Die Angst vor dem Verwöhnen

Nehmen wir uns die erste Mücke doch gleich vor. Sie erscheint uns Autoren als das größte Stechvieh überhaupt. Eine regelrechte Giftspritze! Also: Werden die Kinder nicht abhängig und verwöhnt, wenn wir ihrem Drang nach Nähe nachgeben? Beim Schlafen treiben sie es da ja eindeutig auf die Spitze. Dürfen wir dem Kind nachgeben? Wird es dann nicht mehr Nähe einkassieren, als ihm gebührt? Wird es dadurch nicht als erste Lektion seines Lebens lernen, dass jemand anderes seine Dinge regelt – und dadurch abhängig von uns Großen werden? Mehr noch: Wird es nicht lernen, dass es seinen Willen bekommt, wenn es nur laut genug schreit? Wird es das nicht bald ausnutzen, um uns zu manipulieren? Kurz, lernt unser Kind durch Nähe nicht gerade das Falsche? Die Welt verteilt schließlich auch keine Freikarten. Wie soll ein Kind darauf vorbereitet werden – durch zarte Behandlung vielleicht? Vielleicht hören Sie hier schon Ihre innere Stimme, wie sie in dieses Frage-Antwort-Spiel einsteigt?

Das Grundbedürfnis nach Nähe

Vielleicht orientieren wir uns zunächst an der aus Kapitel 1 bekannten Geschichte. Unsere Kinder stammen aus einer Welt, in der Nähe – und zwar Nähe satt! – unverzichtbar war. Dass sie viel getragen wurden, dass sie häufig, nach Bedarf und lange gestillt wurden, dass ihr Schreien rasch erhört wurde, dass sie bei ihrer Mutter schliefen, all das war Teil des ganz normalen, für jeden kleinen Homo sapiens unverhandelbaren Lebensprogramms. Wer als Eltern dafür sorgen wollte, dass sein Kind nicht per Kralle zu Tode kam, hatte gar keine andere Wahl, als sich daran zu halten.

Aus evolutionärer Sicht ist damit eines klar: Dass Kinder dadurch groß, stark und selbstständig werden, dass wir ihren Drang nach Nähe konsequent ausbremsen, ist einfach nicht plausibel. Auch in einer steinzeitlichen Umgebung mussten die Kinder in ihrer Entwicklung ja vorankommen – und wie! Die Welt damals war gewiss nicht in Plüsch ausgelegt. Natürlich können wir heute an unseren Kindern alle möglichen Erziehungsmoden und -methoden ausprobieren und sie werden trotzdem überleben. Nur, wir sollten damit nicht die Hoffnung verbinden, dass sie dadurch in ihrer Entwicklung vorankommen. Selbstständigkeit und Selbstkontrolle lassen sich nicht erzwingen. Und gegen unsere evolutionären Prägungen schon gar nicht.

Die Entwicklungspsychologie kann heute gut erklären, warum das so ist. Sie kann die Doppelstrategie beschreiben, mit der die Kinder selbstständig werden.

- Ja, die Kleinen suchen nach Nähe und Geborgenheit, sie suchen verlässliche, vertraute Beziehungen. Die Erfahrung, dass ihre Bedürfnisse beantwortet werden, schafft in ihnen ein Grundgefühl von Sicherheit – ein Urvertrauen im wahrsten Sinn des Wortes. Mit diesem Stoff kleiden sie ihre Seele aus.
- Dieser Stoff ist aber mehr als Seelennahrung. Er ist gleichzeitig Treibstoff für eine weitere Suche: die Suche nach Wirksamkeit, nach selbsttätiger Aneignung der Welt.

Das Bedürfnis nach Nähe ist kein Selbstzweck. Nähe ist Nahrung und Proviant für das, was den Kindern von der Evolution in jede Faser eingeschrieben ist: ihre Entwicklung. Und genau DESHALB wollen sie eben NICHT mehr Nähe einkassieren, als ihnen gebührt! Sie wollen genau so viel haben, dass sie genug Mut haben für die vielen Abenteuer des Großwerdens.

Die erfahrene Sicherheit macht die Kleinen mutig und weckt ihre Neulust. Das Vertrauen, das ihnen entgegengebracht wird, ist sozusagen das Kapital dafür, dass sie sich selbst etwas zutrauen. Und zwar etwas Entscheidendes: die Begegnung mit der Welt!

Das Näheparadox

Werden Kinder verwöhnt und fordernd, wenn wir ihrem Bedürfnis nach Nähe und Bindung nachgeben, das sie gerade beim Schlaf so eindeutig äußern? Mit dieser Sorge quälen sich viele junge Eltern. Wir Autoren glauben nicht daran. Nach unserer Erfahrung weist das Leben mit Kindern auf ein ganz anderes Muster: Kinder wollen satt werden, ja. Aber überfüttert werden wollen sie nicht. Wenn es um Nähe geht, beginnen die Probleme vielmehr dort, wo Kinder NICHT satt werden dürfen!

Können Sie sich ein Buffet vorstellen, beladen mit duftenden Gerichten und Leckereien? Sie stehen in der Schlange, mit einem interessanten Gesprächspartner, vertieft in bunte Geschichten und Erzählungen … Bis Sie merken, dass sich die Schalen und Schüsseln am Buffet rasch leeren. Mit einem Auge sind Sie immer öfter bei den Platten, die nach und nach abgeräumt werden. Ihr Gespräch wird unkonzentrierter, Ihre Blicke wandern jetzt immer schneller an dieser nicht kürzer werdenden Menschenschlange entlang, zu den leckeren Spießchen und Salaten. Ja, statt ihr Gespräch zu bereichern, kleben Ihre Gedanken längst an den Leuten dort vorn, die sich die schwindenden Happen auf die Teller häufen, wählerisch und unendlich langsam. Und natürlich, auch bei Ihrem Gesprächspartner sind die funkelnden Ideen und Geschichten längst im Bauch versunken …

Wie anders wäre das, wenn Sie sicher sein könnten, dass die leer gegessenen Platten und Schüsseln stets befüllt werden. Dass der Nachschub läuft und Sie sich ohne Stress auf Ihre Lieblingsspeise freuen können. Sie würden die Zeit in der Schlange nutzen können, Sie würden das Hier und Jetzt genießen, Sie könnten sich weiterhin auf dieses wunderbare Treiben der Welt und der Gedanken einlassen und mit Ihrem Gesprächspartner eine bereichernde Unterhaltung führen.

Oder, die Geschichte anders erzählt: Wo Bedürfnisse gestillt werden, entsteht nicht Trägheit, sondern Freiheit. Bedürfnisse werden übermächtig, wenn sie NICHT gestillt werden. Ja, wir dürfen unsere Kinder bei Hunger füttern – sie werden deshalb nicht immer mehr von uns haben wollen. Und ja, wir dürfen ihre Nähe genießen – ohne die Sorge, dass sie dadurch verwöhnt und abhängig werden!

Auf der einen Seite: die Suche nach Sicherheit, nach Beachtung, nach verlässlicher, wertschätzender Behandlung. Auf der anderen Seite: der Drang nach Wirksamkeit, nach Selbstbewährung, die Lust auf die Eroberung von Neuland. Kinder, deren Bedürfnisse nach emotionaler Sicherheit gestillt sind, werden nicht träge, sondern mutig. Sie drehen sozusagen ihre Wendejacke um, klappen den Kragen hoch und stellen sich den täglichen Herausforderungen. Vielleicht erklärt das »dialektische« Design der kindlichen Entwicklung auch das Paradox, von dem uns die kulturvergleichende Forschung berichtet: In traditionellen Kulturen werden die Kinder eher früher selbstständig als hierzulande. Da bekommen Babys und Kleinkinder alles, wovor so mancher Ratgeber

UNTEN *Über die weitesten Strecken der Menschheitsgeschichte haben Babys nur überlebt, weil sie viel Nähe bekommen haben, auch beim Schlafen. Trotzdem mussten die Kleinen stark und selbstständig werden, auch das war unverhandelbar.*

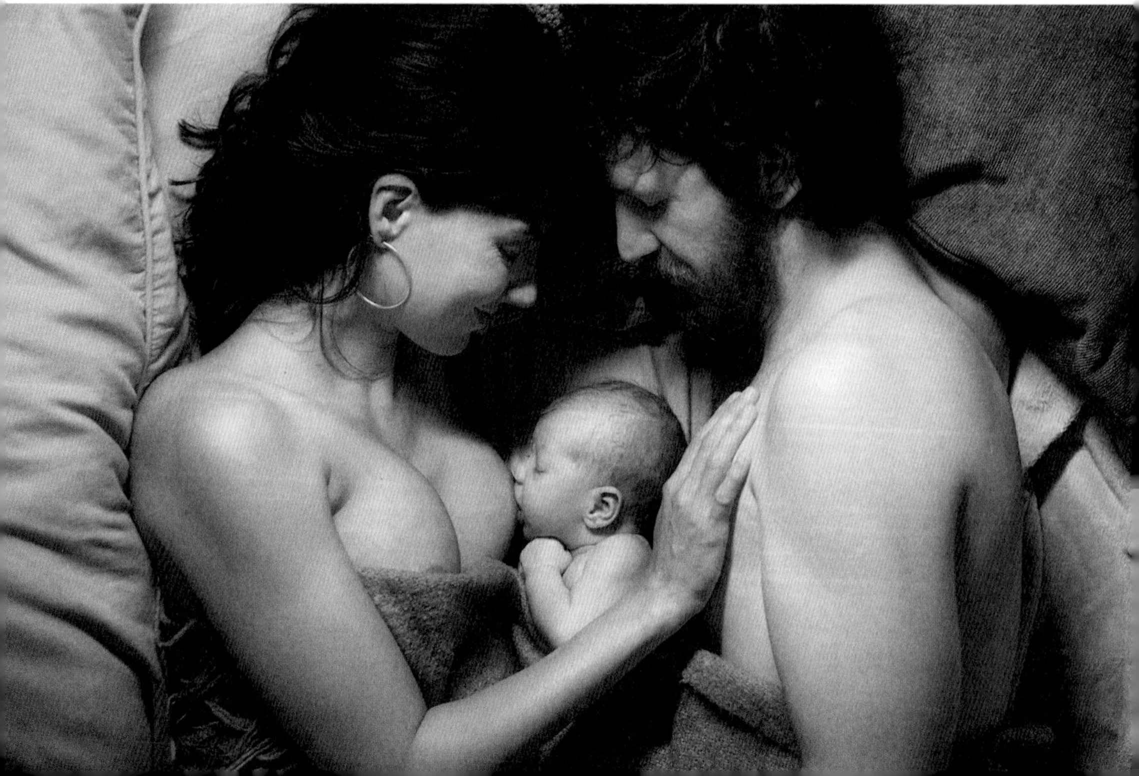

hierzulande mit ernsten Worten warnt, sie schlafen am Busen der Mutter ein, sie schlafen bei ihren Eltern, sie werden lange gestillt, werden viel getragen, bei jedem Mucks hochgenommen – und trotzdem gibt es dort weder Schreibabys noch Schlafstörungen und von »Verwöhnung« fehlt jede Spur.

Und nur um hier den Einwand gleich vorwegzunehmen: Wir behaupten beileibe nicht, dass man Kindern ALLES geben muss, was sie wollen, wir reden hier nicht von Schokolade oder Spielsachen, sondern von der Suche nach emotionaler Sicherheit. Wer ein Kind mit Materiellem überschüttet, der hat ein wirkliches Problem, und zwar mit sich selber. So wie auch der ein echtes Problem hat, der meint, er müsse einem Kind echte, verlässliche Zuwendung vorenthalten, damit es richtig erzogen wird.

Warum streiten wir uns trotzdem über diese Fragen?

So weit die Theorie, aber der Alltag sieht anders aus. Wer seinem Baby viel Nähe gibt, wer prompt auf sein Weinen reagiert, wer es gar bei sich im Bett schlafen lässt, bekommt garantiert Gegenwind von Menschen, die es natürlich besser wissen. Immer mit dabei: der Verwöhnhammer. Nicht wenige Familien, die genau die Nähe zulassen, die wir in diesem Buch als normal beschreiben, bekommen täglich zu hören, dass sie ihrem Kind womöglich schaden, weil es dadurch verweichlicht, fordernd und unselbstständig würde. Wir alle kennen diese Einwände – nicht zuletzt von uns selbst. Auch ich müsste lügen, wenn ich nicht manche dieser Zweifel schon selbst gehegt hätte. Es mag ja verständlich sein, dass die Kleinen so darauf abfahren, aber …

- … meine Aufgabe besteht doch nicht darin, dem Kind nachzugeben, sondern darin, es zu erziehen! Was lernt es denn, wenn es immer seinen Willen bekommt?
- … ich muss mein Kind doch auf die Welt vorbereiten, wie sie IST. Da bekommen die Kinder doch auch nicht immer, was sie wollen!
- … wenn ich immer gleich springe und mein Baby »versorge«, wie soll es dann lernen, für sich selbst zu sorgen?
- … natürlich ist die Nähe angenehm. Aber wenn das Kleine sich mal daran gewöhnt hat, liegt es doch noch mit 18 in unserem Bett.

- … ich will schlicht und ergreifend auch mal meine Ruhe haben, schließlich bin ich nicht nur Mutter (oder Vater)!

Unterschiedliche Beziehungssprachen

Es scheint so zu sein, als ob tief in uns bestimmte Bilder und Schablonen lagern, nach denen wir die Welt, die Menschen und auch unsere Kinder interpretieren. Fast so, als blickten wir durch sehr unterschiedliche »innere Augen« auf unsere Kinder! Der eine nimmt sie eher in einer hellen, positiven Färbung wahr, sieht sie als gut für den Weg ins Leben vorbereitet, als grundsätzlich vertrauenswürdig und auf Mitarbeit und Kooperation gepolt. Die Grundthese dieses Blicks lautet: Zutrauen! Der andere erkennt eher dunklere Farben, er sieht die Kinder als fordernd, als egoistisch und entsprechend korrekturbedürftig. Seine Grundannahmen raten eher zu Misstrauen, zumindest aber zu Vorsicht. So abstrakt es klingen mag, diese inneren Grundeinstellungen entscheiden darüber, wie wir tagtäglich mit unseren Kindern umgehen. In welcher »Beziehungssprache« wir miteinander sprechen. Ob diese Sprache eher Verbundenheit und Gemeinsamkeit betont oder aber eher Kontrolle, Einhegung und Distanz. Ob im Mittelpunkt eher das Wesen des Kindes steht, seine Persönlichkeit und sein So-Sein oder aber sein Verhalten, das es zu korrigieren gilt. Diese Grundeinstellungen sind gleichzeitig die Leitplanken unserer Erziehungshaltung. Und wie fest die stehen, weiß jeder, der schon einmal mit anderen über Erziehungsfragen gestritten hat.

Nehmen wir als Beispiel ein Baby, das zu weinen beginnt, wenn wir es abends ins Bettchen legen. Die einen Eltern werden sagen: Es kann nicht allein schlafen. Die anderen behaupten: Es will nicht allein schlafen. Die einen werden sagen: Es schreit, um seine Bedürfnisse anzuzeigen. Die anderen argwöhnen: Es will seinen Kopf durchsetzen. Die einen werden sagen: Es verlässt sich auf uns. Die anderen: Es manipuliert uns. Die einen werden sagen: Es soll Vertrauen erlernen. Die anderen: Es soll Disziplin erlernen, lass es schreien, dann wird es sein schlechtes Verhalten schon ändern. Die einen aber fragen: Was macht diese Behandlung aus seinem Wesen?

In welchem Film landen wir?

Der Kinderschlaf hat es in sich: Er bedient ganz nebenbei auch die Knöpfe und Schalter tief in unserem Inneren. Hören wir nur einmal hin: Kinder beginnen regelmäßig zu weinen, wenn sie sich allein gelassen fühlen – zum Beispiel beim Einschlafen. Sie weinen jetzt, im wahrsten Sinn des Wortes, aus »Eigensinn«. »Da stimmt etwas nicht, das ist nicht in meinem Sinn!« Und wie sie dann schreien, wie sie toben! Eindeutig: sie widersetzen sich der in ihren Augen »falschen« Einschlafsituation.
Und jetzt beginnt das Stühlerücken. Für manche Eltern verwandelt sich der Film mit dem Titel »Angst – ich schreie aus Not!« unter der Hand in einen anderen Film: »Protest – ich schreie, um meinen Willen durchzusetzen!« Nicht wenige Eltern wechseln jetzt komplett den Saal und schauen DIESEN Film zu Ende. Auch er dreht sich um den »Eigensinn« der Kinder – allerdings in einem schlechten, gegen die Eltern gerichteten Sinn. In diesem Film tritt das Kind nicht in der Rolle des Helden auf, der unsere Hilfe braucht. Vielmehr erscheint es uns in einer negativen, problematischen Rolle: Dieses Kind fordert mehr, als ihm zusteht! Dieses Kind will sich nicht an die Regeln halten! Und schon ist es in der Rolle des Bösewichts, dem man eine Lektion erteilen muss: Dieses Kind muss lernen, dass es nicht durchkommt mit seinem Dickkopf! Ein und dasselbe (ja, eigensinnige …) Kind – in komplett unterschiedlichen Rollen. Dieselben Erwachsenen – in komplett unterschiedlichen Filmen! Ja, das Thema Schlaf reicht wirklich bis zu unseren inneren Regieanweisungen – da geht es nicht nur darum, was die Kinder brauchen, sondern was WIR brauchen, wie wir empfinden, wie wir bewerten, wer wir sind.

Woher diese unterschiedlichen Beziehungssprachen kommen? Sie kommen auch von der »Beziehungssprache«, in der wir selbst aufgewachsen sind. Ging es da eher um Kontrolle und Ausrichtung auf äußere Ziele? Oder wurden Beziehungen eher als Heimat erlebt, als Quelle bedingungsloser Wertschätzung?

Aber auch unser Befinden im Hier und Jetzt beeinflusst unsere Wahrnehmung der Kinder. Wer gerade mit einem starken Rücken im Leben steht, hat auch Rückenwind in seiner Beziehung zu den Kindern. Umgekehrt gilt aber auch: Wer permanent unter Druck und Stress steht, wird auch in seinen engen Beziehungen eher trockene Rationen austeilen. Stress ist nun einmal ein sehr effektiver Beziehungskiller (und deshalb wird sich niemand wundern, dass auch das Klima in der Gesellschaft mit entscheidet, welche »Kinderbilder« gerade im Angebot sind).

Die Wissenschaft hat festgestellt …

Tatsächlich sprechen auch die Experten in unterschiedlichen »Beziehungssprachen« und man muss in keinem Erziehungsbuch weit blättern, bis man sie heraushört. Das gilt selbst für die Kinderärzte, auch von ihnen hören Eltern zu den ganz banalen Fragen im Umgang mit kleinen Kindern ganz unterschiedliche Töne. Wenn beispielsweise ein deutscher Schlafmediziner davon abrät, Babys in den Schlaf zu singen – weil das die Kinder an die Anwesenheit eines Menschen gewöhne (»falsche Einschlafassoziation« – mehr zu diesem Begriff auf Seite 94 und 95), so steht dahinter natürlich auch ein bestimmtes Bild von Beziehung. Und selbst die Wissenschaft kann den Streit nicht schlichten. Das liegt an einem nicht zu unterschätzenden Dilemma. Sie kann sich nämlich gerade in ihren Aussagen zum alltäglichen Umgang mit Kindern nicht auf verlässliche Experimente stützen, wie das etwa unter Laborbedingungen möglich ist. Sie kann im echten Leben ja nur schwer saubere Vergleichsgruppen bilden, also etwa die montags geborenen Kinder bei ihren Müttern im Bett schlafen lassen und die dienstags geborenen im eigenen Bett – und dann nach, sagen wir, zehn Jahren vergleichen, welche Kinder es besser getroffen haben in ihrem Leben. Stattdessen sind die Wissenschaftler auf das angewiesen, was sie selbst als »minderwertige Daten« bezeichnen: Interviews und Umfrageergebnisse. Da kommt dann vieles auf die Interpretation an. Und da blitzt dann eben doch rasch die subjektive Einstellung hervor. Tatsächlich gibt es in Sachen Schlaf kaum eine Aussage, zu der es auch in den wissenschaftlichen Journalen nicht zwei Meinungen gibt.

Wer hat recht?

Bliebe noch eine Frage: Welche Haltung ist die richtige? Welche Beziehungssprache ist die bessere? Und genau das ist das Problem. Für den, der eine Überzeugung im Herzen hat, ist genau diese die richtige. Dazu kommt noch die bunte Wirklichkeit, in der ein klares Schwarz-Weiß nur selten vorkommt: Die meisten Menschen gehören nicht zur einen oder anderen Kategorie, sondern tragen beide Beziehungssprachen in sich oder reden Dialekt – und diese Dialekte verändern sich im Lauf des Lebens oft genug, Erwachsensein schützt ja vor Entwicklung nicht.

Wie kommen wir also weiter? Wir selbst empfinden die Erkenntnisse der Verhaltensforschung als klaren Angstlöser: Man kann Kinder nicht verwöhnen, indem man ihre Nöte und Bedürfnisse beachtet! Und wir glauben, dass Eltern Sicherheit gewinnen, wenn sie sich ihres eigenen Menschenbildes bewusst sind und wenn sie ihre eigenen Haltungen gelegentlich bedenken und hinterfragen. Und genau deshalb halten wir in diesem Buch auch mit unserem eigenen Menschenbild nicht hinterm Berg. Wenn beispielsweise in dem bis heute meistverkauften deutschen Schlafratgeber den Eltern empfohlen wird, sie sollen ihr nachts weinendes Kind nicht trösten und auch mit einem möglichen Erbrechen bitte »sachlich und ruhig umgehen«, dann ist das für uns eine komplett unverständliche Beziehungssprache.

Schlussendlich geht es beim Leben mit Kindern sowieso ab in eine neue Sprachschule: Kinder zu kriegen ist der Beginn einer neuen Lebensphase, in der alte Überzeugungen auf dem Prüfstand landen. Denn jetzt kommen neue Menschen ins Bild – unsere Kinder. Und sie kommen mit ihren eigenen Vorstellungen von Beziehung und von sprachlicher Entwicklung auf die Welt … Ab ins Neuland, heißt es jetzt! Keiner geht diesen Weg, ohne immer einmal wieder einen Blick in den Rucksack zu werfen, den er trägt. Genau das kann uns niemand abnehmen, kein Experte, kein Autor, kein Wissenschaftler. Wir können noch so viele Bücher lesen – beim Thema Babyschlaf landen wir letzten Endes doch in unserem eigenen Buch. Und das ist gut so. Es ist das einzige Buch, das uns lebenslang begleitet. Es ist das einzige Buch, aus dem wir eine neue, eigene Sprache lernen können. Ein bewegenderes Werk kann es nicht geben.

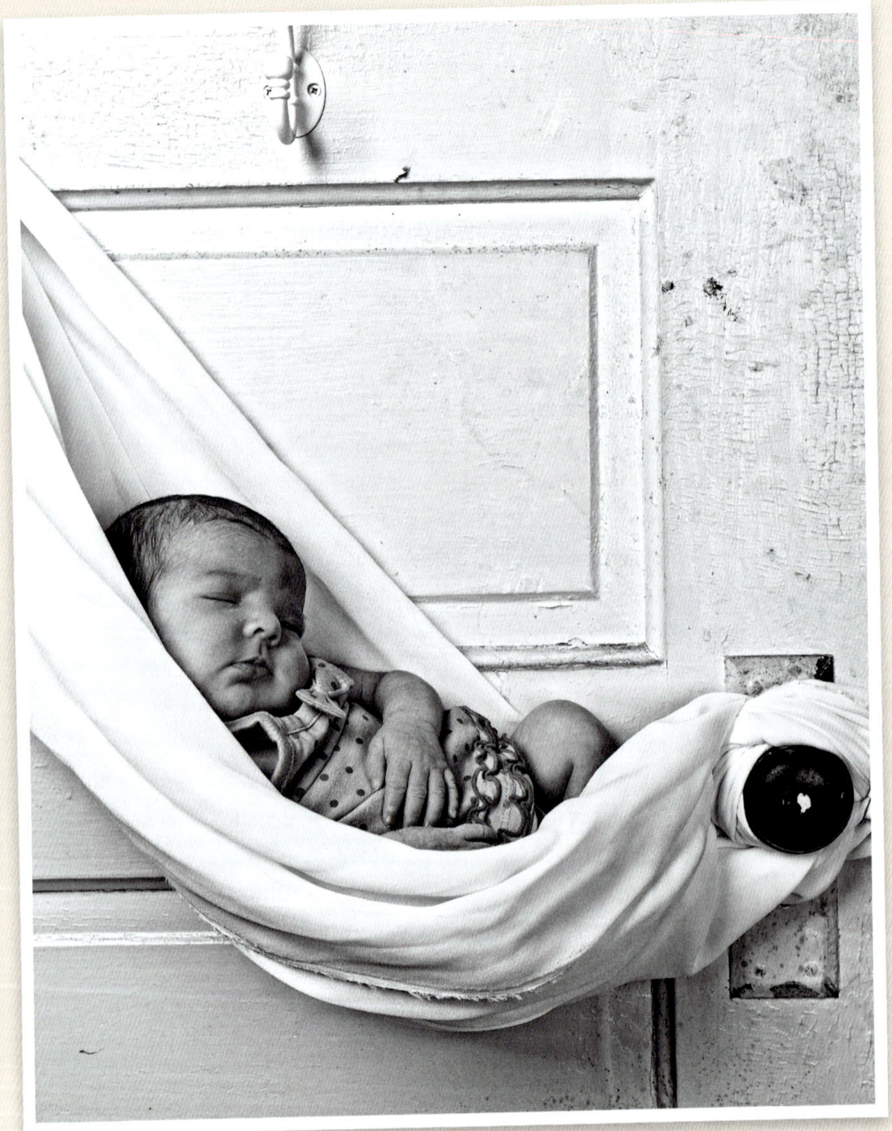

WAS UNS MUT MACHEN KANN

Bestimmt ist Ihnen nicht entgangen, mit welcher Haltung wir Autoren dem Schlaf begegnen: Wir glauben an keine Methode, wir glauben an keine Tricks, wir glauben an kein noch so schön verpacktes Angebot. Wir glauben an einen persönlichen Weg: dass wir uns als Eltern stärken, so gut es geht, dass wir den Schlaf verstehen, dass wir die Kinder verstehen, dass wir uns selber verstehen. Von dort aus loswandern und schauen, wie weit wir kommen – das ist die Einladung an jeden von uns, mehr gibt es nicht im Angebot.

WELCHE METHODE IST DIE RICHTIGE?

Wo immer wir unsicher sind, locken uns Methoden, Pläne und Programme. Kein Wunder, dass es davon Hunderte gibt – nur leider mit sehr widersprüchlichen Angaben …

Da sitzen wir also da mit diesem uralten, bestimmt gut gemeinten Geschenk der Natur, dem Kinderschlaf. Ja, er funktioniert, nur ist die Anleitung recht verblichen. Noch jede Gesellschaft hat auf diesen Mangel an Instruktionen auf ihre Art reagiert. Da schliefen die Kleinen Haut an Haut bei ihren Müttern, ob auf Bastmatten, auf Löwenfellen oder in Hängematten, da schliefen sie in Tragetüchern, in Fellkapuzen oder Hockmänteln, da wurden sie in Tücher gewickelt oder mit Lederbändern zu Paketen verschnürt, sie wurden auf Bretter gebunden oder in Wiegen geschaukelt. Für sie wurde gesungen und für sie wurde gebetet, sie bekamen in Zuckerwasser getränkte Schwämmchen zwischen die Lippen geschoben oder auch kleine mit Mohnsamen gefüllte Beutelchen. Kaum war der Kautschuk entdeckt, war er auch schon zu einer »Brustwarze« geformt, kaum waren Spieluhren erfunden, erklang daraus »Schlaf, Kindlein, schlaf«. Ja, da wurde mächtig nach Abkürzungen gesucht, nach Kopien, nach Imitaten, nach Attrappen, nach Fälschungen der mütterlichen Nähe, vom Föhngeräusch bis zum weißen Rauschen aus dem Smartphone, von multisensorischen Wiegen bis zu batteriebetriebenen Schaukeln. Eine regelrechte Materialschlacht kam in Gang, und die war noch gar nichts gegen diesen Erfindungswettkampf im Kopf, nichts gegen all die Programme, Methoden und Theorien, nichts gegen diesen Jahrmarkt, der da rund um die kleinen Schläfer entstanden ist, nichts gegen diese Rummelbuden für das neueste Schlangenöl, mit ihren Therapieräumen und Ambulanzen, mit den ganzen Wunderheilern, Knochenausrichtern und fahrenden Babyflüsterern, jeder mit einem Bauchladen, in dem die Wahrheit steckt, die eine sanft, die andere rabiat, die eine aus der Mäuseforschung hergeleitet, die andere direkt aus Therapieprogrammen für psychisch Kranke übernommen. Alle jedenfalls wohlbegründet und garantiert wirksam – zumindest sagen das die Erfinder.

Der einzig richtige Weg? Den gibt es nicht!

Und jetzt sollen wir sagen, welches Angebot für Sie das richtige ist? Einen neuen Verkaufsstand aufmachen? Vielleicht einen, in dem echte Wissenschaftler sitzen und über den man dann das Zertifikat »Getestet und begründet« hängen kann? Hmmm. Wir haben selber so manches Schlangenöl ausprobiert. Uns ist zudem aufgefallen, dass manche »Lösung« beim einen Kind funktioniert und beim anderen überhaupt nicht (wunderbar erzählt auf Seite 41).

Ja, wir sind zu dem Schluss gekommen, dass es richtige Methoden gar nicht gibt. Denn schauen wir es doch einmal aus der Vogelperspektive an: Wenn nichts Gröberes dazwischenkommt – Krankheit etwa, Fieber oder echter Kummer –, haben die Kleinen das Schlafen eigentlich drauf. Ganze Kulturräume dieser Erde haben von dem Wort »Einschlafstörung« noch gar nichts gehört, bei uns dagegen schießen Schlafambulanzen wie Pilze aus dem Boden. Was macht es uns so schwer? Nicht die Kinder, sondern eher schon unsere ganz anderen Lebensbedingungen.

Können wir uns vielleicht weniger gut auf die Bedingungen einlassen, die der Kinderschlaf zum Gelingen braucht? Passen sie heute nicht mehr in unseren Alltag, zu unseren Überzeugungen? Wo auf dem Weg treffen wir uns?

Genau diese Entscheidungen haben viel mit Dingen zu tun, die wir selbst oft nur teilweise in der Hand haben (und wir Autoren schon gar nicht …). Mit welchen Füßen wir gerade im Leben stehen etwa – ob eher fest oder eher wackelig. Mit welchen Erwartungen wir uns auf den Weg machen – lassen die uns überhaupt nach rechts oder links schauen? Wer uns begleitet auf dieser Reise, welcher Partner, welche Freundin, welche Großmutter, und wie viel Unterstützung die uns geben können. Und natürlich: In welchem Licht wir dieses Kind sehen, auf das wir da zugehen. Und auch das spielt eine Rolle, keine kleine sogar: Mit welchem Kind gehen wir diesen Weg? Jedes hat sein ganz eigenes Naturell und das eine passt womöglich besser zu unserem eigenen Programm als das andere.

Und wie gut passt das zum Thema Schlaf – wir können wenig machen, wir können allenfalls loslassen. Konzepte loslassen, Vorstellungen loslassen, wie das mit den Kindern laufen muss, Ängste loslassen, dass wir vielleicht nicht in den Elternhimmel kommen, wenn wir nicht diese Bude besucht haben oder jene. Vielleicht müssen wir Himmel und Hölle tatsächlich vergessen und einfach wir selbst sein. Und in dieser Schlichtheit dann unseren Kindern begegnen, wie sie sind. Ja, vielleicht sollten wir einfach …

Einfach? An diesem Weg ist gar nichts einfach. Einfach sind die Methoden aus den Bauchläden der Experten. Der eigene Weg fordert uns ganz schön was ab und er ist mal so, mal so, mal auf, mal ab, lebendig eben, aber paradiesisch gewiss nicht.

> »Niemand kann etwas dafür, wie gut oder wie schlecht ein Baby zur Ruhe findet. Es ist, wie es ist. Kein Grund für Häme, auch kein Grund für übertriebenen Stolz.« (Jette Zwick, Mutter und Bloggerin)

RECHTS *In den ersten drei Lebensjahren schlafen Kinder im Schnitt mehr, als dass sie wachen. Dabei wird eins immer klarer: Ob sie sich tagsüber wohl und sicher fühlen, hängt auch davon ab, ob sie sich im Schlaf wohl und sicher fühlen.*

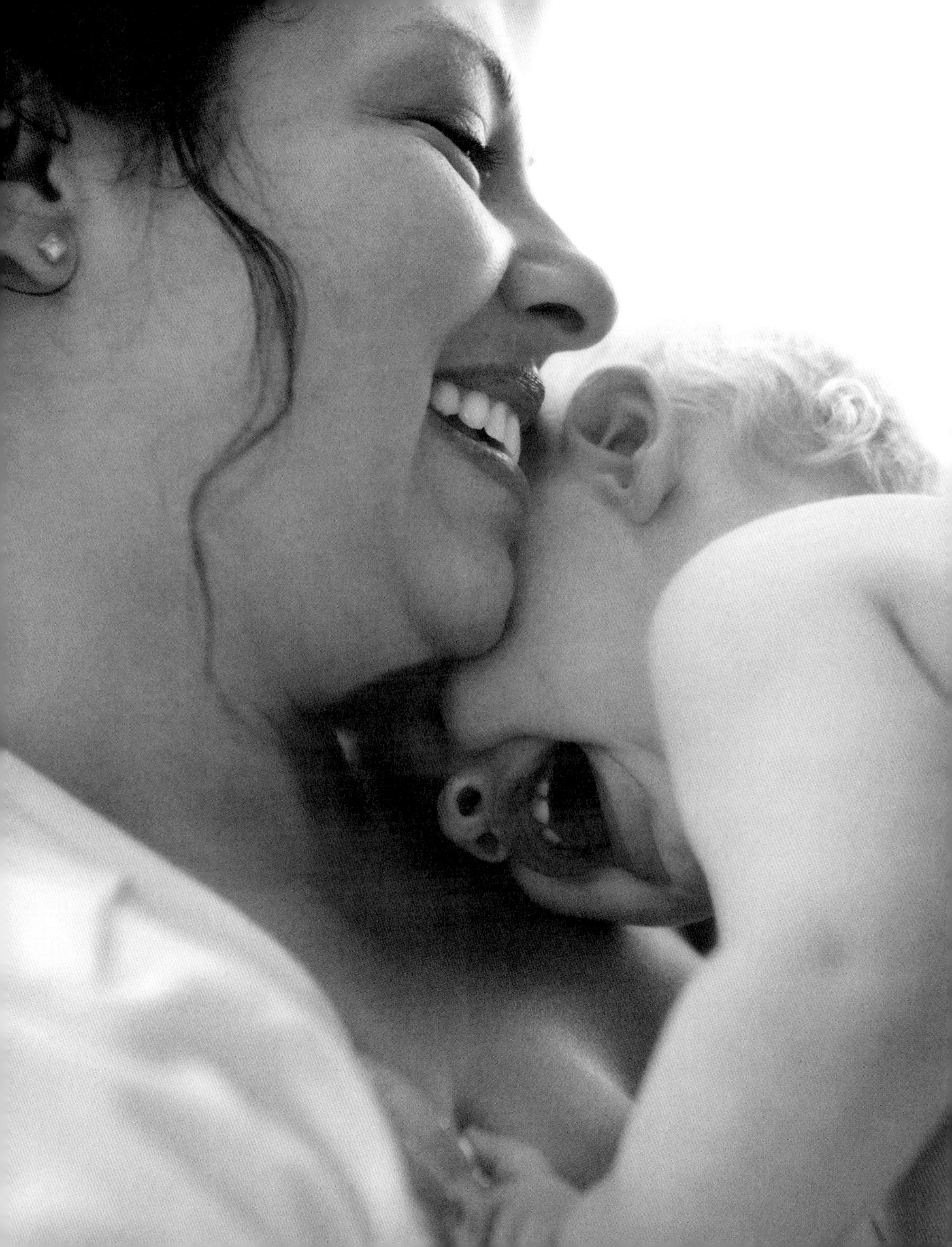

GEMEINSAM SCHLAFSTRESS REDUZIEREN

Man kann es drehen und wenden, wie man will: Erziehung wird immer dann zum Stressprogramm, wenn die Eltern glauben, sie müssten ihren Kindern etwas beibringen, was diese eigentlich selbst erreichen wollen (wenn auch auf ihre Art).

»Es ist leichter, einen Pudding an die Wand zu nageln, als dieses Kind zum Schlafen zu bringen!« Diesen Seufzer kennen wohl alle Eltern. Und schon hat das Thema Schlaf unseren Alltag im Griff, unsere Gedanken, unsere Gespräche und unseren Feierabend auch. Über dem steht jetzt in großen Lettern: Schlafstress!

Woher der Schlafstress kommt? Vom Kind, ja, natürlich. Es zahnt, es ist erkältet, es kämpft mit Dreimonatskoliken. Selten kann auch einmal ein echtes medizinisches Problem dahinterstecken, wie etwa eine Refluxkrankheit (»Sodbrennen« des Babys), eine Nahrungsmittelallergie, Verstopfung oder etwas anderes, das dem Baby Schmerzen macht, vom wunden Po bis zum eingewachsenen Zehennägelchen. Oder das Stillen klappt noch nicht so richtig. Meist wackelt dann früher oder später auch der Schlaf.

Oder die kleine Seele ist in Aufruhr, auch das verbaut dem Schlaf den Weg. Vielleicht steckt das Kind mitten in der »Fremdelphase«. Vielleicht ist ein Geschwisterkind geboren. Oder das Kind ist neu in eine Kita gekommen. Oder es ist schon länger in einer Kita, wird dort aber zu oft mit Notrationen abgespeist. Denn wenn es um Beziehungen geht, sind die Kleinen ziemlich konsequent: Sobald es hier hapert, wird beim Kind das »Bindungssystem« aktiviert, dieses unsichtbare Gummiband, das uns auf Seite 13 begegnet ist. Das Kind klammert, sucht Nähe und Rückversicherung. Und das gern und mit ausdauernder Hingabe auch nachts. Oft merken Mütter erst am Schlaf ihrer Kleinen, wie viel Trennung sie ihnen tagsüber zugemutet haben. Umgekehrt ebnen »gute Tage« auch den »guten Nächten« den Weg. Alles, was tagsüber für Entspannung und gute Laune sorgt, lockt die Schlafengel. Kein Wunder, dass selbst Babys besser schlafen, wenn sie tagsüber viel draußen sind! Und sie schlafen besser, wenn sich der Stress im Haus in Grenzen hält.

Aber Schlafstress kann auch von uns Eltern selber ausgehen. Gar nicht so selten entsteht der Stress direkt zwischen unseren Ohren! Etwa, wenn wir selbst in Not sind, wenn wir uns klein und unzulänglich fühlen (zum Beispiel, weil wir offensichtlich auch in Sachen Babyschlaf so richtige Versager sind …). So ist das nun einmal: Uns kann ein Königreich gehören, aber sobald Ängste ins Spiel kommen, sind wir Bettler.

Und deshalb hat Schlafstress überraschend viel mit den Erwartungen zu tun, an denen wir uns gerade abarbeiten. Es ist etwas anderes, ob wir abends ein Baby schlafen legen, über dessen Nähebedürfnis wir uns freuen, mit dem wir gern kuscheln und das wir aus vollem Herzen »verwöhnen«! Dann sind wir Königinnen.

Oder ob wir ein Baby schlafen legen, von dem wir uns nur eines wünschen: dass es endlich schläft, weil gleich der »Tatort« beginnt. Oder gar ein Baby, dessen Nähebedürfnis uns in Aufruhr versetzt, weil wir fürchten, das Baby werde vielleicht »verwöhnt« oder es würde uns manipulieren, wenn wir nicht konsequent genug mit ihm umgehen. Dann sind wir allenfalls Nachtwächterinnen auf Patrouille in unserem Königreich. Was glauben Sie, wie sehr unsere Großeltern mitsamt ihrem Glauben an die Segnungen der frühen Sauberkeit unter »Ausscheidungsstress« standen? Tatsächlich beginnt der größte Stress bei der Frage, was denn richtig und normal ist. Und das ist beim Schlaf nicht anders.

Die Perspektive anderer Kulturen

Viele Eltern erleben diesen Zielkonflikt tagtäglich: Man will abends eigentlich noch etwas für sich selber machen. Vielleicht ein bisschen Yoga üben oder einfach nur faul vor der Glotze liegen. Und manchmal ist auch für die Arbeit noch eine E-Mail zu schreiben. Und genau an solchen Tagen zieht sich das Einschlafen endlos hin, gerade mit älteren Säuglingen oder Kleinkindern. Die macht man »bettfertig« und dann geht es ans Einschläfern: also kuscheln, stillen, noch ein bisschen nuckeln und so weiter. Was Kinder eben brauchen, um runterzukommen. Hat man Glück, so schläft das Kleine. Hat man Pech, ist der Schlafengel schon zum nächsten Kind weitergezogen, und alles geht von vorn los. Nicht selten vergehen zwischen dem ersten Kontakt mit dem Schlafanzug und dem echten Einschlafen zwei oder drei Stunden. Viel Zeit, in der man schon mal kribbelig werden kann: Was wäre noch alles zu erledigen!
Fragt man Mütter in ursprünglichen Kulturen, wann denn für ihre Kleinen Schlafenszeit sei, so erntet man fragende Blicke: Was meint die – offensichtlich verwirrte – Fragestellerin? Feste Zeiten gibt es in diesen Kulturen nicht, die Kinder schlafen einfach ein. Und zwar erstens dort, wo auch ihre Mütter sind, und zweitens während der Tätigkeiten, die diese gerade verrichten. Ob sie nun Bohnen pulen, Mais mahlen oder am Feuer sitzen. Beim Zuhören, beim Lachen, beim Kneten. Kind im Schoß, Kind an der Brust, Kind im Tragetuch, Kind in der Hängematte. Bei Oma im Arm. Bei Papa auf der Brust. Mitten im Alltag, bei dem, was die Erwachsenen tun.
Der Blick rund um die Erde hilft auch gegen allzu genaue Vorstellungen, die sich in unseren vielen Ratgebern festgeschrieben haben. Nach denen es im Kinderzimmer zum Beispiel »16 bis 20 Grad« haben soll. Wir sind auch gegen überheizte, stickige und zugige Schlafplätze, aber der Blick in andere Klimazonen zeigt, dass Kinder (und Erwachsene) in einem recht breiten Temperaturbereich wunderbar schlafen, wenn man Kleidung und Bettzeug entsprechend anpasst. Tatsächlich kann dieser Blick auch unser Handlungsrepertoire erweitern. Denn vielleicht lautet die Frage gerade dann, wenn das Kribbeln übermächtig wird, ja so: Wie können wir es anders und gemeinsam machen? Wir behandeln diesen Wechsel der Perspektive auf Seite 77.

Acht Wahrheiten über den Kinderschlaf

Möglicherweise haben all die tollen Ratschläge zum Thema Schlaf ja deshalb so ein kurzes Verfallsdatum: Die besten Tipps der Welt helfen nichts, solange wir nicht zwischen den Ohren reinen Tisch machen. Unseren Ohren.

Erstens: Es geht ums SCHLAFEN

Beim Schlafen ist es wie mit der Trotzphase der Kinder. Die wird erst dann richtig kompliziert, wenn wir in den Zornanfällen gleich den Untergang des Abendlandes sehen: Was, um Himmels willen, soll aus diesem Kind nur werden? Tatsächlich lässt sich das Trotzkopfalter nur dann einigermaßen heil überstehen, wenn wir uns an der Kasse des Supermarktes immer wieder sagen: Es geht hier um einen Schokoriegel! Um einen Schokoriegel! Nicht um die Macht. Nicht um böse Absichten, nicht um das tragische Ende einer Liebesbeziehung (»blöde Mama«, das sitzt – aber die Liebe wird stärker sein als der Schokoriegel!). Und so ist das auch mit dem Schlafen. Das Schlechtschlafalter lässt sich nur überleben, wenn wir uns immer wieder sagen: Da geht es ums Schlafen! Nicht um Charakterbildung, nicht um die spätere Selbstständigkeit, nicht um Verwöhnung. Und nicht einmal darum, ob wir gute Eltern sind oder schlechte.

Zweitens: Was ist normal?

Die Geschichte der Erziehung zeigt ganz klar: Immer wenn um »Erziehung« gerungen wird, wird es stressig. Nie haben Kinder mehr gelogen als zu Zeiten, in denen man die Ehrlichkeit in sie hineinpressen wollte. Nie gab es mehr Probleme mit der Sauberkeit als zu Zeiten, als Eltern genau dieses Ziel auf dem Zettel hatten (mit dem Vermerk »konsequent und früh!«). Nie gab es mehr Essprobleme als zu Zeiten, als die Kleinen ihren Spinat hinunterschlucken mussten. Immer wenn wir gegen natürliche Bedürfnisse kämpfen (unsere eigenen eingeschlossen), kommt Stress ins Spiel. Beziehungsstress. Vielleicht ist deshalb das wichtigste »Schlafprogramm« tatsächlich das: dass wir die kindlichen Bedürfnisse besser verstehen. Dass wir begreifen, was normaler Teil der kindlichen Entwicklung ist und was unter Umständen nur ein Ziel ist, das uns jemand anderes auf den Zettel schreiben will.

Drittens: Was ist denn unsere Rolle?

Wir Autoren sehen es so: Unsere Kinder werden so manche Aufgabe zu lösen haben, viele Ängste und Berge vor sich sehen, das ist Teil ihrer Entwicklung. Wir Eltern können das nicht für sie regeln, aber wir können einen sichernden Rahmen schaffen, eine »Beziehungsheimat«. Das ist unser Job als Eltern. Wo wir uns als Trainer und Lehrer verstehen, werden die Ziele übermächtig. Das belastet unsere Beziehungen. Etwa mit Scham. Nicht wenige Eltern schämen sich für ihre Kinder. Eben weil sie die für sie vorgesehenen Ziele nicht erreichen. Sie schämen sich zum Beispiel dafür, dass ihre Kinder noch immer bei ihnen im Bett schlafen. So wie Eltern früher nicht zugeben konnten, dass ihre Kinder noch ins Bett machen. Natürlich spielt da auch der Druck der Gesellschaft eine Rolle (»Eine Mutter mit ihrem Fünfjährigen im Bett, ja, verständlich, sie kann nicht loslassen, sie ist alleinerziehend«). Aber da ist auch der Druck unserer eigenen Ziele.

Wer zugeben muss, dass sein Kind noch nicht durchschläft, steht genauso dumm da wie die Mutter, deren Kind ausgerechnet an der Supermarktkasse einen Zornanfall hinlegt. Überforderte Eltern, heißt es dann, oder: Ja, man sollte doch einen Erziehungsführerschein einführen!

Aber werden Eltern, die sich für ihr Kind schämen, in der Lage sein, zu ihrem Kind zu stehen, wenn es drauf ankommt? Werden sie ihm Mut machen können? Eigentlich ist das doch unsere wichtigste Aufgabe. Sie kommt rasch ins Hintertreffen, wo wir uns als Esstrainer, Schlaftrainer oder Ausscheidungstrainer unserer Kinder definieren.

Viertens: Niemand ist schuld

Wenn etwas nicht so läuft, wie wir uns das vorstellen (und wann genau tut es das denn?), dann geht die Suche nach dem Schuldigen los. Warum tut Baby nicht, was ich von ihm will? Das kleine Geschöpf ist vielleicht nicht normal (das sind die Nachbarkinder). Es hat eine Schlafstörung. Es will verwöhnt werden, will nicht selbstständig werden. Will uns um den Finger wickeln, uns manipulieren, die Macht übernehmen, das volle Programm (lesen Sie die Bestseller zur Behandlung von Schlafstörungen und Sie werden das unglaublich ausgebuffte Repertoire der kleinen Menschen schon kennenlernen!). Andere beginnen mit der Suche nach der Schuld eher bei sich selber: Ich bin eine schlechte Mutter, ich bin zu gestresst, hätte ich damals doch … und überhaupt.

Nur selten schauen wir uns eine dritte Möglichkeit an: dass weder das Baby noch wir selbst Schuld tragen. Eventuell stimmen ja die Bedingungen nicht, unter denen wir uns begegnen? Daran lässt sich womöglich besser arbeiten, als wenn wir am Baby herumschrauben wollen oder uns selbst ans Kreuz nageln.

Dass der Kinderschlaf so oft im Tal der Tränen endet – daran ist niemand »schuld«. Auch daran, dass die Zornanfälle der Kinder oft so grausam nervig sind, ist niemand schuld. Dass die Kleinen eher zu Süßem neigen als zu Brokkoli, selbst das kann man niemandem vorwerfen. Auch wenn wir Eltern alles richtig machen, wird es bei diesen Themen Stress geben. Entwicklung ist eine Unterabteilung des Lebens: Da bleibt immer etwas zu wünschen übrig!

Fünftens: Das Hier und Jetzt nicht verleugnen!

Manchmal wird einem als Eltern der Eindruck vermittelt, Erziehung bestünde darin, die Kinder schon früh mit Kummer zu konfrontieren, weil man die Kleinen nur so gegen späteren Kummer rüsten könne. Das Kind wachse sozusagen an der Überwindung von Kummer! Man dürfe deshalb die schwere Zukunft keineswegs auf die leichte Schulter nehmen! Diese Haltung begegnet uns in nicht wenigen Schlafprogrammen (wir gehen darauf ab Seite 83 ein): Da soll dem Kind etwa der Trost seiner Eltern entzogen werden, damit es lernt, sich selbst zu trösten. Das sei gut für sein späteres Leben! Entsprechend verzichten Tausende von Müttern darauf, ihr Kind an der Brust einschlafen zu lassen. Sie folgen dem Rat von Schlafberaterinnen und legen ihr Baby wach ins Bettchen, damit es den letzten Weg in den Schlaf allein schafft. Nicht wenige Schlafprobleme nehmen nach unserer Erfahrung hier ihren Anfang. Und warum das alles? Die Eltern haben sich überzeugen lassen, dass die »falsche Gewohnheit« des Einschlafstillens später zur Last wird und den Kindern in ihrer Entwicklung in die Quere kommt. Wir sind anderer Meinung. Wir glauben nicht daran, »dass man Kinder auf späteres Unglück vorbereiten kann, indem man sie schon früh Unglück erfahren lässt«, wie Alfie Kohn es einmal ausgedrückt hat. Wir glauben nicht daran, dass sich Kinder auf zukünftige Härten und Anforderungen vorbereiten, indem sie sich schon früh an Härten und Anforderungen die Zähne schärfen. Wir glauben an das Gegenteil: Das gelungene Hier und Jetzt macht Kinder stark. Kinder sammeln ihre Kraft, indem sie in ihrer Entwicklung das tun, was jetzt für sie ansteht. Sie werden mutig für den nächsten Schritt, indem sie die Aufgaben anpacken, die ihren jetzigen Fertigkeiten entsprechen. Warum das Heute kleinreden? Haben wir als Eltern denn wirklich so viel Kraft, dass wir uns mit Lösungen beschäftigen, noch bevor überhaupt ein Problem da ist? Es kann ja sein, dass das Einschlafen an der Brust einmal nervt und dann zum Thema wird. Aber warum es schon jetzt zur »falschen Gewohnheit« erklären, wenn es Mama und Baby vielleicht beide genießen? Warum in unserem Königreich eine Diktatur des »Damit« einführen?

Sechstens: Was ist denn das Ziel?

Wenn es ums Schlafen geht, begegnen wir unseren Kindern oft mit Zetteln voller Ziele in der Tasche – wir haben davon geredet. Wie schnell leben wir uns da auseinander! Und sobald die Schlaffrage zur Machtfrage wird, haben alle verloren, auch das war Thema. Vielleicht sollten wir unseren Kompass deshalb auf ein Minimalziel eichen: dass wir aus dieser im wahrsten Sinn des Wortes verrückten Phase allesamt irgendwie wieder heil herauskommen. Dass aus den »Schlafstörungen« keine »Beziehungsstörun-

Der Teufelskreis der Ohnmacht

Oft beginnt es mit dem »Muss«. Das Baby müsste doch jetzt … Oder: Ich muss doch dafür sorgen, dass … Wenn dann das, was man angeblich »muss«, nicht erreicht wird, beginnt die eigene Entwertung: Man beginnt, an sich selbst zu zweifeln. Man versorgt sich bei den »erfolgreichen« Eltern mit Tipps. Wenn auch deren Lösungsvorschläge nicht klappen, sind viele Eltern überzeugt, sie hätten ein Kind mit einer »Schlafstörung«. Oder sie seien mangels elterlicher Kompetenz selbst schuld an den Schlafproblemen ihrer Kinder. Dort, wo andere ganz offensichtlich erfolgreich sind, haben sie versagt. Sie fühlen sich nicht nur den anderen Eltern unterlegen, sie fühlen sich ausgeliefert und ohnmächtig.

Die Hoffnung richtet sich jetzt auf eine Therapie durch »Experten«. Statt auf ihre – offensichtlich falsche – Intuition vertrauen die Eltern lieber auf ein Programm und dessen Schema. Viele Eltern empfinden die Abgabe von Verantwortung zeitweilig als Erleichterung – und in verzweifelten Fällen mag das auch tatsächlich der richtige Weg sein, das wollen wir nicht in Abrede stellen. Für andere Eltern schließt sich damit ein weiteres Glied in der Ohnmachtskette. Deshalb die Frage: Was »müssen« wir als Eltern eigentlich? Was »muss« das Baby? Das Einzige, was wir »müssen«, ist doch das, dass wir – so gut wir können – dafür sorgen, dass unser Kind in Sicherheit leben kann. In emotionaler und körperlicher Sicherheit, voller Vertrauen in eine gute Welt.

gen« werden. Dass wir diese schrecklich überladene Zeit überleben, ohne dass wir später darauf hoffen müssen, dass unsere groß gewordenen Kleinen ausgerechnet dann an diese Phase zurückdenken, wenn sie für uns das Altersheim aussuchen.

Wir selbst dagegen werden diese Zeit da schon längst vergessen haben. Man erinnert sich nämlich an den Stress rund um den Schlaf der Kleinen später nur noch vage, so akut er heute auch erscheinen mag. Man erinnert die magischen Momente. Schauen wir also, dass wir so viele davon erhaschen können wie möglich!

Siebtens: Braucht es wirklich so viel Material?

Für einen guten Schlaf braucht es vor allem das: ein müdes, tagsüber nett behandeltes Baby. Und präsente, tagsüber nicht allzu malträtierte Eltern. Das heißt nicht, dass dann alles läuft, aber wenigstens stimmen die Voraussetzungen. Eltern setzen stattdessen oft auf die richtige Ausrüstung, das superduper komfortable Bett, den zum fahrbaren Kinderzimmer ausgebauten Kinderwagen, das faltbare Reisebett. Wir glauben, dass die Simplify-Welle auch den Familien Gutes tun kann. Schlafplätze zum Beispiel bekommen für Babys ihre Qualität dadurch, dass sie dort entspannen können, und dazu brauchen die meisten Kleinen ja dann doch eher ihre Großen. Ob das »Bett« dann eine Matratze auf dem Boden vor dem Fernseher ist (warum nicht) oder ob das Kleine im Tragetuch beim Tanzen auf einem Konzert einschläft, mit schützenden Kopfhörern über dem kahlen Schädel, das ist zweitrangig. Wenn Babys ohne eine »Grundausstattung« nicht lebensfähig wären, wären wir als Menschheit wohl längst ausgestorben. Solange wir groben Unfug vermeiden (zu viel Alkohol, zu viel Stress), ist alles gut.

Achtens: Alles auf UNSERE Art

Und das als letzte Stärkung mit ins Gepäck: Der Weg in den Schlaf ist schon schwer genug. Wir müssen ihn nicht auch noch nach Art der anderen wandern. Vielleicht laufen wir ja lieber mit Turnschuhen statt mit Bergstiefeln, möglicherweise machen wir lieber jetzt schon eine Pause und nicht erst auf dem Gipfel. Spricht das gegen Reiseführer? Überhaupt nicht, wir haben ja selbst einen geschrieben. Und auch bestimmte Methoden mit ihren klar umrissenen fünf Schritten zum Erfolg können manchmal für mehr Ruhe und mehr Schlaf sorgen. Nur darf uns eben nicht passieren, dass wir nachher das Handbuch besser kennen als unser Kind.

RECHTS *Zur Grundausstattung gehören vor allem: von Langeweile, Kummer und von schlechter Laune verschonte Eltern.*

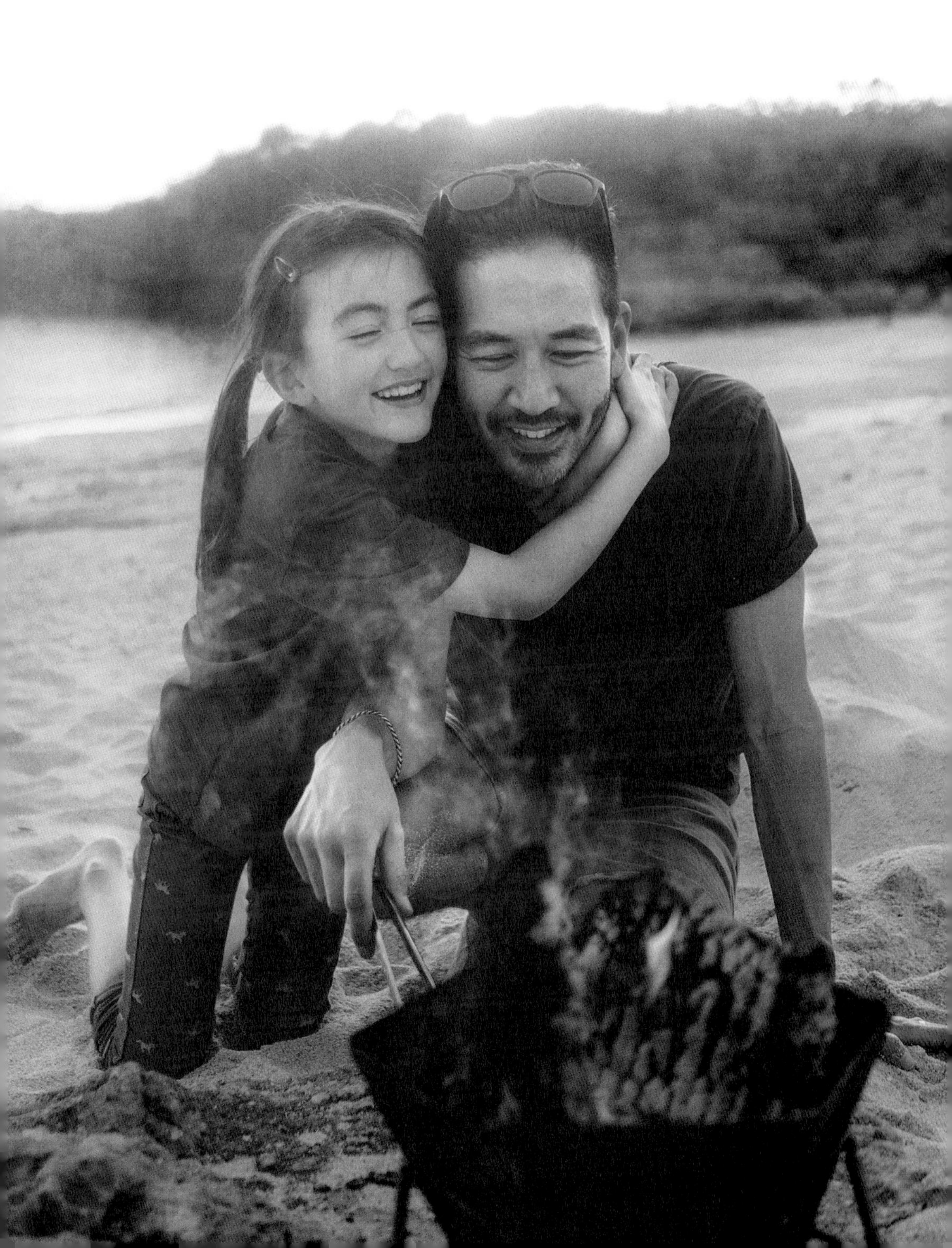

LANGSAM IN DEN NACHT-MODUS SCHALTEN

Eltern sein, das ist wunderbar – insbesondere tagsüber (da sieht man auch besser, wie süß die Kleinen sind). Und nachts? Da wird es schwieriger. Und doch suchen unsere Kinder jetzt dasselbe wie tagsüber: Begleitung und Ermutigung ...

Weil wir den Weg in und durch den Schlaf gern mit einer Wanderung vergleichen, haben wir uns überlegt, welche »Nahrung« dafür wohl am besten taugt. So eine Wandermischung darf ja nicht zu schwer sein, andererseits muss sie vorhalten ... Und gut schmecken sollte sie auch. Wir schlagen Ihnen einfach mal ein paar Zutaten vor.

Zutat eins: Nachtgeduld

Geduld, zum Beispiel. Eigentlich der Hohn, wenn man mit solchen Ringen unter den Augen daherkommt! Aber wir stehen dazu. Denn anders als so manche Werbung das darstellt, gibt es mit echten Kindern keine schnellen Lösungen. Es braucht seine Zeit, bis so ein kleines Steinzeitbaby seinen Weg in die Moderne findet. Und Zeit hat immerhin einen Vorteil: Sie ist relativ. Hören wir also auf zu zählen, wie oft der Kleine aufwacht, kleben wir Kreppband über den Wecker oder ziehen wir gleich den Stecker. Und reden wir uns die durchwachten Nächte schön: So viele Krankenschwestern und Ärzte sind jetzt wach, aber keiner darf so ein goldiges Baby bei sich haben wie ich!

Also Geduld! Sie soll ja tatsächlich für Entspannung sorgen, und die ist nun einmal unser wichtigstes Schlafkapital. Denn Babys kriegen ziemlich verlässlich mit, wenn wir angespannt sind, und machen uns dann alles nach. Wo das Baby unruhig hin und her nestelt, ist es meistens auch die Mutter oder der Vater, die mitnesteln. Und das geht dann munter im Pingpong hin und her: Wer ein Kind in den Schlaf begleitet und ach so gern in 30 Minuten das Champions-League-Endspiel anschauen würde, hat oft eher ein längeres Programm auf oder neben der Matratze. Und häufig entwickelt sich gerade dann eine Art Tauziehen, wenn die Erwachsenen ihre nächtlichen Betreuungsrationen eher zurückfahren wollen: Das Kind hält dagegen und strafft auf seiner Seite das Seil.

Immerhin versucht die Natur ihr Möglichstes, um uns der Entspannung näher zu bringen: Sie liefert einen ziemlich ausgeklügelten Hormoncocktail, der wie eine Art Stressschutz wirkt und die Mutter beim Stillen mild und samtig stimmt. Dieser Cocktail kann manchmal durch Hautkontakt noch angereichert werden. So wie das Stillen meist Haut an Haut besser klappt, so hat schon manches unruhige Baby über den direkten Hautkontakt den Schlaf gefunden (wieder andere Babys lassen wirklich und echt mit sich reden! Wenn man ihnen erklärt, was man so empfindet und wie man gerade selbst nach einem Reim sucht auf dieses neue Leben, werden sie ganz zahm und ruhig!).

Wie sehr es gerade beim Schlaf auf die innere Einstellung ankommt, zeigt ein Experiment mit Studenten im Schlaflabor: Sagt man ihnen, sie hätten gut geschlafen (egal ob dies stimmt oder nicht), so schneiden sie bei anschließenden Tests besser ab …

Ein Neuanfang – auch in der Partnerschaft

Nicht nur die frischgebackene Mutter bekommt während der Stillzeit ihren täglichen Hormoncocktail – auch der Vater kriegt seine Droge ab. In seinem Körper zirkuliert nun mehr von dem »Kuschelhormon« Oxytocin, dafür fällt sein Testosteronspiegel ab. Beides passt zu dem Übergang, den er zu bewältigen hat: Fürsorglichkeit und Nähe zu seinem Kind zu entwickeln – und sich gleichzeitig auch in der Partnerschaft als Mann neu aufzustellen! Mit der Ankunft des Babys ist aus dem Paar eine Familie geworden, in der auch die Großen ihren Platz erst finden müssen. Besonders für den Vater ist das oft nicht einfach. Abgesehen von den vielen neuen Herausforderungen ist auf partnerschaftlicher Ebene zunächst eine Durststrecke zu überstehen, zumindest in Sachen Sex (wir jedenfalls haben noch von keinem Mann eine Jubelarie über das neue Nachtleben gehört … – vielleicht fällt der Testosteronspiegel des Mannes ja ab, damit die Wiesen auf der Seite der Nachbarin nicht allzu grün erscheinen?). Und auch in gleichgeschlechtlichen Beziehungen muss sich die Partnerschaft nach der Ankunft des Babys noch einmal neu ordnen, weil sich die Rollen verändern. Haben diese Überlegungen etwas mit dem Babyschlaf zu tun? Natürlich! Denn wie sich die Beziehung zwischen den Eltern neu einspielt, beeinflusst auch, wie sie sich mit dem Schlaf des Babys arrangieren. Klappt die neue Beziehungskiste nämlich nicht so gut, so geben manche Paare den Druck unbewusst an das Baby weiter: Es soll so wenig stören wie möglich, schnell im eigenen Bett schlafen oder gleich im eigenen Zimmer. Dahinter steht oft die Hoffnung, dass man als Paar auf diese Weise sein altes Leben zurückbekommt: Wenn man es einfach weiter so »zweisam« hält wie früher, dann wird womöglich alles wieder wie früher?

Dieser Ausweg wird nicht funktionieren. Im Gegenteil: Jetzt steht der Umzug ins »Familienhaus« an, ob es eingerichtet ist oder nicht. Alle »Beziehungslösungen«, die den Faktor Kind nicht mit in der Formel haben, werden langfristig scheitern. Man kann Kompromisse finden und ein regelmäßiger Kinoabend wird sich organisieren lassen. Aber auch der Weg zu einer neuen Paarbeziehung ist von nun an ein Familienweg: ein Weg mit einem zusätzlichen kleinen Menschen, mittendrin dabei!

Und auch wenn die Originalzeichnungen verloren gegangen sind, so scheint die Natur ein weiteres Entspannungsprogramm einzuplanen: dass die Eltern jetzt Kraft sparen für das Wesentliche. Dass sie zum Beispiel den Haushalt schleifen lassen und stattdessen ihr Kind kennenlernen. Theoretisch werden alle Betroffenen zustimmen. Spitz auf Knopf kommt es im Alltag aber doch. Denn die einzige Chance einer stillenden Mutter, ihren Schlafmangel auszugleichen, besteht darin, sich immer wieder dann hinzulegen, wenn auch ihr Baby schläft.

Aber gerade dann gilt es, auch den Moment zu nutzen, in dem man endlich zwei freie Hände hat! Ein Dilemma, das sich womöglich nur lösen lässt, wo auch noch andere freie Hände mit anpacken. Ohne Clan geht mit Kindern nicht viel. Und ohne Partner oder unterstützende Großeltern wird es noch schwieriger. Da hilft nur eines: Netze knüpfen, wo immer es geht. Hilfe annehmen (gar nicht so einfach) und dabei nicht vergessen, dass es oft gar keine komplizierten Lösungen braucht – manchmal hilft es auch schon, wenn der Teenie aus der Nachbarschaft sein Taschengeld aufbessert, indem er mal mit dem Kleinen spielt, während wir in Ruhe duschen.

Aber zurück zur Entspannung. Wie geduldig man als Mutter oder Vater nachts sein kann, hat teils tiefe Wurzeln. Da spielen die eigenen Schlaferfahrungen rein, das eigene Naturell und natürlich wie viel Druck wir gerade auf unserem mehr oder weniger dicken Fell aufnehmen können. Wie »schlafstresstolerant« wir sind, hat deshalb nichts mit unserer Liebe zum Kind zu tun oder ob wir bedürfnisorientiert sein wollen oder nicht. Schon dieser Gedanke kann vielleicht etwas von der nächtlichen Last wegnehmen: Manchen Eltern fällt die entspannte Schlafbegleitung leichter, anderen schwerer. Wenn wir uns dafür dann ans Kreuz nageln, wird alles nur noch stressiger.

Und wenn alles nichts hilft? Wenn sich wirklich niemand entspannen kann? Und die Abende eigentlich nur noch ein Warten sind auf ein Ereignis, das sowieso nicht kommt, nämlich dass dieses kleine Bündel endlich schläft? Dann haben wir unseren wirklich besten, weil 100 Prozent wirksamen Tipp. Unsere letzte Patrone, ja, aber sie wirkt immer. Wir brechen das Projekt Schlaf komplett ab! Das Baby muss jetzt nicht mehr ins Bett, es muss auch nicht schlafen. Statt die endlose Mission »Ins-Bett-Bringen« mit immer verzweifelteren Tricks zu einem Ende bringen zu wollen, schalten wir einfach

auf Normalbetrieb. Mit dem Baby dabei. Wir gehen einkaufen (endlich profitiert einmal jemand von den 24/7-Ladenöffnungszeiten), wir schauen Serien oder »Tatort« und lümmeln uns samt Baby auf die Matratze vor der Glotze. Oder wir lesen unserem Partner etwas vor (oder umgekehrt). Oder wir machen den Abwasch, Baby im Tragetuch oder in der Babywippe auf dem Spültisch, Mission: Löffel lutschen. Oder wir gehen spazieren und klären die Dinge, die wir schon eine ganze Weile besprechen wollten. Wir machen also das, was wohl alle Eltern gemacht haben, als wir noch als Jäger und Sammler gelebt haben: Wir leben unser Leben, Baby dabei (die Strategie lässt sich auch auf das Kleinkind übertragen, siehe Seite 149). Kinder haben eigentlich schon immer verstanden, ihren Schlaf dann irgendwann in den Alltag ihrer Großen einzuflechten.
Und ein Wunder wird geschehen: Das Baby wird genauso viel schlafen wie vorher! Mindestens! Es wird eventuell ein paar Morde im Fernsehen mitbekommen, aber keine Sorge: Babys sind daran nicht interessiert – sie sind an glücklichen Eltern interessiert. Da mögen Schüsse fallen, aber solange die Chipstüte raschelt, ist alles gut. Hauptsache, da sind keine Eltern mit zusammengebissenen Zähnen, die sich bei der Babybeschwörung verausgaben! Wir kennen Eltern, die das mit der Normalbetrieblösung einen Tag gemacht haben, dann eine Woche und dann nie wieder davon abgerückt sind – weil nämlich das Baby selbst auf einmal eine Art Routine entwickelt hat. Es hat seine Schlupflöcher zur Entspannung im Alltag gefunden, einen vom Leben geschriebenen Rhythmus.

Zutat zwei: Schlafheimat

Lassen wir uns den Begriff von einer Mutter erklären, die ihr Problem so schildert: Ihr sechs Monate altes Baby kämpfe abends »ewig« gegen den Schlaf. Da sie ihr Kind nicht schreien lassen wolle, trage sie es in den Schlaf, um es dann, wenn es endlich eingeschlafen sei, in sein Bett in seinem Zimmer zu legen. Und dort wache es dann prompt wieder auf und alles ginge wieder von vorn los.
Die Mutter will ihr Kind also nicht einfach schreien lassen, sie will ihm in den Schlaf helfen. Aber sie will auch, dass es dann, wenn es eingeschlafen ist, allein in seinem ei-

genen Zimmer schläft. Das mag für die Mutter ein verständliches Ziel sein. Für das Baby aber sind die Widersprüche offensichtlich: Sobald ich einschlafe, lande ich dort, wo ich eigentlich nicht hinwill! Kein Wunder, dass das Kind gegen den Schlaf kämpft und sich nicht tiefenentspannt in den Schlummer fallen lässt! Das macht ein Kind nur, wenn es weiß: Das Einschlafen führt mich in die Schlafheimat, dorthin, wo es gut ist. Erst als der Mutter das klar wurde, lief das Einschlafen entspannter. Sie legte das Kind nach dem Einschlafen in ihrem Schoß ab und las ein Buch. Immer öfter nahm sie ihr Kind abends zu sich ins Bett. Schon nach wenigen Tagen stellten sich erste Erfolge ein. Die Einschlafzeiten begannen kürzer zu werden und der Kampf gegen Müdigkeit und Schlaf ließ nach. Das Baby hatte nun die Erfahrung gemacht: Wenn ich aufwache, bin ich an einem Ort, der mir vertraut ist und der mir gefällt. Es verband von nun an mit dem Einschlafen die Reise in seine Schlafheimat. Ist diese Schlafheimat ein konkreter Ort? Natürlich nicht, in Wirklichkeit handelt es sich dabei um eine Beziehungsheimat.

Und wenn die Nähe stresst?

»Ich habe einfach nicht den Nerv, mich immer zu ihr zu legen!« »Ich werde ganz fusselig, wenn er so lange trinkt und einfach nicht zur Ruhe kommt!« Ja, es gibt Abende, an denen wir uns nicht fallen lassen können und wirklich alles nervt. Wenn das aber nicht die Ausnahme, sondern die Regel ist, steht dahinter manchmal eine eigene Geschichte. Und oft lohnt es sich, die kennenzulernen: Habe ich mit Nähe meine Schwierigkeiten, weil ich sie selbst nicht erfahren habe? Kann ich mich nicht fallen lassen, weil mich selbst niemand gehalten hat? Diese Fragen werden manchmal keine Antwort haben, aber unter Umständen liegt in dem fernen Schmerz, den wir empfinden, eine Art Botschaft: Die »Ansprüche« des Babys sind okay. Das hier ist MEIN Problem. Irgendwann finde ich einen Weg, damit umzugehen.

Die Elternberaterin Andrea Daun schildert das an einem Beispiel: »Meine Stieftochter bat mich, auf Finn aufzupassen (zwei Jahre). Er ist sehr auf die Mutter fixiert, mich mag er aber sehr. An diesem Vormittag wollte ich mit ihm schwimmen gehen und die Mutter würde später dazukommen. Wir hatten Freude im Wasser, aber plötzlich stieg Sehnsucht nach der Mama in ihm auf. Mitten im Schwimmbad. Sollte ich ihn ablenken? Nein, nimm ihn ernst, dachte ich mir. Zu Finn: ›Du hast Sehnsucht nach der Mama. Weißt du was – bis die Mama kommt, singe ich ein Lied für dich: Mama, komm schnell her, ich vermisse dich so sehr. Mama, mach dich los, meine Sehnsucht ist so groß!‹ Nach etwa 15 Minuten schlief er ein. Mitten im Wasser, in meinen Armen. Was war passiert? Ich habe Finn vermittelt, dass seine Sehnsucht in Ordnung ist. Dass ich sie akzeptiere und begleite. Ich habe ihm Namen für sein Gefühl gegeben. Und ich habe ihm Sicherheit vermittelt.« Eine Schlafheimat eben. Vielleicht ist das ja das Schönste, was wir Kindern schenken können: dass sie dieses mit dem Schlaf verbundene Heimatgefühl erfahren und ins Erwachsenenleben mitnehmen können!

Zutat drei: Echt sein

Schlafgeduld, Schlafheimat, Beziehungsheimat … Das klingt alles so kuschelig, so samtpfotig, so liebevoll. Als sei der Kinderschlaf einfach nur wunderbar. Wir müssen nur die Pforten unseres Herzens öffnen und alles wird gut!

Dann sollten wir das doch lieber klären. Der Kinderschlaf kann wunderbar sein, wir haben die Bedingungen beschrieben, unter denen er einfach passt. Aber er kann auch grausam sein. Denn das Kind trifft womöglich nicht auf Eltern, die sich im Hier und Jetzt entspannen können (und im »Säugetiermodus« vielleicht schon gar nicht). Das Kind wird möglicherweise nicht in einen Clan geboren, in dem die Großeltern mit anpacken, bis die Eltern endlich kapiert haben, wie das mit einem Baby so läuft. Nein, das Kind wird vielleicht nicht einmal ein zweites Elternteil haben und die nächsten Verwandten leben in Buxtehude (oder sie leben im gleichen Haus, aber mit ihren Ansichten auf einem anderen Stern, dann sind sie auch keine Hilfe. Zumindest bis sie im täglichen Umgang mit dem Baby die Kurve kriegen, was übrigens öfter vorkommt, als man denkt …). Und das Baby schläft auch nicht auf einem Lager neben einer Höhlenmalerei, sondern neben einem Wecker. Und der wird unter Umständen schon bald wieder dafür sorgen, dass mindestens ein Elternteil um sieben Uhr verschwinden muss, um einen guten Teil seiner Kraft gegen eine monatliche Überweisung einzutauschen. Oder das Baby hat vielleicht noch einen Zwilling bei sich, der genau das Gleiche von seinen Eltern will wie es selbst. Oder es kommt gerade aus der Klinik und muss nach ein paar Wochen im Brutkasten erst wieder lernen, was das Wort »Schlafheimat« eigentlich bedeutet. Und selbst wenn tatsächlich alles gut läuft, alle gesund und wohlgemut sind, wollen kleine Kinder manchmal mehr von ihren Eltern haben, als die ihnen geben können. Ja, der kleine Simon wacht jetzt jede Nacht jede Stunde auf, um an der Brust zu trinken. Und auch wenn die Mutter weiß, dass er sie damit nicht ärgern will, muss sie daran möglicherweise etwas ändern.

Und genau hier kommt für uns noch einmal das Wort »Beziehungsheimat« ins Spiel. Denn auch der Weg zum Kompromiss ist für uns ein Beziehungsweg. Gerade der Weg zum Kompromiss! Statt die Beziehung abzubrechen, vermitteln wir, trösten wir, sind echt und präsent. Nicht jede Änderung wird ohne Tränen zu erreichen sein. Es wird manchmal auch Ärger geben, ein zorniges Hin und Her. Aber solange eine schützende Hülle mit im Angebot ist, wird das Kind keinen Schaden nehmen. Es wird spüren, dass es nicht fallen gelassen wird. Dass es uns weiter die Welt bedeutet.

Etwas durchzusetzen, indem wir uns distanzieren, das ist einfach. Wir legen den Gefühlsfaden einfach auf Eis. Wir machen uns taub, wir schließen die Augen. Wir ziehen eine Trennwand aus Ängsten und Theorien zwischen uns und unser Kind. Wir schlüpfen in die Rolle des Therapeuten (»Schlafstörung behandeln«), des Trainers (»Schlafen beibringen«) oder Erziehers (»Das Kind soll etwas fürs Leben lernen«).

Der Beziehungsweg ist schwieriger. Da geht es nicht darum, dass wir unsere Interessen gegen die des Kindes durchsetzen. Da geht es nicht um Stärke im Sinne von Überlegenheit und Macht (diese Strategie hat sowieso nur sehr kurze Beine). Da geht es um echte Stärke: Wir haben das »System Familie« im Blick und tun, was es braucht, um unsere gemeinsame Basis zu schützen.

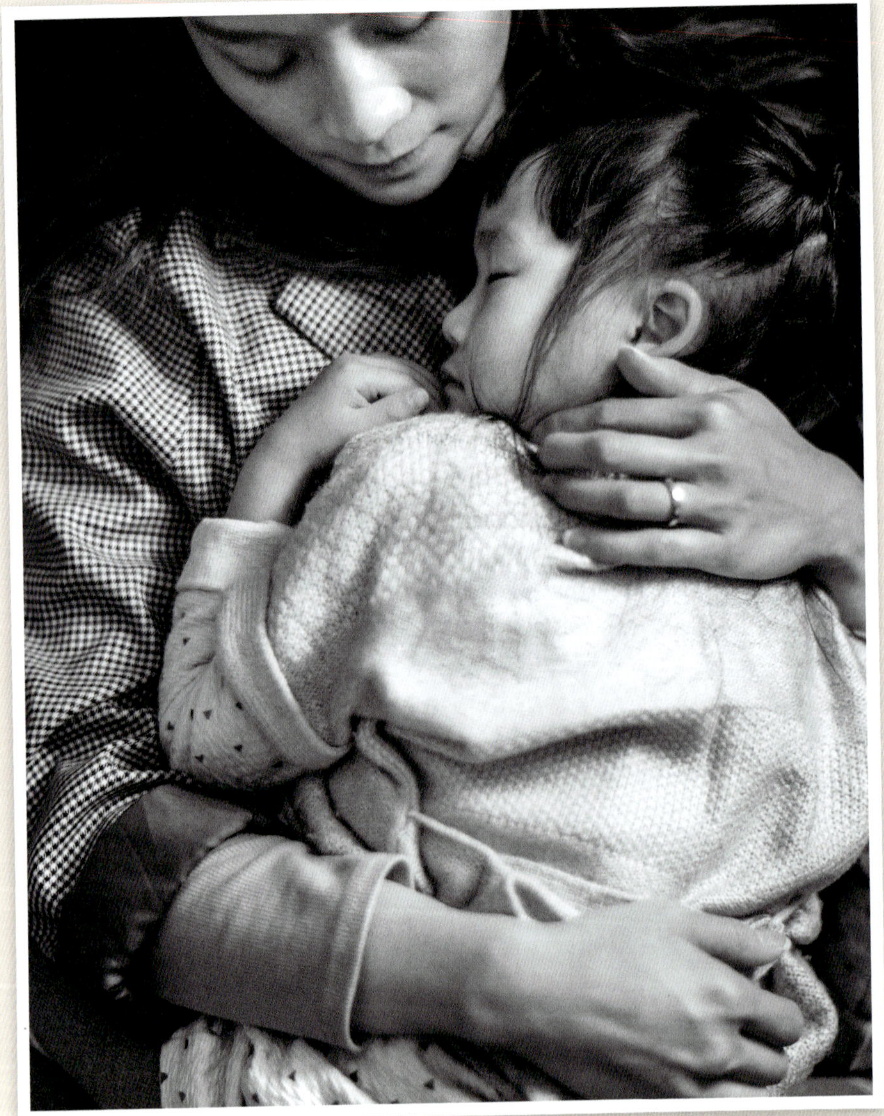

ALLES ANDERE ALS HARMLOS

WARUM WIR GEGEN SCHLAF-TRAININGS SIND

Man sollte es sich als Eltern zweimal überlegen, bevor man in einem Gespräch unter Freunden den schlechten Schlaf der eigenen Kinder erwähnt. Denn urplötzlich dämpft das Gegenüber seine Stimme ... und schon ist er da, der Hinweis auf die heiße Ware: Jedes Kind kann schlafen lernen! Unversehens steht eine Vision im Raum: Ein Kind, das jeden Abend zur gleichen Zeit ohne Stress und Protest friedlich die Augen schließt – um dann erst wieder am nächsten Morgen aufzuwachen. Wer würde da Nein sagen wollen?

WELCHE METHODE STECKT DAHINTER?

Bis heute sind viele Schlaftrainingsprogramme, mit dem Namen Richard Ferber verbunden – auch wenn dieser inzwischen manche seiner Aussagen selbst kritisch sieht.

Wir wollen in diesem Kapitel begründen, warum wir bestimmte Schlaftrainings nicht empfehlen. Stimmen die Behauptungen dieser Programme? Stimmen die Annahmen, auf denen sie beruhen? Die Schlafprogramme, von denen wir hier reden, sind allesamt Variationen einer in den 1980er-Jahren in den USA von dem Kinderarzt Richard Ferber entwickelten Methode, die sich durch folgende Annahmen auszeichnet: Dass Babys nachts immer wieder aufwachen, sei zwar normal. Ab sechs Monaten könne man ihnen aber durch eine gezielte Behandlung beibringen, allein den Weg zurück in den Schlaf zu finden. Dadurch wären die Kleinen in der Lage, von nun an zehn oder sogar elf Stunden durchzuschlafen – ganz ohne elterliche Hilfe.

Der Erfolg des Programms stelle sich nach wenigen Tagen bis wenigen Wochen ein. Das Programm habe nicht nur praktische Vorteile für die Eltern, sondern sei auch gut für die Kinder: Durch diese Behandlung lernten die Babys nämlich, nächtlichen Kummer nicht mehr mit den Eltern auszuhandeln, sondern sich »selbst zu trösten« – ein Plus für ihre Entwicklung!

Wie bringt man Babys nun bei, den Weg in den Schlaf allein zu finden, wenn sie nachts aufwachen? Der Schlüssel dazu, so die Verfechter dieser Methode, liege in der Einschlafsituation: Man müsse die Babys daran gewöhnen, ohne elterliche Hilfe einzuschlafen. Statt das müde Baby zu stillen, zu tragen oder zu schaukeln, lege man das Baby deshalb wach ins Bett. Nur so könne erreicht werden, dass sich die »Einschlafassoziation« (siehe Seite 94 und 95) des Kindes ändere und das Kind das Einschlafen nicht mehr mit der Erfahrung von elterlicher Nähe verbinde. Das Programm sieht vor, das Baby für immer längere, genau festgelegte Zeiträume allein zu lassen – die Intervalle werden dann schrittweise von drei Minuten auf maximal zehn Minuten gesteigert.

Auch wenn das Baby dagegen heftig protestiert, sollen die Eltern immer nur in den vorgesehenen Abständen nach dem Baby schauen – und zwar kurz, für höchstens ein bis zwei Minuten. Dabei dürfen die Eltern zwar beruhigend mit dem Baby reden, sollen aber unbedingt vermeiden, dass sie das Kind hochnehmen, stillen oder ihm eine andere »körperliche Einschlafhilfe« geben. Denn das würde wieder den alten, ungünstigen

Schlafprogramme

Hierzulande wurde die Methode des amerikanischen Kinderarztes Richard Ferber von der Psychologin Annette Kast-Zahn und dem Kinderarzt Hartmut Morgenroth popularisiert (»Jedes Kind kann schlafen lernen«).

Neben dem von diesen beiden Autoren verbreiteten Schlafprogramm existieren alle möglichen Variationen aus der gleichen Denkschule, wie etwa die »Sanduhr-Methode« nach Dr. Rabenschlag, aber auch Adaptionen für kleinere Babys mit entsprechend kürzeren Wartezeiten und niedlicheren Namen (die »tweedle«-Methode etwa, die das Baby sozusagen in den Schlaf »fidelt«).

Einschlafassoziationen in die Hände spielen. (In manchen Programmen im Internet wird den Eltern sogar geraten, einen »unbeteiligten« Gesichtsausdruck zu zeigen und Augenkontakt zu vermeiden.)

Die theoretische Grundlage

Das Programm setzt die in der Nachkriegszeit populäre Theorie des Behaviorismus um. Nach dieser Theorie wird ein menschliches Verhalten durch die Verbindung mit positiven Reizen (»Belohnung«) verstärkt und durch die Verbindung mit negativen Reizen (»Bestrafung«) abgeschwächt oder sogar ausgelöscht. Entsprechend wird die beschriebene Schlafmethode auch als Extinktionsprogramm bezeichnet (das unerwünschte Verhalten des »Schlafprotests« soll ausgelöscht werden). Wegen der zeitlichen Vorgaben wird das Programm als »kontrolliertes« Schreienlassen bezeichnet.

Dem Programm liegt aber auch eine zweite Theorie zugrunde – die Theorie nämlich, dass Kinder, die nicht innerhalb eines klar definierten zeitlichen Rahmens allein (also ohne Begleitung seiner Eltern) einschlafen können, eine »Schlafstörung« hätten, die dann behandelt werden müsse. Ein Kind, das zum Beispiel länger als 30 Minuten brauche, um einzuschlafen, oder das nur in der Anwesenheit seiner Mutter oder seines Vaters einschlafen könne, habe eine »Schlafstörung«. Für uns zeigen schon diese komplett willkürlichen Definitionen einen Mangel an Praxis- und Kindbezug.

Der letzte Ausweg für verzweifelte Eltern?

Es stimmt: Schlafentzug ist eine besonders gemeine Art der Folter. Und wenn sich der Schlafmangel über Wochen und Monate hinzieht, ist es nur verständlich, dass Eltern jedes Schlupfloch suchen, um da rauszukommen. Und niemand bestreitet, dass mit dem Schlaf der Kleinen manchmal wirklich alles schiefläuft. Gefühlte 24 Stunden vergehen damit, das Kind ins Bett zu bringen und wieder und wieder in den Schlaf zu jonglieren. Und dann taucht dieses einfache, klar strukturierte Programm auf wie ein

Silberstreif am Horizont. Sein Versprechen: In wenigen Tagen heilt es die »Schlafstörung« des Kindes und gibt den Eltern ihren Schlaf zurück. Auch der versprochene Beifang ist nicht zu verachten: Die neu erworbene Selbststeuerung treibe die Entwicklung des Kindes voran, machte es selbstständiger und bringe ihm bei, sich selbst zu trösten!
Wir lehnen die »Extinktionsprogramme« trotzdem ab – ob in ihrem klassischen Gewand (Lass sie schreien, bis sie schlafen!) oder in der modifizierten Version des »kontrollierten« Schreienlassens. Weder stimmen die diesen Programmen zugrunde liegenden Annahmen und Behauptungen noch passen sie zum Kind.

Was lernen die Kinder wirklich?

Vordergründig liegt die Antwort auf der Hand: Wenn sie abends endlich Ruhe geben und einschlafen – dann haben sie tatsächlich gelernt zu schlafen.
Die Befunde der Hirnforschung widersprechen dieser Annahme. Kindliches Lernen wird demnach durch positive Gefühle angetrieben, durch Begeisterung und innere Anteilnahme. Und auch durch eine stimmige Beziehung zum »Lehrer«. Kinder gestalten ihr Lernen immer entlang eines »Beziehungsfadens«! Lernen ohne Entspannung, Lernen ohne Beziehung ist undenkbar. Kein Wunder, dass ein Grundsatz der heutigen Frühpädagogik lautet: Gestresste Kinder lernen nichts!
Nichts von diesem Rückenwind unterstützt die Kinder beim kontrollierten Schreienlassen. Dieses Programm setzt auf das glatte Gegenteil: Beziehungen? Fehlanzeige. Positive Gefühle? Keine Spur. Das beherrschende Motiv ist stattdessen Stress – die Kinder werden so lange mit Frustration und ihren negativen Emotionen konfrontiert, bis sie einschlafen. Wir müssen uns deshalb reinen Wein einschenken: Das Kind lernt nicht, allein zu schlafen, es wird dazu gezwungen. So wenig ein Kind essen lernt, indem man es zwingt, endlich seinen Brokkoli zu schlucken, so wenig lernt es das Schlafen, indem es vor Erschöpfung einschläft.
Warum die Babys trotzdem irgendwann Ruhe geben, hat einen anderen Grund. Sie machen das, was alle Säugetiere tun, wenn sie in einer ausweglosen Situation festste-

Lernen die Babys, sich selbst zu trösten?

Eltern lassen ihr Kind nicht gern schreien. Und natürlich fragen sich Eltern: Was macht so ein Programm aus meinem Kind? Was könnte da tröstlicher sein als dieses Versprechen: Durch das kontrollierte Schreienlassen lerne das Baby nicht nur das Durchschlafen – es lerne auch, sich selbst zu trösten.

Verhelfen Schlaftrainings zu höheren Einsichten?

Schauen wir uns die erfreuliche Botschaft einmal an. Sie geht so: Indem man das Baby schreien lässt, kommt dieses zu einer neuen Einsicht: »Ich strenge mich an und schreie, und was passiert? Für das bisschen Zuwendung lohnt sich der ganze Aufwand nicht. Da schlafe ich lieber.« Mit dieser neuen Erkenntnis gerüstet, »verlernt« das Baby innerhalb von wenigen Tagen das Schreien!

Aus Frustration soll also eine weise Entscheidung wachsen. So gut das klingt, die Behauptung ist falsch. Das extrem schutz- und pflegebedürftige Menschenbaby ist von Natur aus darauf gepolt, seinen Trost nirgendwo anders als bei den ihm vertrauten Erwachsenen zu suchen (das war Thema im ersten Kapitel). Nur diese können ja dafür sorgen, dass das Baby den nächsten Tag erlebt, wer sonst, der Teddybär vielleicht? Trost ohne Sicherheit – das war für die kleinen Geschöpfe in der langen Geschichte der Menschheit einfach nicht im Angebot. Tatsächlich schläft auch ein Baby, dessen Hunger nicht gestillt wird, irgendwann ein. Aber hat das damit zu tun, dass es gelernt hätte, sich mit einer höheren Einsicht zu trösten (»Ich bekomme jetzt sowieso keine Kalorien mehr, da bin ich doch lieber still und schlafe stattdessen …«)? Natürlich nicht. Vielmehr springt bei allen Babys, deren Grundbedürfnisse ignoriert werden, ein biologisches Überlebensprogramm an, das uns auf Seite 90 begegnet: die Schutzstarre.

Natürlich können Kinder irgendwann lernen, ihre Gefühle zu kontrollieren. Und sie können dann auch nach und nach lernen, sich ohne Hilfe zu trösten. Aber diese wunderbare Fähigkeit entsteht nicht durch Frustration oder durch Zwang, nicht, indem wir das Kind seiner Angst aussetzen, nicht, indem wir dem Kind unsere Zuwendung entziehen. Selbstkontrolle entsteht auch nicht innerhalb von Stunden oder Tagen, sondern innerhalb von Jahren. Sie beruht letzten Endes auf der Erfahrung von Sicherheit und Vertrauen. Nur daraus erwachsen Selbstsicherheit und Selbstvertrauen. Wir gehen in einem späteren Kapitel im Detail darauf ein, wie sich Schlafgewohnheiten verändern lassen, ohne dabei die Sicherheit und das Vertrauen des Kindes zu beschädigen (siehe ab Seite 170).

Schlaftraining aus Sicht der Konditionierungstheorie

Die Konditionierungstheorie ist relativ einfach: Ein bestimmtes Verhalten wird verstärkt, wenn es durch positive Erfahrungen »belohnt« wird (Psychologen nennen das »positive Verstärkung«). Also etwa durch ein Leckerli, durch Lob, Zuwendung oder Anerkennung – eben etwas, was gute Gefühle auslöst! Außerdem, um die Theorie vollständig wiederzugeben, kann Verhalten auch dadurch verstärkt werden, dass eine negative Erfahrung entfernt wird – wenn also beispielsweise dafür gesorgt wird, dass der Schmerz, Kummer oder die Angst nachlässt (Psychologen nennen das, verwirrenderweise, auch »negative Verstärkung«). Und natürlich funktioniert der Trick auch umgekehrt: Ein bestimmtes Verhalten wird vermindert, wenn es durch negative Erfahrungen »bestraft« wird – oder wenn es hartnäckig ignoriert wird.

Wenden wir diese Theorie nun auf die Situation des Kindes an, das zum Alleinschlafen »trainiert« werden soll – bei dem also das erwünschte Verhalten des Alleinschlafens »verstärkt« werden soll. Welche Gefühle hat ein Baby, das zum Beispiel statt im Beisein seiner Eltern nun allein in seinem Bettchen einschlafen soll? Es gerät in Not, es bekommt es mit Angst und Stress zu tun (warum das so ist, haben wir ab Seite 13 und auf den Seiten 49 bis 51 beschrieben). Kurz, es macht negative Erfahrungen. Und laut behavioristischer Theorie ist das eindeutig eine Lernbremse.

Aber könnte vielleicht das hartnäckige Ignorieren zu einer »Auslöschung« des unerwünschten Verhaltens führen? Auch das kann nicht funktionieren – schließlich nimmt das Ignorieren dem Baby ja nicht die negativen Erfahrungen weg, die es macht. Selbst aus Sicht der Konditionierungstheorie zeigen die Schlaftrainingsprogramme also ihren doppelten Boden.

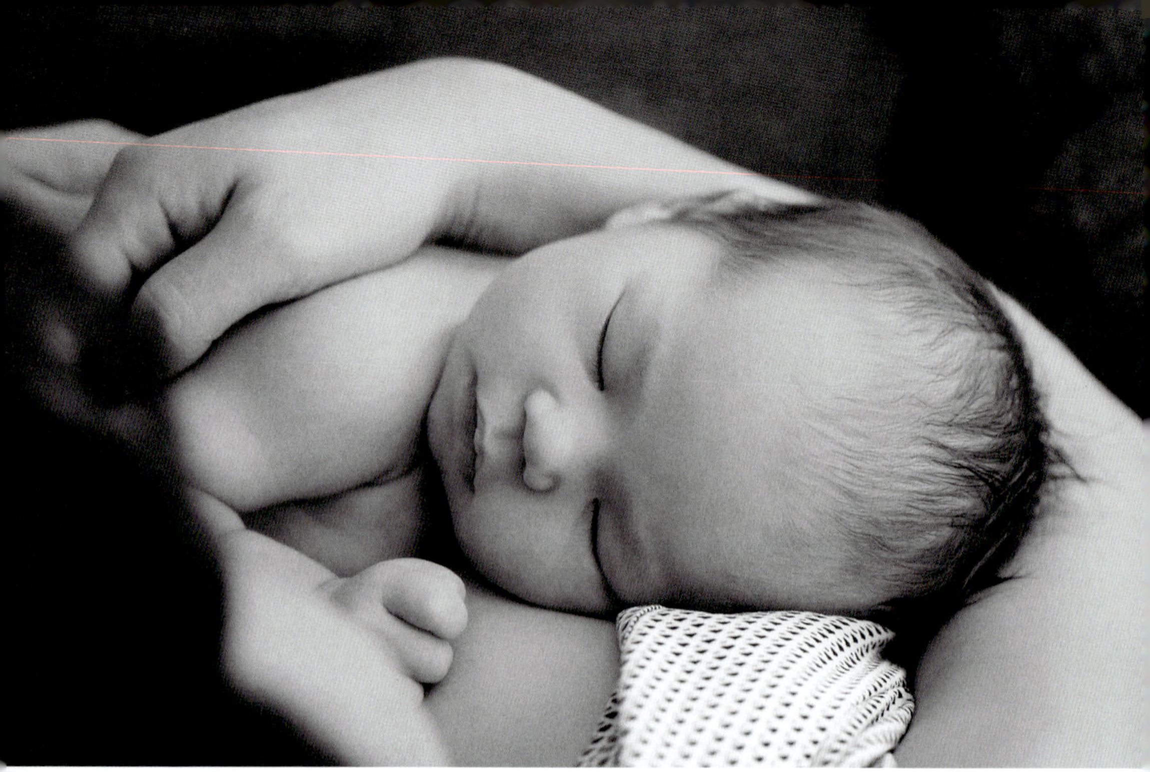

OBEN *Man kann es als Gemeinheit verstehen, oder auch als kluge Vorkehrung von Mutter Natur: Schlafen und Stress widersprechen einander. Leider passt dieses Arrangement nicht so gut in unseren oft stressigen Alltag.*

cken: Sie werden stumm. Sie verfallen in das, was Biologen als Schutzstarre bezeichnen: Wer weder durch Kämpfen noch durch Fliehen entkommen kann, tut gut daran, Energie zu sparen. Und wer gelernt hat, dass sowieso keine Hilfe kommt, sollte nicht auch noch die Raubtiere auf sich aufmerksam machen. Dass das Kind ruhig ist, heißt also noch lange nicht, dass es schlafen gelernt hat. Es hat gelernt, nicht zu protestieren. Unsere Sorge ist deshalb, dass das Kind beim angeblichen Schlafenlernen etwas ganz anderes abspeichert: Ohnmacht und die Erfahrung, dass es ohne Wirkung und Geltung ist, wenn es ihm am meisten darauf ankommt. Der »Lernfortschritt« geht damit auf Kosten dessen, was das Baby jetzt eigentlich aufbauen will: Vertrauen in die Welt.

Und auch wenn wir das Wünschenswerte nur allzu gern als »normal« betrachten, so sind die wissenschaftlichen Daten zur Dauer des kindlichen Schlafs trotzdem eindeutig: Babys schlafen mit sechs Monaten über den Tag verteilt zwischen 9 und 17 Stunden. Zieht man die Tagschläfchen ab, so schlafen sie in der Nacht insgesamt etwa 8 bis 13 Stunden – das eine Kind 8, das andere 10, das andere 13. Fast 50 Prozent der Babys können also schon deshalb nachts keine 11 Stunden »durchschlafen« – weil ihr gesamter Bedarf an Nachtschlaf gar keine 11 Stunden beträgt!

Schlafen geht anders

Das Ticket, das wir normalerweise für die Fahrt ins Traumland lösen, ist beim kontrollierten Schreienlassen ungültig. Statt Entspannung ist ihm Anspannung aufgestempelt. Es ist anzunehmen, dass diese Anspannung die Kinder auch mit in den Schlaf begleitet, schließlich nehmen sie ja gerade auf der ersten Strecke des Schlafes die Welt noch mit einem halben Auge wahr (das war Thema auf den Seiten 24 bis 26). Messungen des Stresshormons Cortisol deuten tatsächlich darauf hin, dass Babys, die sich in den Schlaf schreien müssen, auch während der weiteren Nacht »unter Strom« stehen. Sie bleiben sozusagen auf der Hut. Das ist wenig verwunderlich, wenn man bedenkt, dass die Suche nach Nähe beim Einschlafen alles andere als ein Luxusbedürfnis, sondern ein stammesgeschichtlich tief verwurzeltes und mit entsprechenden Ängsten bewehrtes Überlebensprogramm darstellt. Die »behandelten« Kinder befinden sich jetzt ja in einem von der Natur nicht vorgesehenen Zustand: Sie sind regelrecht stummgeschaltet – egal welche Signale sie geben, ihr Schreien wird keine Antwort bekommen. Und diese »Kontaktsperre« gilt für alle Grundbedürfnisse, Hunger und Durst inbegriffen. Nun mag behauptet werden, dass Hunger und Durst urplötzlich mit dem sechsten Lebensmonat verschwinden – und zwar ausgerechnet nachts. Diese Behauptung, so populär sie gerade unter den Anhängern des kontrollierten Schreienlassens sein mag, ist dennoch falsch. Vor allem aber: Was macht diese »Stummschaltung« mit dem Kind? Welche Auswirkungen hat sie auf sein sich entwickelndes Gefühl für sich selbst?

Die Theorie passt nicht zum Kind!

Die hinter dem Programm stehende psychologische Theorie des Behaviorismus klingt einfach: Das Kind »verlerne« das nächtliche Schreien dadurch, dass es für sein Schreien nicht mehr »belohnt« werde. Wir halten die Übertragung dieser vor allem anhand von Versuchen mit Hunden und Labormäusen entwickelten Theorie auf den kindlichen Schlaf für äußerst problematisch. Im Grunde nämlich wird das Kind in dieser Theorie als eine Art Reiz-Reaktions-Maschine betrachtet. Die für uns Menschen alles entscheidende Beziehungsebene wird dagegen ausgeklammert.

Schauen wir uns diese Theorie einmal im Lichte einer anderen »Trennungssituation« an: Wer würde sein Kleinkind einfach in einer Tageseinrichtung abgeben, ohne es nach und nach an die neue Situation zu gewöhnen? Wer würde es in dieser schwierigen Trennungsphase einfach seiner Angst überlassen? Niemand würde ein solches Programm auch nur in Erwägung ziehen. Stattdessen setzen wir ganz selbstverständlich darauf, dass das Kind in unserer Begleitung eine eigene Sicherheit aufbaut, dass es Vertrauen in die neuen Umstände und Menschen entwickelt. Das Kind soll die Trennung schaffen, indem es sich Gewissheiten in den Rucksack legt, Vertrautheit, positive Erfahrungen! Und beim Schlafen meinen wir, wir könnten dem Kind eine noch tiefgreifendere Trennung einfach so zumuten – nämlich die Trennung in den Schlaf? Ohne Übergang, ohne Eingewöhnung, ohne Aufbau einer eigenen Sicherheit? Eine Trennung zudem, nach der das Kind wirklich komplett allein und hilflos dasteht (beziehungsweise daliegt)? Und die noch länger dauert als die Stunden in der Kita?

Zudem ist die Theorie – und das ist nun ein persönlicher Einwand – in einer uns unverständlichen Sprache geschrieben. Wir meinen damit die »Beziehungssprache«, die wir auf Seite 54 angesprochen haben. Sie erscheint uns als grausam. Das Kind wird hier in unseren Augen zum Objekt degradiert. Empfohlen wird etwa, mit dem Schlafprotest auch dann »sachlich und ruhig« umzugehen, wenn das Kind erbricht. Da gälte es, alles sauber zu machen und dann mit dem Programm fortzufahren. Wir können da nicht mit – es gibt nach unserem Menschenbild Dinge, die möglicherweise funktionieren und die man trotzdem nicht tun sollte – erst recht nicht mit einem Kind.

Wir wollen damit nicht sagen, dass die Theorie des Behaviorismus grundsätzlich falsch wäre, wir halten sie nur nicht für passend im Kontext von Erziehung, die ja im Grunde auf der Gestaltung von Beziehungen beruht. Tatsächlich haben die »Verlern«-Strategien in der Therapie bestimmter psychischer Störungen ja durchaus ihren Platz. Der Unterschied allerdings ist gravierend: Bei Angst- oder Zwangsstörungen ist sich der Patient seines Problems bewusst, er leidet und will behandelt werden. Das Kind aber leidet nicht und will auch nicht behandelt werden. Vor allem aber: Das eine Mal besteht eine Beziehung zu einem Therapeuten, das andere Mal zu den eigenen Eltern. Ein gravierender Unterschied.

UNTEN *Kleine Kinder können noch nicht auf sich selbst vertrauen. Egal wo sie schlafen, erwarten sie deshalb von ihren Eltern eines: dass diese für sie erreichbar sind. Und dass sie ihnen Hilfestellung geben, wenn es nötig ist.*

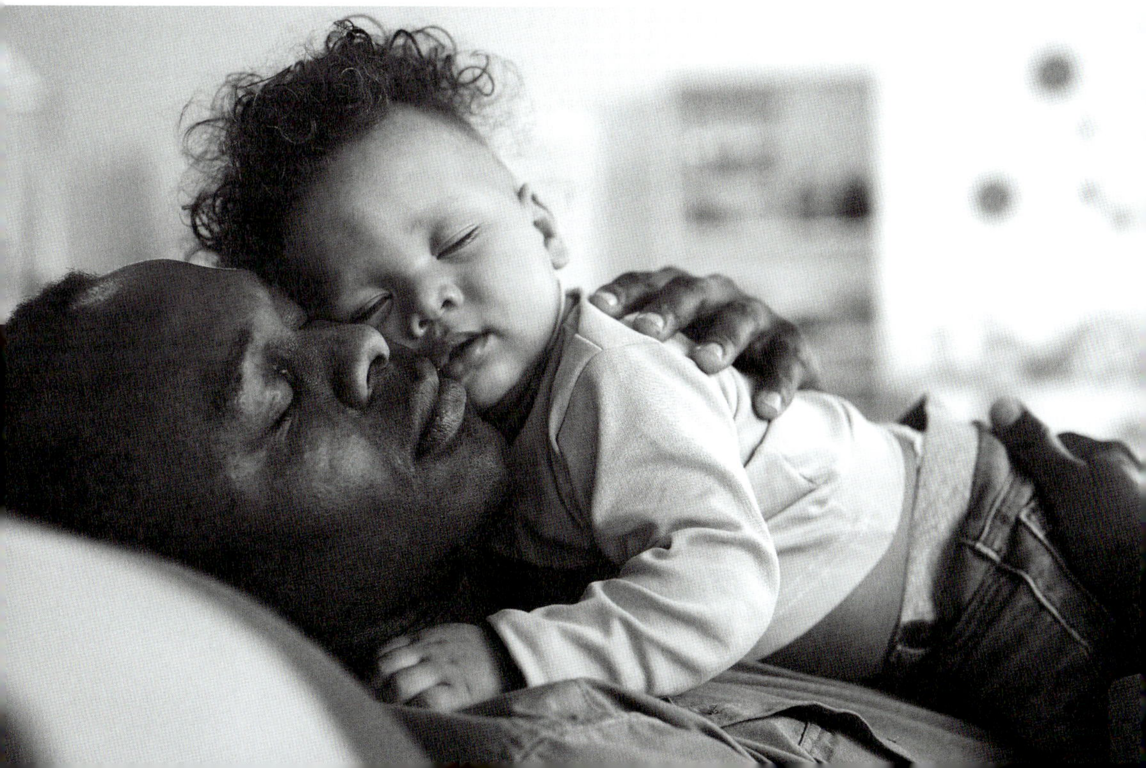

Vorsicht, Einschlafassoziation!

Diese Warnung ist allen Eltern bekannt: Lass dein Baby bloß nicht an der Brust einschlafen! Dahinter steht eine bemerkenswerte Theorie (sie bildet die theoretische Grundlage des Schlaftrainings, wie es etwa in dem Buch »Jedes Kind kann schlafen lernen« propagiert wird): Dass Kinder nachts mehrmals aufwachen, liege daran, dass sie immer wieder eine Art Sicherheitscheck vornehmen müssen. Ist noch alles in Ordnung? Schließlich hätten unsere Vorfahren in einer Umwelt voller Gefahren geschlafen. Erst wenn das Baby sich vergewissert habe, dass die Welt noch genauso aussehe wie beim Einschlafen, könne es wieder in den Schlaf zurückgleiten. Findet es dagegen andere Bedingungen vor (fehlt etwa die Brust, an der es eingeschlafen ist), so sei es verunsichert und beginne zu weinen. Seine Welt hat sich ja verändert und ist jetzt nicht mehr in Ordnung! Entsprechend wird den Eltern geraten, ihr Kind abends allein einschlafen zu lassen. Wenn es dann nachts allein aufwache, fehle ihm bei seinem Sicherheitscheck nichts und es würde sich beruhigt wieder dem Schlaf zuwenden können.

Eine Rechnung ohne die kindlichen Bedürfnisse

Evolutionsbiologen können über eine solche Theorie allenfalls schmunzeln. Sie beginnt eigentlich an der richtigen Stelle – beim Sicherheitsbedürfnis des Babys. Und landet dann bei einer willkürlichen Konstruktion, die mit der evolutionären Ausstattung der Kinder rein gar nichts zu tun hat:

- Die unsichere Welt unserer Vorfahren hat dafür gesorgt, dass kleine Kinder nachts nicht etwa von beliebigen Veränderungen beängstigt werden, sondern schlicht und einfach davon, dass sie allein sind (wir sind darauf ab Seite 13 und auf den Seiten 49 bis 51 eingegangen). Dass jetzt das Lagerfeuer ausgegangen ist, an dem sie eingeschlafen sind, ist ihnen egal, solange nur die vertrauten Großen in der Nähe sind! Es ist ihnen auch egal, dass es inzwischen dunkel geworden ist oder dass sie nicht mehr in dem Auto sind, in dem sie eingeschlafen sind. Sie bekümmert etwas anderes: wenn die Verbindung zu den Großen abreißt.

Dass sich Babys sicher fühlen, nur weil sie beim Aufwachen noch immer genauso allein sind wie beim Einschlafen, ist Unsinn: »Aha, ich bin noch genauso allein wie beim Einschlafen! Dann ist ja alles in Ordnung und ich brauche keine Angst vor Bären, Schlangen und Frost zu haben.«

- Und was genau heißt denn »in Ordnung«? Selbst wenn die Welt nachts noch perfekt dieselbe wäre wie beim Einschlafen, heißt das noch lange nicht, dass sie deshalb für das Baby »in Ordnung« ist. Für ein Kind, das sich abends in den Schlaf weint, ist die Welt alles andere als »in Ordnung«! Ja, die Babys mögen in einer immer gleichen und damit »vertrauten« Umgebung aufwachen, aber sie werden ihr deshalb noch längst kein Vertrauen schenken.
- Die Spur aus der Menschheitsgeschichte führt in eine ganz andere Richtung. Schon ab dem Tag ihrer Geburt sind Kinder auf bestimmte Erwartungen gepolt: Nähe erfahren, gestillt werden, getragen werden, gehalten werden … Diese natürlichen »Einschlafassoziationen« funktionieren, weil sie den magischen Schlüssel enthalten, der Kindern das Tor zum Schlaf öffnet – sie vermitteln das Gefühl von Sicherheit! Die Suche nach diesem Schlüssel ist Teil des Kindern angeborenen Überlebensprogramms. (Das ist übrigens auch der Grund, warum gerade das Stillen zum Einschlafen so gut wirkt wie jede moderne Narkose – eben weil damit das ganze Programm verbunden ist: Nähe, Wärme, Nahrung –, von der Dosis an morphiumähnlichen Substanzen in der Muttermilch ganz zu schweigen.)

Der grundlegende Irrtum der angeblich auf »Extinktion« gerichteten Schlafprogramme besteht ja gerade darin, dass sie meinen, man könne diese natürlichen Erwartungen einfach löschen und durch neue, »erlernte Gewohnheiten« ersetzen: Das Baby verlernt die eine jetzt lästig gewordene Gewohnheit und erlernt eine neue, praktischere Gewohnheit. Wie man einen Strampler tauscht. Wie man vielleicht hofft, ihre Essassoziation »leckeres Eis« einfach durch »leckerer Brokkoli« zu ersetzen. Nein, diese alten Assoziationen entstammen einer anderen Liga, sie sind biologisch verankert. Ein Kind, dessen »Einschlafassoziationen« bisher an die Anwesenheit der Eltern gebunden waren, wird nicht auf einmal deren Abwesenheit als neue Einschlafassoziation akzeptieren. Dazu muss man es zwingen – gegen seine Natur.

WAS WIRD AUS UNSEREN BEZIEHUNGEN?

Damit Schlaftrainings funktionieren, muss das Programm konsequent durchgehalten werden. Das setzt bei den Eltern voraus, dass sie ihrem Baby Empathie verweigern. Was macht das mit dem Kind, was macht das mit uns?

Kinder erwarten, dass ihre Eltern ihnen beistehen, wenn sie in Not sind, das ist Teil ihres natürlichen Bindungsverhaltens. Was bedeutet es für die Kinder, wenn ihre Eltern sie tagsüber verlässlich trösten und feinfühlig auf ihre Bedürfnisse eingehen, aber sie dann ganz anders behandeln, sobald der Zeiger der Uhr über die Acht geglitten ist? Wir wissen es nicht. Aber wir sind überzeugt, dass Urvertrauen und Sicherheit durch eine solche Ein-aus-Behandlung nicht gefördert werden.

Und wir Eltern? Wir sind von Natur aus darauf gepolt, unserem Kind beizustehen, wenn es in Not ist – das ist Teil unseres intuitiven »Elternprogramms«. Was macht ein Programm, das darauf aufbaut, dass wir ebendiesen Instinkt bewusst unterdrücken, mit uns Eltern? Auch das wissen wir nicht. Aber die Gefahren sind absehbar. Etwa, dass sich zwischen uns und unser Kind dann doch so etwas wie eine Milchglasscheibe schiebt. Wir handeln nicht mehr aus dem Bauch heraus, nach unserem Gefühl und

Herzen – sondern so, wie das »Programm« es will. Der Blick ins Handbuch ersetzt dann schnell den Blick auf das Kind, auf unser Kind! Wie schnell schlüpfen wir da in eine neue Rolle – die des Trainers, Coachs, Antreibers? Immer das Ziel vor Augen, das erwünschte Resultat? Werden wir dann nicht auch unser Kind irgendwann vor allem nach den Zielen bewerten, die es erreicht?
Und was, wenn unser Baby das Ziel eben nicht erreicht? Wenn es eben nicht so schläft wie vorgesehen und beschrieben? Wie schnell bleibt die »Schuld« dafür irgendwo hängen: bei uns selbst (»Wir waren wohl nicht konsequent genug«) – oder bei unserem Kind (»Die anderen Kinder kriegen das doch auch hin«). Wie schnell stehen da Vorwürfe im Raum. Wie schnell erscheint uns unser Kind als widerspenstig. Wie schnell landen wir in einer Art Kampfbeziehung, die keiner gewinnen kann!

Vorsicht, Kampfbeziehung!

Die Gefahr, dass Eltern ihre Beziehung zum Kind beim kontrollierten Schreienlassen immer mehr als Kampf verstehen, erscheint uns aus zwei Gründen ganz real: zum einen, weil das »kontrollierte« Schreienlassen auf einer Art Eskalation beruht – nur wenn die Wartezeiten Schritt für Schritt gesteigert werden, funktioniere das Programm. Die Botschaft ist da eindeutig: Wer abbricht, setzt den Erfolg auf Spiel! Also durchhalten, hart bleiben. Wenn das Baby sich beispielsweise nicht beruhigt, wenn die Eltern nach der »Auszeit« ins Zimmer zurückkommen, wird als Therapie empfohlen: gegenhalten. »Je wütender das Kind, desto kürzer bleiben Sie da!«, heißt es in »Jedes Kind kann schlafen lernen«.
Warum wird das Kind in diesem Beispiel eigentlich als »wütend« beschrieben? Warum nicht als verzweifelt? Enttäuscht? Gekränkt? Selbst wenn das Kind erbricht, so tut es das angeblich »aus Protest«. Nicht etwa aus Not oder Stress? Tatsächlich wird das Schlafenlernen von den Befürwortern selbst als »Machtkampf« beschrieben – mit allen Warnungen, die dazugehören: Wer dem protestierenden Kind nachgebe oder gar »Hilflosigkeit und Unsicherheit« zeige, werde erpressbar. Wenig verwunderlich, wenn eine

immer größere Distanz zum Kind entsteht. Wo die Machtfrage im Raum steht, sind die Fronten schnell verhärtet.

Und noch etwas zum Thema Kampf: Unserer Meinung nach müsste die Methode eindeutige Warnhinweise zur Anwendung gerade bei gestillten Babys enthalten. Denn die meisten gestillten Kinder sind ja nicht nur gewohnt, die für den Schlaf nötige Entspannung an der Brust zu finden. Zudem trösten sie sich in beängstigenden Situationen vorzugsweise an der Brust. Die ferbersche Einschlafmethode trifft das Stillkind somit mit drei Schlägen: Zum Ersten wird ihm sein gewohnter Weg zur Entspannung entzogen, zum Zweiten sein gewohnter Weg zu Trost und zum Dritten fehlt ihm die elterliche Präsenz, die es bei dieser Verunsicherung zu Recht erwartet und in anderen Situationen auch fraglos bekommt. Bei gestillten Kindern sollte deshalb die ferbersche Methode erst recht auf keinen Fall zum Einsatz kommen.

Das Weinen der Geschwister

Wie reagieren eigentlich ältere Geschwisterkinder, wenn sie miterleben, dass ihre Eltern das Baby nachts weinen lassen? Hat man ihnen nicht beigebracht, dass man sachte mit dem Baby umgeht, dass man es tröstet, wenn es weint? Wir kennen kein normales Kind, das nicht selbst in Not käme, wenn es sein Geschwisterchen ohne Beistand weinen hört (auf die Idee, dass das Baby gerade dabei sein könnte, seinen Willen durchzusetzen oder Ähnliches, kommen Kinder nicht). Nein, die Qual überträgt sich auf die Geschwister: Das ist doch unser Benny – was machen Mama und Papa nur mit ihm?

RECHTS *Kinder werden fürsorglich und mitfühlend, wenn sie Fürsorglichkeit und Mitgefühl erfahren. Und sie geben diese Schätze auch mit großem Ernst weiter.*

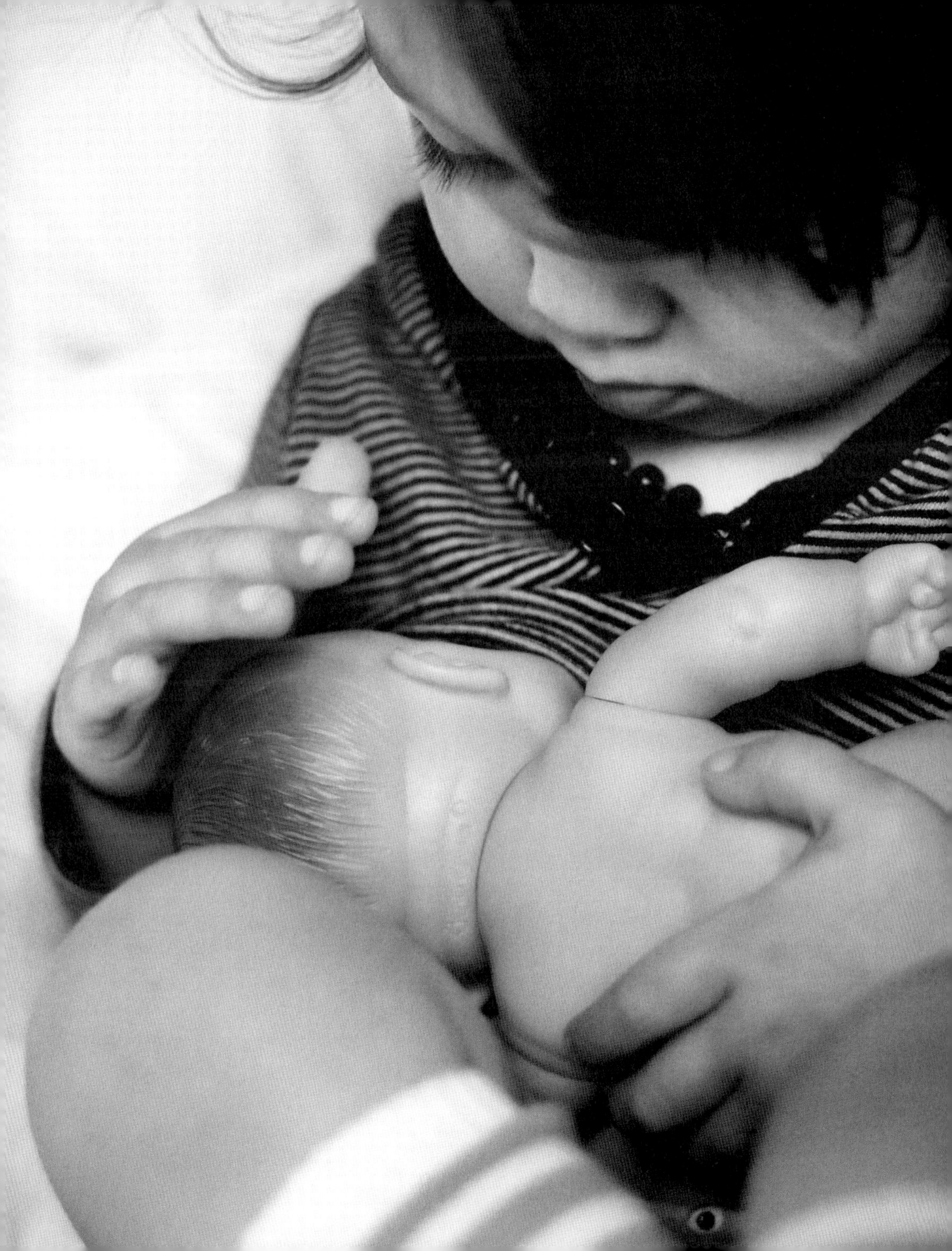

DIE LETZTE FRAGE: WIRKT DAS PROGRAMM?

»Denk an die wunderbaren Nächte, die vor Euch liegen!« So lautet ein als Ermutigung gedachter Kommentar auf einer Facebook-Seite, auf der eine Mutter vom Schlaftraining ihres Babys berichtet. Auf welche Wunder darf sie hoffen?

In den Foren des Internets wogt es hin und her. Manche schwören auf das kontrollierte Schreienlassen, ja, sie beschreiben es als ihre Rettung, andere fühlen sich beschämt darüber, was sie ihrem Kind da zugemutet haben.

Die einen schreiben: »Seit Lisa nachts endlich schläft, ist sie wie umgewandelt – voller Energie und Freude!« Die anderen klagen über ein »ängstliches, verstörtes Kind, das jetzt sogar den Brei verweigert«. Liegt das daran, dass unterschiedliche Eltern das Programm unterschiedlich durchführen? Daran, dass die Kleinen auf die Behandlung unterschiedlich reagieren? Ja, kann man solche Programme denn überhaupt wissenschaftlich bewerten – schließlich müsste man dazu ja in die Zukunft blicken können: Wer weiß schon, was aus den »Schlafproblemen« der Kleinen geworden wäre, hätten die Eltern etwas anderes ausprobiert?

Das sagt die Wissenschaft

Tatsächlich: Auch in der Wissenschaft herrscht keine Einigkeit. Einen sauberen Vergleich zwischen nach dem Zufallsprinzip zusammengestellten Gruppen gibt es ja nicht und wird es auch nie geben – wer würde sich schon per Los dazu einteilen lassen, sein Kind nachts schreien zu lassen? Und zudem wäre dann immer noch die Frage, was genau bewertet werden soll: Der kurzfristige Effekt auf den Schlaf? Der langfristige Effekt? Die Auswirkungen auf die Entwicklung des Kindes? Auf seinen Umgang mit Stress, Herausforderungen und Beziehungen?

Jedenfalls haben wir uns mit der wissenschaftlichen Literatur ausführlich auseinandergesetzt – das Programm dürfte bei etwa der Hälfte der entsprechend behandelten Kinder »anschlagen«, das heißt, das Schlafverhalten bessert sich zumindest kurzfristig. Aber nur bei jedem sechsten Kind berichten die Eltern durchschlagende Erfolge. Die langfristigen Effekte – also wie es um den Schlaf nach sechs Monaten oder einem Jahr bestellt ist – sind unbekannt. Aus Langzeitbeobachtungen ist abzuleiten, dass auch »geferberte« Babys früher oder später wieder Durchschlafprobleme haben – nach einer Umfrage des amerikanischen Elternmagazins »Today's Parent« haben immerhin 43 Prozent der Eltern, die die Ferber-Methode angewendet haben, noch vier weitere Male oder sogar öfter damit wieder neu begonnen. Ob die Cry-it-out-Methode also langfristig wirklich besser funktioniert als die Wait-it-out-Methode, sei dahingestellt. Tatsächlich erbrachte eine im Jahr 2021 erschienene Auswertung aller Studien zum Thema Schlaftrainings einen im Grunde niederschmetternden Befund: Durch die größtenteils rigiden und in unseren Augen nicht kindgerechten Maßnahmen erhöhte sich die Schlafdauer bei den »behandelten« Kindern im Vergleich zu den »unbehandelten« um durchschnittlich 8,6 Minuten pro 24 Stunden. Und die Auswirkungen auf die Persönlichkeit? Auch dazu lässt sich nichts Gesichertes sagen – schließlich lassen sich die »Oberflächeneffekte« (also ob das Kind etwa nachts Ruhe gibt oder nicht) deutlich leichter messen als das, was unter der Haut und in der Seele des Kindes abläuft.

Aber ob das Programm tatsächlich funktioniert, ist vielleicht auch gar nicht der entscheidende Punkt. Denn ob im Leben allgemein oder speziell in der Erziehung – es gibt viele Dinge, die funktionieren und die uns trotzdem nicht auf den richtigen Weg bringen. Auch Ohrfeigen haben einmal funktioniert. Und die tatsächlich sedierend wirkenden »Schlaftröpfchen«, die man bis in die 1970er-Jahre hinein gern auch an Babys ausgegeben hat, ja, die haben sogar nachweislich geholfen.

Wenn Menschen das Schlafen wirklich dadurch lernten, dass sie schon als kleine Kinder allein im eigenen Bett einschlafen müssen, dann müsste es in ganzen Kulturräumen von schlafgestörten Menschen wimmeln. Tatsächlich aber klagen nirgendwo mehr Menschen über Schlafprobleme als in den Ländern, in denen das selbstständige Einschlafen schon früh geübt wird.

Wie kommen wir weiter?

Erstens. Dass Kinder durchschlafen lernen, ist ein Reifungs- und kein Trainingsprozess. Wir sind verblüfft darüber, wie viele Eltern sich nicht etwa aus Not für diese Programme entscheiden, sondern weil sie meinen, die Kinder würden dadurch in ihrer Entwicklung vorankommen. Wir wünschen uns, dass wir mit diesem Kapitel zumindest diese Annahme widerlegen können.
Einer, der sich komplett von dem Versprechen distanziert hat, die Ferber-Methode bringe den Kindern einen »Entwicklungsbonus«, ist übrigens Richard Ferber selbst. Seine frühere Behauptung, das Alleinschlafen sei ein wichtiger Schritt hin zur Unabhängigkeit, kommentiert er heute so: »Ich wünsche mir, ich hätte diese Sätze nicht geschrieben. Es ist eine pauschale Aussage, die einfach nicht stimmt. Meine Überzeugung ist jetzt, dass Kinder mit oder ohne ihre Eltern schlafen können. Was wirklich zählt, ist, dass die Eltern das machen, was für sie passt.« Wir Autoren wünschen uns, dass diese Auffassung auch ihren Eingang in die deutschen »Ferber-Ratgeber« findet.

Zweitens. Ganz entschieden wehren wir uns gegen die in den Ratgebern zum kontrollierten Schreienlassen enthaltenen negativen Schablonen. Nein, wenn eine Mutter ihr Kind in den Schlaf stillt, dann ist das das Natürlichste der Welt und keine »falsche Gewohnheit«. Nein, wenn ein Baby weint, dann tut es das nicht, um seine Eltern zu manipulieren und mit ihnen einen »Machtkampf« auszufechten, sondern weil es verängstigt ist. Es schreit nicht um des Protests willen, sondern aus Not. Solche Vorverurteilungen untergraben die wichtigste Ressource, die wir in der stressigen Anfangszeit haben: dass wir ein Vertrauensverhältnis pflegen, dass wir gut von unserem Kind denken!
Denn eigentlich müsste auf dem Beipackzettel eine Warnung stehen. Beim kontrollierten Schreienlassen geht es beileibe nicht nur um den Schlaf. Dieses Programm beinhaltet auch eine bestimmte Denke über das Kind. Was macht dieser Versuch, den Kindern das Schlafen beizubringen, mit unserer Haltung zu unserem Kind? Macht sich dieser skeptische, pessimistische Blick nicht auch in unserer Beziehung breit? Üben wir in

Kontrolliertes Trösten?

Weil der Begriff »kontrolliertes Schreienlassen« für Eltern nicht sympathisch klingt, werden die entsprechenden Programme neuerdings auch als »kontrolliertes Trösten« gehandelt. Das klingt plausibel, schließlich gehen die Eltern ja nach den Schreiphasen immer wieder zu ihrem Kind, um es zu »trösten«. Aber für das Kind stimmt es nicht. Denn welchen Trost erwarten kleine Kinder, wenn sie in Not sind? Dass sie hochgenommen werden, dass sie gestillt werden, dass sie getragen werden! Dass sie ganz nahe bei ihren Eltern sind! Das ist ihre Art, Trost zu »spüren«! Tatsächlich wäre es tagsüber für jeden Erwachsenen undenkbar, ein Baby, das sich erschreckt hat, nur mit schönen Worten zu trösten, aber es dann dabei zu belassen und ihm unsere körperliche Nähe vorzuenthalten. Worte tragen für Kinder nachts nicht weiter als am Tag.

dem Programm mit den Kindern also vielleicht nicht nur das Schlafen, sondern auch – eine bestimmte Art, miteinander umzugehen?

Drittens. Die Schlaflernprogramme beruhen auf einem Zirkelschluss. Sie unterstellen, dass Babys ab sechs Monaten wie Erwachsene schlafen können. Wenn sie das nicht tun, dann wird daraus geschlossen, dass sie eine »Schlafstörung« haben und das richtige Schlafen eben »lernen« müssen. Aber das stimmt nicht. Von Phasen von Krankheit und Kummer einmal abgesehen, haben die Babys das Schlafen ganz gut drauf – auf ihre Art. Es ist im Grunde wie mit ihren Ausscheidungen: Auch das haben sie drauf, aber sie tun es eben wie Babys. Natürlich könnte man auch das zu einem Therapiefeld machen und die viel praktischere Erwachsenenart auch für die Kinder als »normal« erklären: Statt bis zu zehnmal am Tag die Windeln vollzumachen, wäre jetzt eben nur zweimal angesagt. Wir hätten ziemlich viele »ausscheidungsgestörte« Kinder und für diese auch gleich das passende Ziel: »Jedes Kind kann …«. Mit diesem Programm haben wir schon Erfahrung. Es war die Obsession unserer Großeltern und hat weder den Babys noch deren Eltern gutgetan. Und ihren Beziehungen zueinander schon gar nicht.

Viertens. Wir behaupten nicht, dass uns der Schlaf der Kleinen niemals auf die Nerven geht. Nein, der Schlaf ist wirklich ein Thema. Auch die Eltern können nichts dafür, dass ihr Leben heute nach einem anderen Programm läuft. Dass auch ihre Wirklichkeit nicht mehr besonders gut zu diesem uralten Überlebensprogramm der Kleinen passt.

Aber dann, so finden wir, müssen wir an Änderungen arbeiten, ohne falschen Versprechungen nachzujagen. An Lösungen, die eben nicht das mutwillig aufs Spiel setzen, was wir als Grundlage für unser gemeinsames Leben brauchen – eine achtsame, verlässliche Beziehung. Ja, auch auf diesem Weg wird es manchmal Tränen geben. Wir werden es gewiss nicht immer so machen können, wie die Kinder es sich wünschen. Kompromisse gehören dazu. In einer nicht perfekten Welt sind Enttäuschungen unvermeidlich – auf beiden Seiten. Darauf sind wir und auch die Kinder eingestellt. Aber die Kompromisse dürfen nicht zulasten der kindlichen Entwicklung gehen. In allem, was wir als Eltern tun, gilt es, das »Entwicklungskapital« der Kinder zu schützen, ihr Urvertrauen, ihr Gefühl von Sicherheit, Zugehörigkeit und Heimat. Der Unterschied zwischen »Weinen auf Mamas Arm« und »Alleine weinen im Gitterbettchen« ist ein gewaltiger – das Gefühl der Einsamkeit ist es, das verletzlich macht, nicht das Weinen selbst. Weichen wir deshalb nicht aus. Die Natur zwingt dem Kind ein bestimmtes Schlafverhalten auf. Es ist bekannt, es ist beschrieben: Babys und kleine Kinder wachen nachts auf und brauchen den Trost ihrer Eltern. Damit müssen wir leben. Und auch damit müssen wir leben: dass das normale kindliche Schlafverhalten unter bestimmten Umständen zum Problem wird – und zwar für uns Erwachsene. Aber wollen wir jetzt das Kind dazu trainieren, dieses Problem zu lösen? Es ist nicht die Aufgabe des Kindes, dass es seine elementaren Bedürfnisse an die Wünsche seiner Erwachsenen anpasst. Die Verantwortung liegt bei uns. Kein Programm der Welt kann sie uns abnehmen.

UNTEN *Löse das Schlafproblem deines Kindes! So hieß der Titel des ersten Buches von Dr. Richard Ferber, dem »Erfinder« des kontrollierten Schreienlassens. Aber ist der Schlaf wirklich das Problem des Kindes? Zumindest nicht des Kindes allein.*

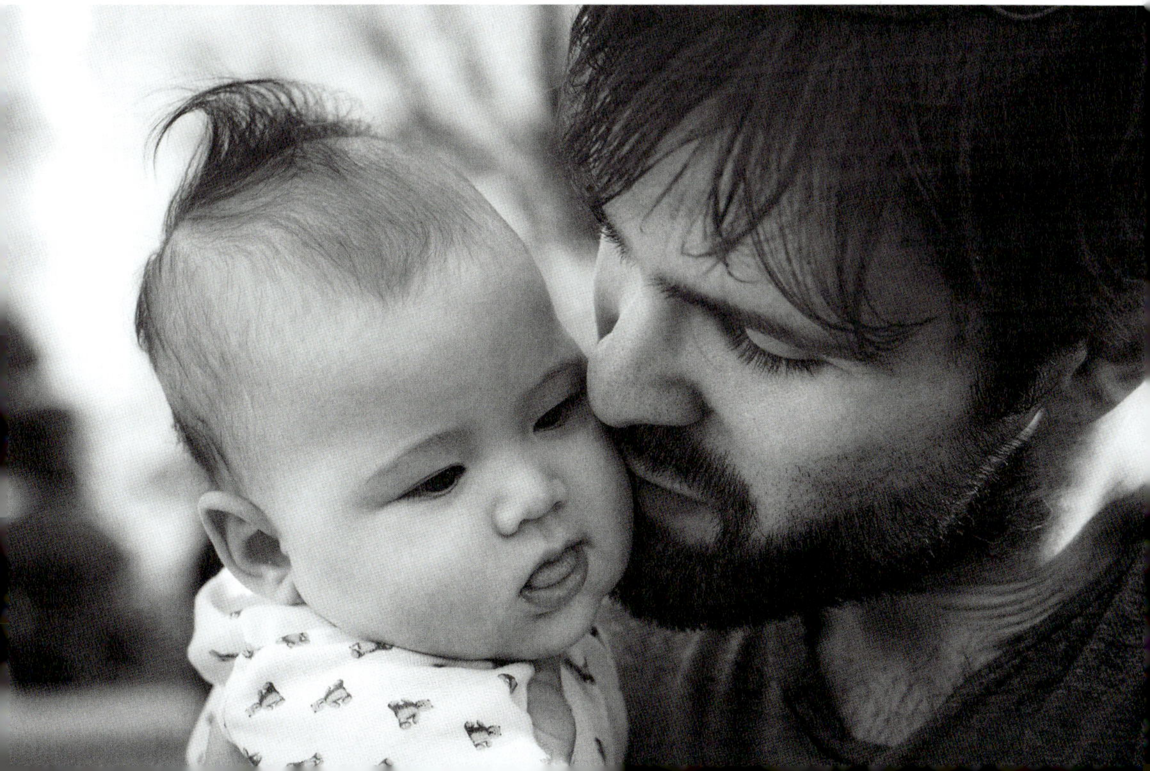

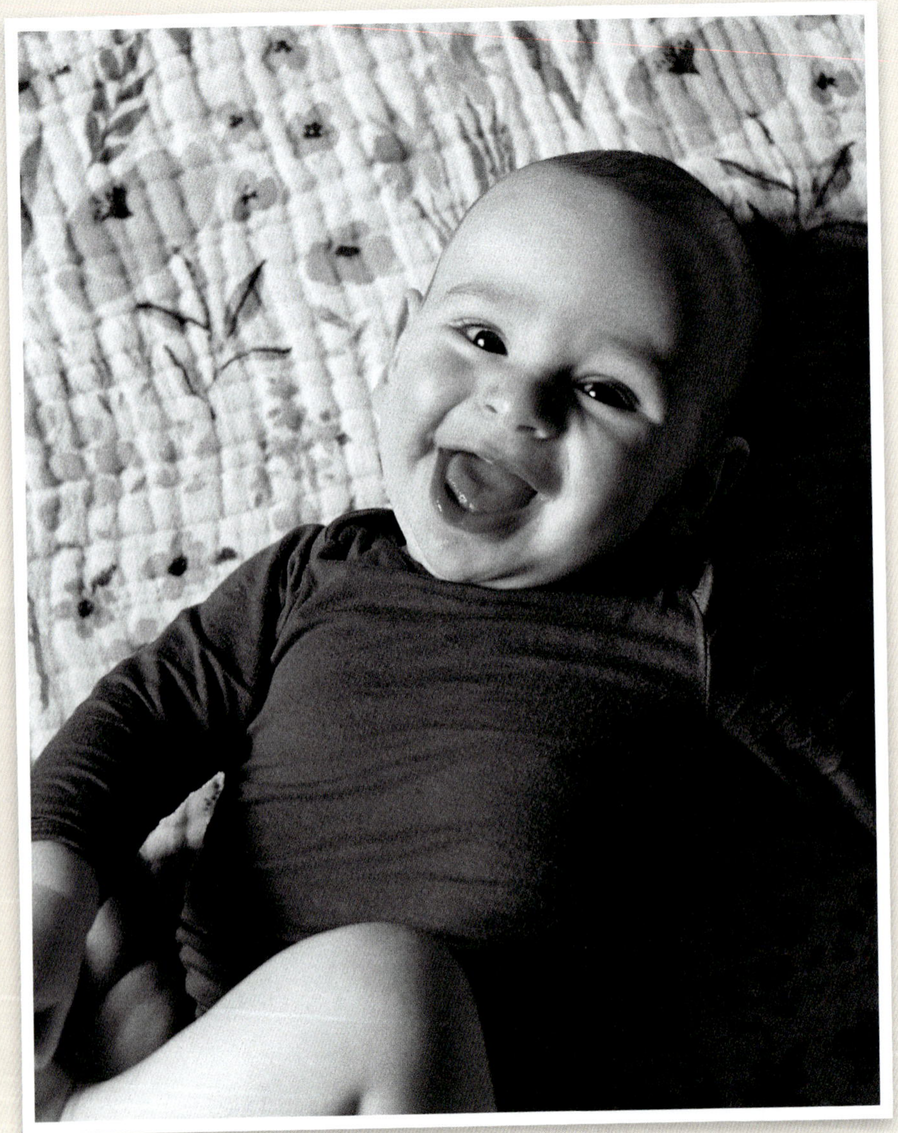

ENDLICH BESSER SCHLAFEN

ALLES, WAS WICHTIG IST

Wer wie wir eine klare Position gegen Schlaflernprogramme bezieht, kommt an einer kritischen Rückfrage nicht vorbei: »Was ist die Alternative?« Wir müssen ehrlich zugeben: Ein liebevoller Weg, Kinder binnen kürzester Zeit ohne Tränen zum Einschlafen ohne Hilfe und zum elternfreundlichen Durchschlafen zu bringen, ist uns nicht bekannt. Aber sanfte Strategien, die bereits vielen Eltern dabei geholfen haben, wieder zu besserem Schlaf und neuen Kräften zu kommen, die kennen wir durchaus. Vielleicht ist ja eine für Sie dabei?

BEDÜRFNISSE IN BALANCE: DER GRÖSSERE RAHMEN

Eine Familie, in der das Recht des Stärkeren herrscht, finden wir eine ziemlich bedrückende Vorstellung. Wir machen uns lieber für eine bedürfnisorientierte Elternschaft stark, die das Wohlergehen aller Familienmitglieder im Blick hat.

Unsere Vorschläge haben eins gemeinsam: Sie sind bedürfnisorientiert. Viele dieser Wege haben nicht das Ziel, uns Eltern aus der Abendroutine unserer Kinder herauszueisen. Aber sie setzen alles daran, uns unseren Job als Ein- und Durchschlafhelfer unserer Kinder leichter zu machen, sodass genügend Raum für unsere eigenen Bedürfnisse bleibt. Sie erfordern mehr Geduld als jene Radikallösungen, die die Ratgeber zum Thema Kinderschlaf dominieren. Denn lieb gewonnene Gewohnheiten zu verändern, während die Bedürfnisse nach Nähe und Zuwendung konsequent erfüllt werden, funktioniert nicht im Eiltempo. Plötzliche Schlafwunder zu versprechen, überlassen wir deshalb anderen. Unsere Wege brauchen Zeit und Ausdauer. Dafür lassen sie nicht nur unsere Nächte besser werden. Sondern auch die Beziehung zu unseren Kindern. Alle Eltern wollen nett zu ihren Kindern sein. Und ihren Kindern nicht nur das Nötigste an Aufmerksamkeit geben. Sondern viel mehr. Zumindest tagsüber ist das in unserer Gesellschaft auch anerkannt. In der Nacht aber wandelt sich dieser Anspruch: Die liebevolle Interaktion zwischen Eltern und Kind soll nun nach der Vorstellung vieler Schlafratgeber einer minimalistischen »Satt und sauber«-Pflege weichen. Die Theorie dahinter: Ein Kind, das merkt, dass es nachts nicht mit Zuwendung und Trost rechnen kann, sieht bald auch keinen Grund mehr, dafür aufzuwachen – und schläft deshalb durch. Dahinter steht der Glaube, das Verhalten der Kinder ließe sich dadurch steuern, dass man erwünschtes Verhalten belohnt (etwa durch Zuwendung) und unerwünschtes Verhalten bestraft (etwa durch den Entzug von Zuwendung). Wir, die Autoren dieses Buches, stehen für ein anderes Menschenbild. Wir glauben, dass Kinder mit angeborenen Grundbedürfnissen auf die Welt kommen, die seit vielen Tausend Jahren das Überleben unserer Art sichern und die sich durch moderne Erziehungstricks nicht einfach ausschalten lassen. Zu diesen Bedürfnissen gehört auch das nach Nähe und Zuwendung am Abend und in der Nacht. Liebevolles Elternsein bedeutet für uns, nicht an diesem angeborenen Grundbedürfnis unserer Kinder herumzuschrauben, als sei an ihnen irgendetwas kaputt. Sondern nach Wegen zu suchen, unsere eigenen Bedürfnisse mit denen unserer Kinder in Einklang zu bringen. Am Tag und in der Nacht.

Warum liebevolle Lösungen?

Als Eltern kleiner Kinder haben wir alle zwei Sorten von Zielen:

- die kurzfristigen Ziele, die uns hier und heute über den Tag bringen – etwa das Ziel, endlich wieder besser schlafen zu können.
- die langfristigen Ziele, die darauf ausgerichtet sind, was für eine Beziehung wir uns zu unseren Kindern wünschen und welche Werte wir in unserer Familie leben und ihnen vermitteln wollen.

Bedürfnisorientierte Elternschaft heißt, heute nach Lösungen für unsere kurzfristigen Ziele zu suchen, die mit unserem langfristigen Anliegen in Einklang stehen. Anstatt unsere Kinder also harten Ein- und Durchschlaftrainings zu unterziehen, entscheiden wir uns lieber für sanfte Lösungen, die gleichzeitig die langfristigen Ziele unterstützen, unseren Kindern zu zeigen,

- dass uns ihr Wohlbefinden am Herzen liegt. Und zwar nicht nur ihr körperliches, sondern auch ihr seelisches.
- dass Angst, Unsicherheit und Bedürftigkeit für uns Eltern keine negativen Eigenschaften sind, die es zu verbergen gilt, sondern Gefühle, die genauso zum Leben dazugehören wie Freude, Leichtigkeit und Mut.
- wie Empathie funktioniert. Denn jedes Mal, wenn wir auf ihr Weinen reagieren, zeigen wir unseren Kindern: Es ist nicht egal, wenn es anderen Menschen schlecht geht. Wir können ihnen ihr Leid zwar nicht abnehmen. Aber wir können mit ihnen innehalten, mitfühlen, sie trösten – und damit ihren Schmerz lindern.
- dass Vertrauen sich lohnt. Wenn sie sich uns öffnen, werden sie nicht abgestraft, sondern einfühlsam begleitet.
- dass es in einer Liebesbeziehung niemals okay ist, den anderen schlecht zu behandeln – auch dann nicht, wenn es »nur gut gemeint ist«. Die Beziehung, die wir Eltern mit unseren Kindern pflegen, dient ihnen als Rollenmodell – auch für spätere Liebesbeziehungen. Leben wir ihnen also vor, welchen Respekt sie verdienen!
- dass wir sie und ihre Persönlichkeit bedingungslos annehmen und immer für sie da sein werden: Tag und Nacht.

Bedürfnisorientierte Elternschaft basiert also auf der Idee, Familien im Hier und Jetzt das Leben leichter zu machen und dabei auf Strategien zu setzen, Kinder zu selbstbewussten, starken, selbstständigen Menschen heranwachsen zu lassen, die den Mut und die Ressourcen haben, ihr Leben selbst in die Hand zu nehmen. Denn eine liebevolle Kindheit legt den Grundstein für ein zufriedenes, selbstbestimmtes Erwachsenenleben und eine gute Eltern-Kind-Beziehung – ein Leben lang.

RECHTS *Indem wir mit Kindern liebevoll umgehen, legen wir den Grundstein dafür, dass sie selbst ihre Liebe weitergeben können – und sei es nur an eine Puppe, der man mit leuchtenden Augen die Welt erklärt.*

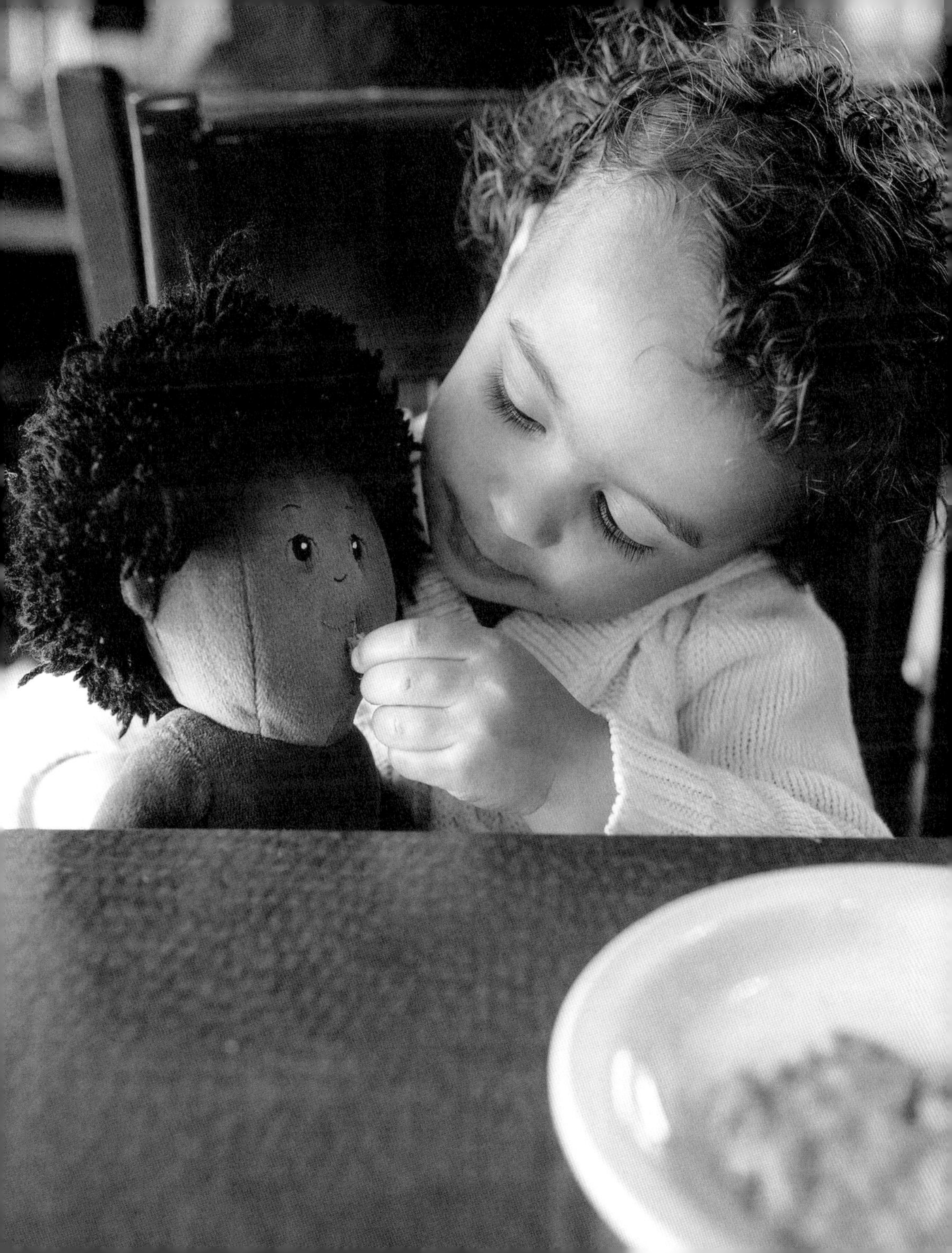

DAS GEHEIMNIS GÜNSTIGER SCHLAFBEDINGUNGEN

Auch wenn wir am angeborenen Schlafbedarf unserer Kinder nichts grundsätzlich verändern können: An einigen Schrauben können Eltern durchaus drehen, um den Kleinen das Einschlafen ein wenig leichter zu machen.

Es gibt Abende, da fällt uns das Einschlafen leicht: hinlegen, Augen schließen, weg sind wir. Und dann gibt es Abende, da will das einfach nicht klappen. Unruhig drehen wir uns im Bett umher, wickeln uns in die Decke, wühlen uns wieder heraus, machen das Fenster auf, gehen noch mal aufs Klo und brauchen ewig, um endlich einzuschlafen. Schlafen kann für uns also beides sein: kinderleicht und richtig schwer. Und genauso geht es auch unseren Kindern.

Natürlich kann jedes Kind schlafen. Irgendwie und irgendwann übermannt der Schlaf uns schließlich alle: Über einen bestimmten Müdigkeitsgrad hinaus kann unser Körper schlicht nicht mehr wach bleiben. Doch ob der Weg dorthin leicht oder beschwerlich, angenehm oder quälend ist, das hängt von den Bedingungen ab, unter denen das Einschlafen gelingen soll. Erwachsenen mit Schlafproblemen wird deswegen geraten, zunächst an ihrer sogenannten Schlafhygiene zu arbeiten. Also: ihre ganz persönlichen Schlafbedingungen zu verbessern. Dazu gehört dann zum Beispiel, für ein bequemes Bett zu sorgen, das Schlafzimmer gut zu lüften, weil das das Einschlafen erleichtert. Und ab dem späten Nachmittag keinen Kaffee zu trinken und abends nicht mehr so viel auf dem Smartphone herumzudaddeln, weil das das Einschlafen erschwert. So weit, so logisch. Doch wie ist das mit unseren Kindern? Von ihnen erwarten wir oft, unter Umständen zu schlafen, die als Schlafbedingungen für uns Erwachsene wahrscheinlich akzeptabel wären, von ihren eigenen Schlafbedürfnissen aber meilenweit entfernt sind. So mag es für uns Erwachsene vielleicht sogar eine ganz schöne Vorstellung sein, unser Bett nachts ganz für uns allein zu haben. Das ändert aber nichts daran, dass Alleinschlafen für Kinder eine harte Nuss ist, an der sie schwer zu knabbern haben.

Anstatt also an unseren Kindern herumzudoktern, weil sie sich mit dem Schlafen so schwertun, gucken wir uns lieber erst mal an, welche Bedingungen sie brauchen, um gut zu schlafen. Guter Schlaf ist nämlich in erster Linie keine Frage der Erziehung, sondern des Timings, des Settings und der Schlafqualität.

Wann es Zeit zum Schlafen ist

Als die Mütter im Volksstamm der !Kung, einem Nomadenstamm in der Kalahari-Wüste, von westlichen Ethnologen gefragt wurden, wann für ihre Kinder denn Schlafenszeit sei, guckten die sie verständnislos an. Schlafenszeit? Was das denn sei? Ihre Kinder schliefen eben, wenn sie müde seien. Wann denn auch sonst? Manchmal braucht es wohl eine solche Außenperspektive, um sich unserer eigenen Absonderlichkeiten bewusst zu werden. Wie der, zu erwarten, dass alle Kinder sofort nach dem »Sandmännchen« friedlich einschlafen und ihre Eltern dann pünktlich Feierabend haben. Tatsächlich haben die !Kung-Frauen in einem ganz entscheidenden Punkt recht: Schlafen kann nur, wer müde ist. Einzuschlafen können wir alle schließlich nicht bewusst beschließen, sondern nur geschehen lassen: wenn wir ausreichend müde und ausreichend entspannt sind.

Und wann sind unsere Kinder müde? Im Grunde genommen zeigen sie uns das von Geburt an recht deutlich. Kleine Babys bekommen einen leeren Blick, reiben sich mit den Händchen am Ohr oder im Gesicht herum, werden besonders anhänglich. Viele suchen auch nach der Brust, weil sie intuitiv wissen: Da kann ich erst satt werden und dann gemütlich einschlafen. Ältere Kinder zeigen uns ihre Müdigkeit, indem sie quengelig oder besonders kuschelig werden, glasige Augen bekommen und gähnen. All dies signalisiert uns Eltern: Jetzt ist Schlafenszeit.
Der Zeitpunkt, zu dem Kinder diese Müdigkeitsanzeichen zeigen, ist bereits im Baby- und Kleinkindalter vor allem eins: Typsache. Genau wie bei Erwachsenen gibt es auch unter Kindern Eulen, die abends gern lange wach bleiben und dafür morgens tendenziell länger schlafen, und Lerchen, die abends zeitiger ins Bett gehen und dafür früher in den neuen Tag starten. Auch was die Schläfchen am Tag angeht, haben Kinder ganz individuelle Vorlieben: Schlafen manche Einjährigen nur einmal täglich, dafür aber schön lange, verlegen sich andere Kinder im selben Alter auf mehrere Power-Naps.
Doch wann unsere Kinder müde sind, bestimmt nicht die Natur allein: Auch unsere individuellen Lebensumstände gewinnen mit der Zeit immer mehr Einfluss darauf, wann unsere Kinder müde werden. An regelmäßige Ruhepausen im Tragetuch, die immer gleiche Mittagsschlafzeit in der Kita oder eine feste Abendroutine können sich Kinder also durchaus gewöhnen. Aber nur, wenn sie ihrer eigenen inneren Uhr nicht völlig zuwiderlaufen! Auch eine Eule kann lernen, etwas früher ins Bett zu gehen, und eine Lerche, morgens etwas länger zu schlafen. Aber kein Schlaftraining der Welt wird aus einer Eule eine Lerche machen. Und kein Trick wird ein Kind dazu bringen können einzuschlafen, solange es nicht müde ist.

»Früher waren Kinder doch auch um sieben im Bett!«

Wer nicht müde ist, kann auch nicht schlafen – was wie eine Binsenweisheit klingt, ist in Wahrheit der Schlüssel zu erstaunlich vielen Schlafproblemen, mit denen Eltern zu kämpfen haben. So konnte der Schweizer Kinderarzt Dr. Remo Largo in einer groß angelegten Studie nachweisen, dass sehr viele Schlafprobleme daher rührten, dass die

Eltern den Schlafbedarf ihrer Kinder massiv überschätzten und sie dementsprechend ins Bett legten, wenn sie einfach noch nicht müde waren.
Wie kommt es, dass sich die Überzeugung, dass man Kinder einfach nur pünktlich ins Bett stecken muss, damit sie brav um sieben einschlafen, so lange gehalten hat? Haben es unsere Eltern und Großeltern als Kinder doch irgendwie geschafft einzuschlafen, obwohl sie nicht müde waren? Die traurige Wahrheit ist: Nein. Die Kinder, die um sieben schliefen, waren auch vor dreißig oder sechzig Jahren schon die Lerchenkinder, die das auch heute tun. Die Eulenkinder aber lagen teils stundenlang wach, aber leise in ihren Betten, weil sie wussten: Widerstand ist zwecklos. Nur weil also vor dreißig oder fünfzig Jahren aus mehr Kinderzimmern als heute zwölf Stunden lang kein Mucks zu hören war, heißt das noch lange nicht, dass die Kinder damals besser oder länger geschlafen hätten. Sie hatten nur wohl oder übel gelernt, das stundenlange Wachliegen klaglos über sich ergehen zu lassen.

Der Trick: Schlaffenster ausnutzen

Damit Kinder gut schlafen können, ist es deshalb essenziell, ihre individuellen »Schlaffenster« zu berücksichtigen: also die Zeitpunkte, zu denen sie müde, aber nicht übermüdet sind und deshalb besonders leicht in den Schlaf finden. Bei vielen Kindern kristallisiert sich in dieser Frage gegen Ende des ersten Lebenshalbjahrs eine gewisse Regelmäßigkeit heraus, mit der sich diese Schlaffenster im Tagesablauf auftun. Die ermöglicht es Eltern dann, einen einigermaßen verlässlichen Tagesablauf um die typischen Schlafenszeiten ihres Kindes herumzubauen.
Es gibt Kinder, bei denen vor allem im ersten Lebensjahr alle Versuche, einen Schlaf-Wach-Rhythmus zu etablieren, zum Scheitern verurteilt sind. Diese Kinder werden immer zu unterschiedlichen Zeiten müde – und schlafen nur ein, wenn ihnen vor Müdigkeit die Augen zufallen. Für ihre Eltern ist wichtig zu wissen: Sie haben nichts falsch gemacht! Dass ihr Kind so selbstbestimmt schläft, ist kein Erziehungsfehler und keine Folge irgendeines »Verwöhnens«, sondern einfach ein Teil seiner Persönlichkeit.

Sind Schlafrhythmen unveränderlich?

Während die meisten Eltern beim ersten Kind im ersten Lebensjahr oft noch relativ gut in der Lage sind, ihren Alltag einfach um die Bedürfnisse ihres Babys herumzubasteln – spätestens mit der Rückkehr in den Job, dem Kita-Beginn oder der Geburt eines Geschwisterchens wird die Sache kompliziert. Denn was soll eine alleinerziehende Mutter tun, die ein Eulen- und ein Lerchenkind hat, von denen das eine nur sechs Stunden später aufwacht, als das andere eingeschlafen ist? Wie soll ein Langschläfer-Kleinkind morgens in der Krippe fit sein, wenn es abends bis Mitternacht herumgetobt hat? In solchen Situationen können Eltern ihre Kinder langsam und geduldig an etwas allgemeinverträglichere Schlafenszeiten gewöhnen – in dem Bewusstsein, dass es Zeit braucht, bis die innere Uhr sich umstellt, und mit viel Verständnis dafür, dass eine solche Umstellung vielen Kindern anfangs verflixt schwerfällt. Dazu verlegen sie die Schlafenszeit in einer ausgeklügelten Salamitaktik täglich um fünf bis zehn Minuten nach hinten oder vorn – und wecken das Kind morgens entsprechend früher oder versuchen, es mit dunklen Rollos zum etwas längeren Schlafen zu bewegen. Manchmal hilft es auch, an den Mittagsschlafzeiten zu drehen: Wird der Mittagsschlaf etwas gekürzt, schlafen auch Eulen früher ein, während Lerchen nach einem Spätnachmittagsschlaf abends noch etwas länger durchhalten. Aber bei solchen »Therapieversuchen« ist es im Grunde wie in der Medizin: Es gibt keine Erfolgsgarantie – dafür aber eine ganze Liste möglicher Nebenwirkungen. Nicht wenige Eltern, die ihr Kind etwa früher aus dem Mittagsschlaf aufwecken, haben dann zum Beispiel mit einem grantigen Kind zu tun … (Weitere Tipps finden Sie ab Seite 142.)

Halten wir also fest: Wann ein Kind leicht einschläft, bestimmt seine eigene innere Uhr. Feste Schlafenszeiten, die sich nicht an den angeborenen Bedürfnissen des Kindes orientieren, bedeuten deshalb nur Stress und lassen die Schlafenszeit zum Machtkampf werden. Lassen Eltern zu, dass ihr Kind ihnen selbst zeigt, wann es müde ist, entspannt sich die Situation. Und wenn Mütter und Väter den natürlichen Tag-Nacht-Rhythmus ihres Kindes erst kennen, können sie auch ganz behutsam darauf einwirken, dass er sich etwas nach vorn oder nach hinten verschiebt.

Wie viel Schlaf braucht unser Kind?

Viele Eltern neigen dazu, den tatsächlichen Schlafbedarf ihres Kindes zu überschätzen. Zwar finden sich in vielen Broschüren und Elternratgebern grobe Richtlinien, wie viele Stunden Kinder in welchem Alter schlafen sollten. Doch diese bilden oft reine Durchschnittswerte ab, die für die einzelne Familie wenig Aussagekraft haben. Denn wie wir auf Seite 27 beschreiben, ist die Spannbreite des angeborenen Schlafbedarfs kleiner Kinder enorm. Genau wie es Erwachsene gibt, die nach einer Sechs-Stunden-Nacht fit sind, und Erwachsene, die sich erst nach zehn Stunden ausgeschlafen fühlen, gibt es auch unter Babys und Kleinkindern bereits Viel- und Wenigschläfer. Ein einjähriges Kind, das nach zehn Stunden Schlaf ausgeschlafen ist, ist wach – völlig gleich, ob einjährige Kinder laut Statistik im Durchschnitt noch drei Stunden mehr Schlaf brauchen. »Gut schlafen« ist also auch bei Kindern nicht unbedingt gleichbedeutend mit »viel schlafen«. »Gut schlafen« heißt in diesem Zusammenhang vielmehr, so lange schlafen, wie dieses Kind eben braucht.

Den Tagschlaf verkürzen

»Streicht doch den Mittagsschlaf – dann schläft euer Kleines abends besser ein!« Ein Rat, der erst mal logisch klingt, hinter dem sich aber ein Trugschluss verbirgt. Denn: So beliebig lässt sich am Tag- und Nachtschlaf kleiner Kinder einfach nicht herumschrauben. Gerade sehr sensible Kinder schlafen nachts sogar schlechter, wenn sie tagsüber nicht genügend Schlaf bekommen – und sind dazu noch vom späten Nachmittag an vor lauter Übermüdung total übel gelaunt. Haben Eltern das Gefühl, dass ihr Kind sich zu viel Schlaf tagsüber und zu wenig in der Nacht holt, empfehlen wir deshalb eher, den Mittagsschlaf etwas vorzuverlegen oder abzukürzen, anstatt ihn ganz zu streichen.

GUT BETREUT GEBORGEN SCHLAFEN

Mit anderen Kindern spielen, Anregungen bekommen, gemeinsam lernen: Eltern haben positive Erwartungen an Krippe, Tagesmutter und Kindergarten. Nur eines macht ihnen Sorgen: Wie sollen die Kleinen dort schlafen? Leichter, als man denkt!

In weiten Teilen der Welt ist es ganz normal, dass kleine Kinder nicht nur von ihren Eltern in den Schlaf begleitet werden. So konnten Ethnologen feststellen, dass Kleinkinder im afrikanischen Stamm der !Kung etwa 25 Prozent des Tages am Körper anderer Erwachsener als ihrer Eltern verbringen und dort selbstverständlich auch einschlafen. Neugeborene im Stamm der Hadza werden in den ersten Tagen nach ihrer Geburt sogar zu 85 Prozent von anderen Stammesmitgliedern gehalten, getragen und gewiegt. Für die Verhaltensforscherin Sarah Blaffer Hrdy zeigen diese und ähnliche Zahlen deutlich, dass Menschenbabys keineswegs so mutterbezogen groß werden müssen, wie es uns die klassische Bindungstheorie oft glauben macht. Im Gegenteil: Viel spricht dafür, dass es aus evolutionärer Sicht ein riesiger Überlebensvorteil unserer Art ist, die Babybetreuung gemeinschaftlich zu organisieren. Menschenkinder sind also durchaus dafür gemacht, auch in anderen Armen zur Ruhe zu kommen. Einzige Voraussetzung: Diese anderen Menschen müssen ihnen vertraut sein und diese müssen sich verlässlich und feinfühlig um sie kümmern können.

Mit unserer modernen Lebenswirklichkeit hat dieses evolutionäre Erbe nur noch wenig zu tun. Nur wenige junge Eltern haben in ihrem Alltag Menschen um sich, die sich für die Versorgung der Kinder und die Entlastung ihrer Eltern verantwortlich fühlen. Als »Ersatzclan« nutzen junge Eltern deshalb zunehmend Betreuungsangebote wie Tagesmütter (und -väter) oder Krippen. Das ist verständlich, denn Menscheneltern waren noch nie dafür gemacht, alles allein zu stemmen. Sie brauchten immer andere, um zu arbeiten, aber auch um sich auszuruhen. Denn die Mutter, die ihr Baby versorgt, und die Mutter, die arbeitet, waren in der Geschichte unserer Art immer ein und dieselbe Person. Weil unsere Babys heute jedoch nicht selbstverständlich mit Clanmitgliedern aufwachsen, die sich von Geburt an mit um sie kümmern, ist für sie – und ihre Eltern! – der Übergang hin zur Betreuung außerhalb der Kernfamilie ein großer Schritt, der Kraft und Vertrauen kostet. Und weil es kaum einen größeren Vertrauensbeweis gibt, als an einem fremden Ort die Augen zu schließen und sich in den schutzlosen Zustand des Schlafs fallen zu lassen, fragen sich viele Mütter und Väter: Was kann unserem Kind die Geborgenheit schenken, die es braucht, um auch ohne uns gut und friedlich einschlafen zu können?

Woanders ist es anders

Die Erfahrungen vieler Familien zeigen: Oft machen sich Eltern um das Schlafen in der Betreuung mehr Sorgen, als sie müssten. Denn Kleinkinder sind in dieser Hinsicht erstaunlich flexibel: Nur weil sie zu Hause nicht ohne Mamas Hand einschlafen können, heißt das noch lange nicht, dass sie auch bei der Tagesmutter diese körperliche Nähe brauchen. Vielen Kindern reicht allein schon die Anwesenheit anderer Kinder, um ruhig zu werden – da schwingt wohl noch das evolutionäre Erbe in ihnen mit, dass wir im Schutz der Gruppe sicher und geborgen sind.

Es ist wichtig, bereits bei der Auswahl einer Betreuungseinrichtung zu fragen, wie sie es mit der Schlaffrage hält. Müssen alle Kinder zur selben Zeit schlafen oder wird auf den individuellen Schlafbedarf eingegangen (was gemeinsame, also für alle Kinder eingeplante Ruhezeiten nicht ausschließt)? Werden die Kinder liebevoll in den Schlaf begleitet oder einfach allein gelassen? Und was passiert, wenn ein Kind weint – wird es hochgenommen und getröstet oder weint es allein? Beides kommt in Betreuungseinrichtungen vor – und längst nicht alle Lösungen sind liebevoll und bedürfnisorientiert. Deshalb ist es aus unserer Sicht wichtig, dass Eltern bereits beim ersten Besuch detailliert danach fragen, wie hier der Schlaf der Kinder gesehen und gehandelt wird.

UNTEN *Den sogenannten »Herdeneffekt« machten sich schon Krippen in der DDR zunutze. In modernen Einrichtungen dürfen sich Kinder heute auch aneinanderkuscheln und selbst entscheiden, ob und wann sie schlafen möchten.*

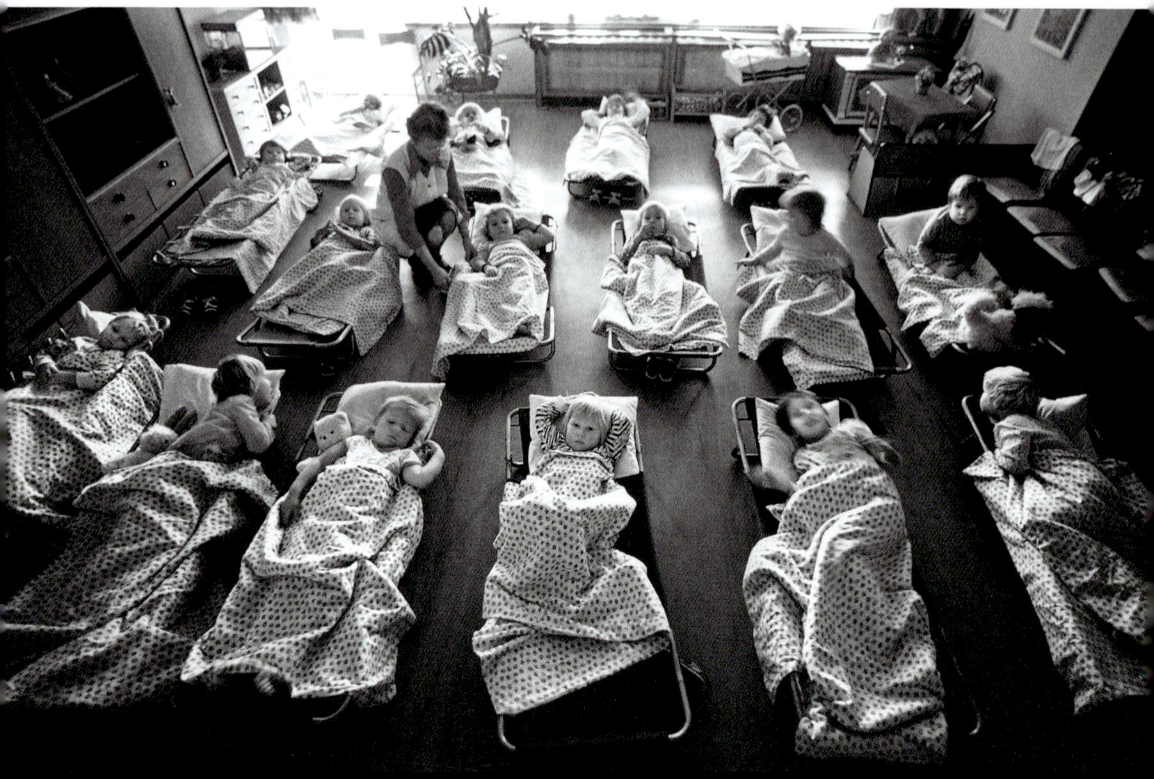

Checkliste Kita und Tagesmutter

Eine liebevolle Tagesmutter, eine bedürfnisorientierte Kita erkennen Eltern daran, dass hier das individuelle Wohl der Kinder im Mittelpunkt steht:

- Ein Kind, das müde ist, darf schlafen.
- Ein Kind, das nicht müde ist, muss nicht schlafen.
- Ein Kind, das weint, wird getröstet.
- Ein Kind, das Nähe braucht, bekommt Nähe.

Dass Fachkräfte, die mehrere Kleinkinder auf einmal betreuen, dabei vor anderen organisatorischen Herausforderungen stehen als Eltern, die sich zu Hause um ein einzelnes Kind kümmern, ist klar. Und so ist es auch verständlich, dass nicht jede Kita garantieren kann, das Kind in seinem vertrauten Tragetuch in den Schlaf zu tragen, wenn gleichzeitig noch acht andere Kleinkinder Nähe brauchen. Doch eine gute Betreuungseinrichtung zeichnet sich dadurch aus, dann Kompromisse zu finden, die den Bedürfnissen aller gerecht werden – wenn auch vielleicht auf andere Weise als zu Hause. Tatsächlich machen viele Einrichtungen die Erfahrung, dass Kinder, wenn sie die Wahl haben, einen Schlafplatz bevorzugen, an dem sie sich zu einem anderen Kind gesellen können. Das spricht gegen die in manchen Einrichtungen noch immer gängigen Gitterbetten. Besser sind Schlafhöhlen, Schlafkörbe oder Matratzen.

- Unruhige, nähebedürftige Kinder werden auf zwei Matten nebeneinandergelegt, dazwischen setzt sich zur Mittagsschlafzeit eine Erzieherin und krault beiden den Rücken, bis sie eingeschlafen sind.
- Die Tagesmutter trägt das Baby im Tragetuch, während sie mit den älteren Kindern zum Spielplatz geht, damit es an sie angeschmiegt schlafen kann.
- Die Kinder einer Kita-Gruppe bauen sich jeden Nachmittag ein Schlafnest, in dem sie miteinander kuscheln können, während ihnen ihr Erzieher zu ruhiger Meditationsmusik eine Geschichte vorliest. Darüber schlafen die meisten Kinder ein, die anderen dürfen sich leise Bilderbücher ansehen oder Puzzles legen.
- Die beiden Kleinkinder, die noch ihren Mittagsschlaf brauchen, schlafen im Zwillingskinderwagen des Tagesvaters beim Spaziergang mit den anderen.

»Darf ich ihn in den Schlaf kuscheln?«

Mit zweieinhalb Jahren kam unser Sohn zur Tagesmutter. Als er das erste Mal über Mittag da gewesen war, fragte ich beim Abholen, wie es denn mit dem Schlafen gegangen sei. Da sagte die Tagesmutter ganz kleinlaut: »Ich habe mit ihm gekuschelt, bis er eingeschlafen war. Ich hoffe, das ist nicht schlimm.« Ich habe ihr dann gesagt, dass mich das sehr freut und sie das bitte unbedingt weiterhin so machen soll. Sie meinte daraufhin, dass ihr das ja auch am liebsten sei, aber dass es auch Eltern gibt, denen das nicht recht ist, wenn sie die Kinder so verwöhnt.

Elisabeth, Mutter von Felix

Aufs Schlafen in der Kita vorbereiten?

In den Wochen vor dem Betreuungsstart überlegen viele Eltern, wie sie ihrem Kind die Umgewöhnung leichter machen können. Wird ihm das Schlafen woanders vielleicht leichter fallen, wenn es auch zu Hause allein einschlafen kann? Sollen wir ihm besser vorher das Stillen ab- und einen Schnuller angewöhnen, ein Kuscheltier etablieren und das Einschlaftragen abschaffen? So verständlich diese Überlegungen sind: Unserer Erfahrung nach ist es am besten, wenn Eltern zu Hause erst mal gar nichts verändern. Das Kind wird ohnehin bald merken, dass in der Betreuung vieles anders ist als zu Hause: Da gibt es neue Kinder und andere Erwachsene, das Essen schmeckt anders, die Routinen und Tagesabläufe sind anders und die Schlafenszeit ist eben auch anders als zu Hause. Zur Überraschung ihrer Eltern kommen gerade kleine Kinder mit solchen Unterschieden erstaunlich gut zurecht. Es ist, als unterschieden sie fortan klar zwischen zwei Welten: Der Welt bei der Tagesmutter, wo es Müsli zum Frühstück gibt, andere Kinder zum Spielen, den täglichen Ausflug in den Park und die Mittagsschlafzeit danach im Matratzenlager. Und die Welt zu Hause, in der es morgens Milch aus Mamas Brust oder aus dem Fläschchen gibt, in der die vertrauten Spielzeuge und Krabbelgruppenfreunde ihren Platz haben und in der natürlich nur im großen Bett geschlafen wird.

Wie die Betreuung den Schlaf verändert

So viele Gedanken wir Eltern uns um das Schlafen in der Krippe machen, so wenige machen wir uns häufig um das Schlafen nach der Krippe, wenn wir alle wieder zu Hause sind. Dann ist doch schließlich alles wie immer – oder?

Kommt drauf an: Manchen Kindern sind nach dem Krippenstart zu Hause keine größeren Veränderungen anzumerken. Sie schlafen allenfalls ein bisschen früher ein, ausgepowert vom Spielen und von all den neuen Eindrücken. Doch viele Babys und Kleinkinder stecken den Krippenstart nicht ganz so locker weg. Sie fühlen sich zwar wohl in der Betreuung und lassen sich dort auch gut füttern, schlafen legen und beruhigen – doch wenn sie dann wieder zu Hause sind, holen sie sich intensiv all die elterliche Nähe, auf die sie nun für ein paar Stunden verzichten mussten. In Bezug auf die Nächte heißt das: Mit dem Betreuungsstart werden viele Babys und Kleinkinder wieder häufiger wach und verlangen nach Milch und Nähe satt – als wollten sie ihre Vorräte auffüllen für die Stunden des Tages, in denen sie von den Eltern getrennt sein werden. Ältere Krippenkinder wünschen sich nachmittags häufig einen ausgedehnten Mittagsschlaf im großen Bett, bei dem Mama oder Papa von Anfang bis Ende dabeibleiben und sie im Arm halten – als Rückversicherung, dass sie nun wirklich wieder da sind und heute nicht mehr weggehen.

All diese Veränderungen bedeuten nicht, dass die Betreuung kleinen Kindern »schadet« oder dass Eltern ein schlechtes Gewissen haben müssen, ihren Kindern die tägliche Trennung zuzumuten. Aus unserer Sicht ist es absolut legitim, dass Eltern sich Entlastung in Form von guter (!) außerfamiliärer Betreuung organisieren, auch wenn ihr Kind vielleicht lieber den ganzen Tag mit ihnen zusammen wäre: Familie ist ein System und kann nur dann funktionieren, wenn es allen Beteiligten möglichst gut geht. Doch gerade wenn wir unseren Kindern einen gewissen Preis für unser Lebensmodell abverlangen – und stundenweise von den Eltern getrennt zu sein ist für kleine Kinder zunächst einmal ein Preis, den sie bezahlen müssen –, sollten wir auch bereit sein, ihnen im Ausgleich besonders viel Nähe und Begleitung gerade auch am Abend und in der Nacht zukommen zu lassen, die ihnen die Umstellung leichter machen.

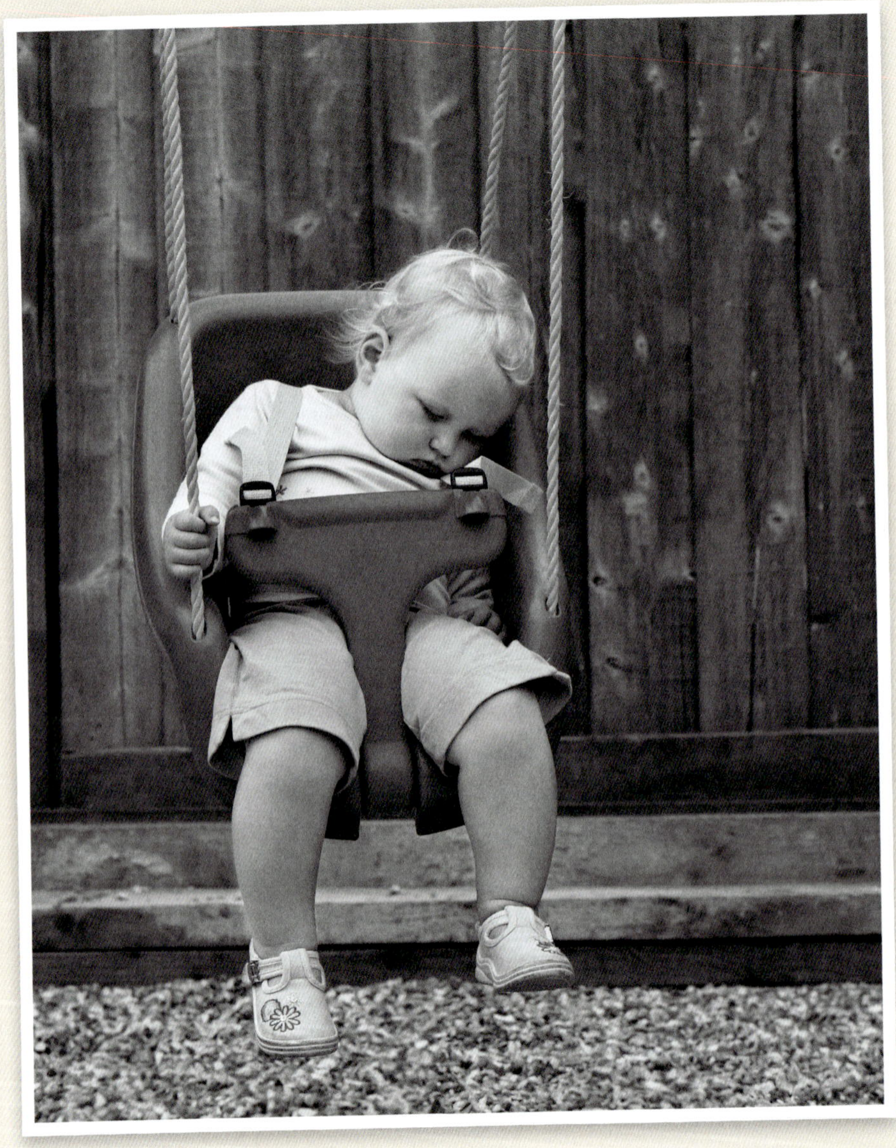

EINFACH EINSCHLAFEN

SO KLAPPT DIE REISE IN DEN SCHLAF

Na, haben Sie die ersten Kapitel übersprungen und gleich diese Seite aufgeschlagen? Oder wissen Sie nun zwar genau Bescheid darüber, warum unsere Kinder so schlafen, wie sie schlafen, wollen aber endlich wissen, was Sie ganz konkret verändern können, damit die Abende ruhiger und die Nächte besser werden? Das können wir gut verstehen! Deshalb haben wir im folgenden Kapitel unterteilt nach Altersstufen einen ganzen Strauß an liebevollen Schlaftipps zusammengestellt, aus dem Sie wählen können, was zu Ihnen passt.

DER WEG INS TRAUMLAND

Um unsere Kinder allabendlich gut in den Schlaf zu begleiten, ist es hilfreich zu verstehen, was genau eigentlich in ihrem Körper passieren muss, damit ihnen die Augen selig zufallen – und wie unsere Nähe sie dabei unterstützen kann.

Wir alle tun es, jeden Tag. Manchmal fällt es uns leicht, manchmal fällt es uns schwer. Und je mehr wir uns darauf konzentrieren, desto schwieriger wird es. Denn beim Einschlafen übernimmt unser Körper die Regie – und das klappt am besten, wenn wir ihn einfach machen lassen. Nur dann kann er das biologische Programm abspulen, das notwendig ist, um uns vom Wachzustand in den Schlaf zu versetzen. Für unsere Kinder gilt das ganz genauso.

Doch was genau muss eigentlich in ihren Zellen und Muskeln, in ihrem Herz und in ihrem Gehirn passieren, damit der Schlaf sie übermannt? Wer diesen Prozess einmal verstanden hat, kann sein Kind beim Einschlafen besser unterstützen. Machen wir deshalb eine kleine Reise durch den Körper eines einschlafenden Kindes und schauen nach, was dort passiert.

Erste Station: die Zelle

Der Körper jedes Menschen besteht aus winzig kleinen Bausteinen, den Zellen. Jede dieser Zellen funktioniert wie ein kleines Kraftwerk, das den Körper mit Energie versorgt. Damit ihr Energiespeicher dabei niemals leer wird, entsteht direkt in der Zelle fortwährend ein echter Müdemacher: der Botenstoff Adenosin. Der wirkt wie ein körpereigenes Energiebarometer, denn je mehr Energie eine Zelle verbraucht, desto mehr Adenosin schickt sie ins Gehirn. Ist dort eine bestimmte Adenosin-Konzentration erreicht, versetzt das Gehirn den Körper automatisch in eine Art Energiesparmodus, auch bekannt als: Müdigkeit.

Das hilft dabei: ein abwechslungsreicher Tag mit viel Bewegung.

Das stört diesen Prozess: unnatürlich viel Passivität und Bewegungsmangel, etwa durch hohen Medienkonsum.

Zweite Station: das Zwischenhirn

Wach bleiben oder einschlafen: Ob das eine oder das andere passiert, entscheidet sich tief in der wichtigsten »Schaltzentrale« unseres Körpers, dem Hypothalamus. Dieser vergleichsweise kleine Teil des Zwischenhirns reguliert alles, was wir unbedingt zum Leben brauchen: unseren Schlafbedarf, unseren Hunger, unseren Herzschlag, unsere Körpertemperatur und unsere Gefühle. All diese Faktoren spielen deshalb auch in die Schlaffrage hinein. Einschlafen lässt der Hypothalamus kleine Menschen nur, wenn gewährleistet ist, dass Schlafen sicher ist. Deshalb beginnt im Zwischenhirn eines Kindes mit einsetzender Müdigkeit der große Körpercheck: Bin ich satt, ist mir nicht zu warm und nicht zu kalt, fühle ich mich sicher und geborgen? Erst wenn diese Untersuchung mit positivem Ergebnis abgeschlossen ist, geht das Gehirn in den Ruhemodus.

Das hilft dabei: warme Milch direkt vorm Einschlafen, viel Nähe und Körperkontakt sowie alles, was Geborgenheit schenkt.

Das stört diesen Prozess: Hunger, Kälte, Überhitzung und Einsamkeit.

Dritte Station: der suprachiasmatische Kern

Ob und wann ein Kind einschläft, ist nicht nur eine Frage der Müdigkeit – sondern auch des Biorhythmus. Während Neugeborene noch keinen Unterschied zwischen Tag und Nacht kennen, entwickeln Babys nach etwa zwölf Wochen körpereigene Strategien, ihrer Müdigkeit zu bestimmten Tageszeiten nachzugeben und zu anderen nicht – je nachdem, wie hell es ist und was gerade um sie herum geschieht. So entwickeln sie nach und nach die Fähigkeit, tagsüber länger am Stück wach zu bleiben und nachts länger am Stück zu schlafen. Damit das klappt, steht ihr Sehnerv in direkter Verbindung mit einem Teil des Hypothalamus, der den Schlaf-Wach-Rhythmus koordiniert.
Das hilft dabei: jeden Tag rausgehen, und das gern auch schon morgens – das bringt die innere Uhr in Schwung.
Das stört diesen Prozess: helles und künstliches Licht in den Abendstunden, vor allem das bläuliche Licht von Bildschirmen, wenn es direkt ins Auge fällt.

Vierte Station: die Hormone

Die biochemischen Botenstoffe, die durch den Körper kreisen und beeinflussen, wie wir uns fühlen und verhalten, spielen auch beim Einschlafen eine wichtige Rolle. Denn in den Abendstunden treten verschiedene Hormone oft in einen regelrechten Widerstreit: Während etwa das Schlafhormon Melatonin, das Sättigungshormon Cholecystokinin und das Bindungshormon Oxytocin das Einschlafen erleichtern, behindern das Hungerhormon Orexin, das Wachsamkeitshormon Serotonin und vor allem das Stresshormon Cortisol das Einschlafen. Wie gut ein Kind einschläft, hängt deshalb auch davon ab, welche Hormone in seinem Körper die Oberhand behalten.
Das hilft dabei: Kuscheln, wiegen, tragen. Und: Stillen. Dabei bekommt das Kind nicht nur eine Extraportion Oxytocin, sondern abends auch mütterliches Melatonin.
Das stört diesen Prozess: Streit, Stress und Schreienlassen. Denn im Körper eines gestressten Kindes schießt der Cortisol-Pegel in die Höhe.

Fünfte Station: der Vagusnerv

Wer schlafen will, muss ruhig werden: Auf diesen einfachen Nenner lässt sich die gesamte Biologie des Einschlafens bringen. Das Signal, zur Ruhe zu kommen, dringt vom Kleinhirn aus mithilfe des Vagusnervs in den Körper. Dieser Nerv steht durch seine vielen Verästelungen mit nahezu allen Körperorganen in direkter Verbindung und ist der wirksamste Gegenspieler von Unruhe und Stress. Dadurch ist ein aktiver Vagusnerv in der Lage, selbst wütende, verzweifelte oder ängstliche Kinder in kurzer Zeit in die innere Ruhe zu versetzen, die sie zum Einschlafen brauchen.

Muss es zum Schlafen dunkel sein?

Ja, sagen viele Schlafforscher: Schließlich unterdrückt Licht die Bildung des in der Zirbeldrüse im Zwischenhirn gebildeten körpereigenen Hormons Melatonin, das uns Menschen müde werden lässt. Nein, finden hingegen viele Kinder: Im Dunklen zu liegen, ist ihnen schlicht zu unheimlich. Babys können ihre Eltern nicht mehr sehen, ältere Kinder wähnen in der Dunkelheit plötzlich Monster unterm Bett und Gespenster hinterm Fenster. Wir meinen: Am wichtigsten ist, dass sich Kinder beim Einschlafen wohlfühlen. Wenn ihnen ein kleines Licht (wie etwa ein Nachtlicht) dabei hilft – wunderbar. Unsere jagenden und sammelnden Vorfahren sind gewiss nicht im Stockdunklen, sondern im Schein des schützenden Feuers eingeschlafen. Damit das Nachtlicht die Melatoninproduktion nicht unnötig hemmt, ist es jedoch eine gute Idee, es so zu platzieren, dass es den Kleinen nicht direkt in die Augen scheint, und es nicht die ganze Nacht brennen zu lassen. Die Hauptmelatoninproduktion beginnt nämlich erst um Mitternacht. Wenn es zu diesem Zeitpunkt im Schlafzimmer einigermaßen dunkel ist, reicht das vollkommen.

Das hilft dabei: Gemeinsam ruhig atmen, festgehalten werden, getragen werden.
Das stört diesen Prozess: die Erwartung, dass schon Babys sich allein beruhigen können. Denn die Fähigkeit zur Selbstberuhigung »lernt« der Vagusnerv durch die frühkindliche Erfahrung, konsequent getröstet und beruhigt zu werden (mehr dazu finden Sie auf den Seiten 88 und 89).

Sechste Station: Muskeln und Organe

Das Kleine blinzelt, reibt sich die Augen, gähnt. Gleich ist es so weit: Das Einschlafen steht unmittelbar bevor. Zeit, sämtliche Körperfunktionen in den Ruhezustand zu versetzen. Um Energie zu sparen, senkt der Körper nun seine Temperatur um ein bis zwei Grad, indem die Haut überschüssige Wärme schnell noch an die Außenluft abgibt. Dann fängt das Herz an, langsamer zu schlagen, der Blutdruck sinkt, auch die Nieren fahren ihre Leistung zurück. Die Atmung wird tiefer und regelmäßiger, die Muskeln verlieren zusehends an Spannung, schließlich fallen die Augen zu. Etwa 20 Minuten dauert dieser Übergang von den letzten wachen Sekunden bis hinein in die erste Tiefschlafphase, in der ein Kind komplett im Ruhezustand angekommen ist.
Das hilft dabei: ein Schlafsack, in dem das Baby weder schwitzt noch friert, damit es seine Körpertemperatur regulieren kann.
Das stört diesen Prozess: nicht die Tiefschlafphase abzuwarten, sondern schon vorher zu versuchen, sich aus dem Zimmer zu schleichen. Dann schreckt das Kind nämlich oft hoch – und muss erst wieder aufs Neue in den Schlaf finden.

Ganz einfach schlafen

Dieser Einblick in den Körper unserer Kinder zeigt: Unter günstigen Bedingungen können Menschenkinder genauso selbstverständlich einschlafen, wie sie atmen, trinken oder schlucken können. Ihr Körper ist dazu gemacht, ihnen die Ruhepausen zu verschaffen, die sie zum Großwerden brauchen.

Dass viele kleine Kinder Probleme mit dem Einschlafen haben, liegt also nicht in ihrer Natur – sondern daran, dass die durchschnittlichen Einschlafbedingungen in unserer modernen Welt für sie oft so ungünstig sind, dass sie den körpereigenen Einschlafprozess empfindlich stören. Um gut und sicher einschlafen zu können, brauchen unsere Kinder also vor allem eins: artgerechte Schlafbedingungen, die ihre angeborenen Grundbedürfnisse erfüllen und ihnen signalisieren, dass sie sich in Sicherheit und Geborgenheit fallen lassen können.

Mützchen ja oder nein?

Noch vor 15 Jahren war das eine klare Sache: So wie der Papst eine Kappe trägt, haben die Babys ein Mützchen an. Heute wird oft vom Mützchen abgeraten. Was ist dran? Der große Kopf des Babys macht ein Drittel seiner Körperoberfläche aus. Das Baby reguliert also seine Körpertemperatur tatsächlich zu einem guten Teil über den Kopf. Bei einem unbedeckten Kopf kann es seine Körpertemperatur möglicherweise schneller absenken. Das könnte beim Schlafen von Vorteil sein, da senkt der Körper seine Temperatur nämlich ab. Andererseits schlafen nicht alle Babys im gleichen wohltemperierten Zimmer, sondern vielleicht bei Eltern, die Frischluftfanatiker sind. Da kann ein Mützchen vor Zugluft schützen, so wie ja auch manche Erwachsene am liebsten mit einer Decke über dem Kopf schlafen.
Wissenschaftliche Untersuchungen zum Vor- und Nachteil des Mützchens sind uns nicht bekannt. Ob das Mützchen im echten Leben einen Unterschied macht, weiß also kein Mensch. Wir halten die Mützchendebatte deshalb für spekulativ und schlagen einen praktischen Kompromiss vor: Wenn die Händchen kalt sind, ist vielleicht an ein Mützchen zu denken, wenn sie warm sind, ist der Kopfschmuck wahrscheinlich überflüssig.

WAS KINDERN BEIM EINSCHLAFEN HILFT

Zum Einschlafen brauchen kleine Kinder eigentlich nicht viel: entspannte Eltern und ganz viel Nähe reichen ihnen schon, um sich wohlzufühlen. Wie Eltern das Kuschelbedürfnis ihrer Kinder ganz unkompliziert erfüllen können, lesen Sie hier.

In Kapitel 1 (siehe ab Seite 11) haben wir gelernt: Schlafen war für Menschenkinder in den vergangenen Jahrtausenden eine verflixt gefährliche Angelegenheit. Nie war die Wahrscheinlichkeit größer, von einem Raubtier gefressen, in der Kälte vergessen oder von der Nomadensippe aus Versehen zurückgelassen zu werden, als in jenen Stunden, in denen sie mit geschlossenen Augen vor sich hin schlummerten und nicht mitbekamen, was um sie herum geschah. Aus diesem Grund hat sich eine Warnung tief in ihre Gene eingebrannt: Schlafe nirgends, wo es nicht sicher ist. Und wirklich sicher waren Menschenkinder in der gesamten Geschichte unserer Art eigentlich nur an einem Ort: dem Körper eines vertrauten Erwachsenen. Nur da konnten sie sicher sein, weder gefressen noch vergessen zu werden. Nur da fühlten sie sich geborgen. Nur da konnten sie leichten Herzens die Augen schließen, im Vertrauen darauf, später auch wieder aufzuwachen. Und genau dieses Erbe wirkt in unseren Kindern heute nach.

Das Grundbedürfnis nach Nähe

Machen wir uns dieses evolutionäre Erbe bewusst, erscheint es absurd, unter welchen Bedingungen wir von unseren kleinen Kindern tadelloses Selbsteinschlafen erwarten: in einem eigenen, kleinen Bett. In einem stillen, abgedunkelten Zimmer. Ohne jeden Körperkontakt. Kein Wunder, dass vielen Kindern das Einschlafen so schwerfällt! Wollen wir also, dass unsere Kinder gut schlafen, müssen wir zunächst einmal anerkennen: Unter den Bedingungen, die wir in unserer Gesellschaft als normale Schlafumgebung ansehen, klappt es wahrscheinlich nicht. Und zwar nicht, weil irgendetwas mit unserem Kind verkehrt wäre. Sondern weil die Grundannahme falsch ist, dass es für Kinder richtig und gut wäre, wenn sie still und allein einschlafen. Das Gegenteil ist wahr: Kinder brauchen dazu Geborgenheit und die Geräuschkulisse des ganz normalen Lebens.

»Wenn man mir die Matratze wegnimmt und mich zwingt, auf dem Boden zu schlafen, wird mir das Einschlafen sehr schwerfallen. Heißt das, ich leide unter Schlaflosigkeit? Natürlich nicht! Geben Sie mir die Matratze zurück und Sie werden sehen, wie gut ich schlafen kann! Wenn man ein Kind von seiner Mutter trennt und ihm das Einschlafen schwerfällt, leidet es dann unter Schlaflosigkeit? Sie werden sehen, wie gut es schläft, wenn Sie ihm seine Mutter zurückgeben!«

Dr. Carlos Gonzales, spanischer Autor und Kinderarzt

Alles, was sich gut anfühlt

Kuscheln, Stillen, Tragen, Wiegen. Was immer sich stimmig anfühlt, ist richtig und gut. Nur vor einem sollten Eltern sich hüten: ihrem Baby ein Einschlafritual anzubieten, das ihnen selbst nicht behagt. Denn Nähe zu schenken, während wir gleichzeitig am liebsten davonlaufen würden, sendet dem Baby eine Doppelbotschaft, die es zutiefst verunsichern kann: Will Mama mir nun nah sein oder nicht? Deshalb lieber auf unaufwendige Weise Nähe schenken.

Einschlafen geht nicht nur im Bett

Kinder brauchen ihren Schlaf. Aber in der Frage, wo sie ihn kriegen, sind vor allem Babys oft ausgesprochen flexibel. Sie schlafen eigentlich überall. Die einzige Voraussetzung ist, dass sie sich geborgen fühlen. Trotzdem plagt viele Eltern ein schlechtes Gewissen, wenn ihr Kleines mal wieder auf dem Sofa oder im Tragetuch eingeschlafen ist. Gehören Kinder zum Schlafen nicht besser doch ins Bett? Nein. Menschenkinder schlafen am besten da, wo sie sich wohlfühlen und nicht allein sind. Und das ist gerade bei kleinen Kindern oft eben nicht das Schlafzimmer, sondern es sind Orte, an denen

Ausnahmen

Sofa, Wasserbett und andere unsichere Lagerstätten sind keine Orte, an denen Babys schlafen sollten. Und auch die Autoschale ist nicht empfehlenswert, da sie aus Sicherheitsgründen so gebaut ist, dass sie das Kleine zwar im Fall eines Aufpralls super schützt, dabei aber den kleinen Rücken und das Köpfchen in eine unnatürliche Position zwingt. Schläft das Kleine während der Fahrt darin ein, ist das natürlich trotzdem kein Problem – aber am Ziel angekommen sollten insbesondere die kleineren Babys (unter zwei Monaten) besser aus der Schale und zum Beispiel in die Tragehilfe genommen werden und dort weiterschlafen. Wenn ältere Babys ab und zu ihr Nickerchen in der Autoschale vollenden, kann man eher mal ein Auge zudrücken.

das Leben tobt. Es gibt Familien, die wochenlang mühsam versucht haben, abends ihr Baby im ruhigen, dunklen Kinderzimmer schlafen zu legen – bis sie gemerkt haben, dass es am besten im hellen Wohnzimmer auf dem Sofa zwischen Mama und Papa einschläft, während der Fernseher läuft.

Andere Babys halten ihre Tagschläfchen ausschließlich im Tragetuch, eng angekuschelt an Mama oder Papa – und finden das kein bisschen weniger erholsam, als im Bett zu liegen, im Gegenteil! Auch der Kinderwagen ist bei vielen Kindern als Schlafort sehr beliebt, weil er sie so gemütlich in den Schlaf schaukelt. Für all diese Schlafplätze gilt: Sie sind in keiner Hinsicht schlechter als ein Bett – nur anders! Eltern können ihre Kinder also beruhigt und guten Gewissen da schlummern lassen, wo sie am liebsten einschlafen.

Nähe schenken

Ein Baby liebevoll in den Schlaf zu begleiten, muss keine aufwendige Sache sein. So schlafen viele Säuglinge beispielsweise ganz von allein beim Stillen oder Fläschchentrinken ein. Sich diesen Effekt zunutze zu machen, sorgt für ein denkbar einfaches Einschlafritual. Auch beim Tragen im Tragetuch oder in einer Tragehilfe schlafen Babys und Kleinkinder oft ein, ohne dass die Eltern dafür irgendetwas Besonderes tun müssen. Gerade das »Nebenherlaufen« in der Trage scheint für viele Kinder etwas ausgesprochen Beruhigendes zu haben, das ihnen das Einschlafen leicht macht.

Ebenso unkompliziert ist es, sich gemeinsam ins große Bett zu kuscheln, dem Baby eine Hand auf den Bauch zu legen und langsam und ruhig ein- und auszuatmen, bis es einschläft. Neben den drei Klassikern Stillen, Tragen und Kuscheln gibt es natürlich jede Menge anderer Möglichkeiten, Babys sanft in den Schlaf zu begleiten: Kinderwagenfahren, Wippen, Wiegen ... Erlaubt ist, was gefällt.

Mag ja sein, dass Babys mit Nähe leichter einschlafen – aber werden sie so nicht total verwöhnt? Sorgen und Bedenken wie diese halten viele Eltern davon ab, ihre Kinder in den Schlaf zu begleiten. Dabei ist es völlig normal und artgerecht, dass kleine Kinder beim Einschlafen Hilfe brauchen. Sie werden dadurch nicht verwöhnt, sondern ge-

Ein Wort zu »Ritualen«

In nicht wenigen Ratgebern wird empfohlen, Säuglinge schon frühzeitig an »Rituale« zu gewöhnen – indem man vor dem Einschlafen möglichst immer das gleiche Programm mit ihnen macht. Irgendwann, so die Hoffnung, gewöhne sich das Baby dann so sehr an das Ritual, dass es allein durch die erworbene und beruhigende Routine den Weg in den Schlaf findet. Die Idee ist gut, nur sollte auch hier der Zeit- und Entwicklungshorizont des Kindes beachtet werden: Säuglinge schöpfen ihre Sicherheit zunächst einmal aus der Begleitung durch ihre vertrauten Erwachsenen, nicht aus bestimmten Abläufen oder Routinen. Vor allem aber müssen sich die Rituale ja zunächst einmal mit Vertrauen und dem Gefühl von Sicherheit »aufladen«. Das geschieht allmählich durch die gelungene Routine, wobei das Kind innerlich so etwas wie ein Gefühl von »Schlafheimat« aufbaut: Einschlafen ist etwas Schönes, da werde ich behütet, ich bin sicher. Kurz, Rituale können nur mit dem Rückenwind der echten Beziehungen aufgebaut werden, nicht ohne sie. Irgendwann können sie dann allein stehen und als Brücke in den Schlaf dienen. Früher oder später. (Mehr zur Rolle der Rituale in bestimmten Altersgruppen siehe Seite 39, 150 und 153.)

stärkt (weil uns das so wichtig ist, haben wir das in Kapitel 1 ab Seite 11 in der Tiefe ausgeführt). Es ist die beste Vorbereitung dafür, später gut allein einschlafen zu können – getragen von der tief verankerten Sicherheit, dass Mama und Papa immer da sind, wenn man sie braucht.

RECHTS *Einschlafrituale geben dem Kind ein Gefühl von »Schlafheimat«: Zubettgehen ist etwas Entspannendes. Das überträgt sich dann auf das Kind. In seinem Tempo.*

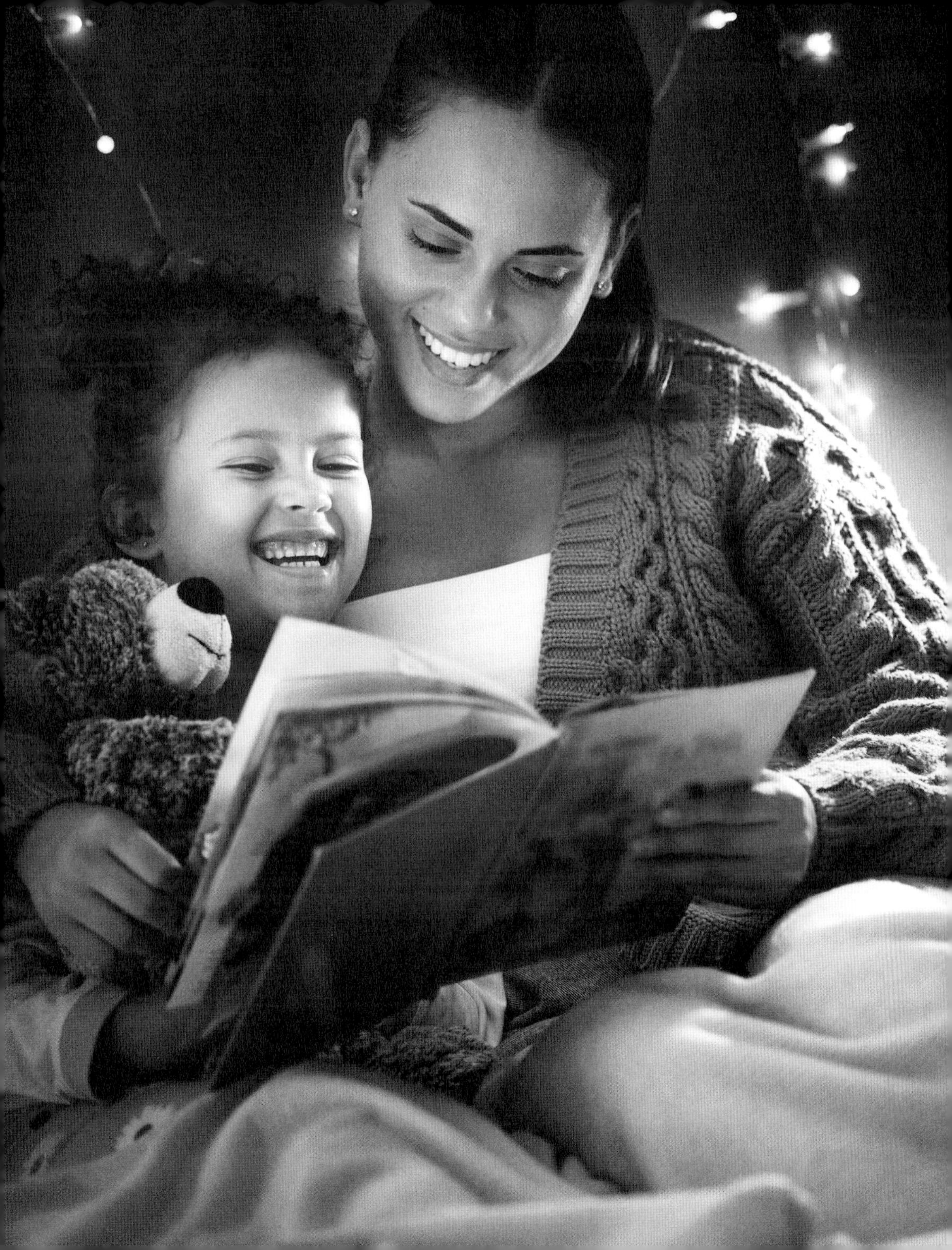

Von Mama- und Papakindern

Heute will Papa das Kleine ins Bett bringen. Doch anstatt sich selig anzuschmiegen, brüllt es wie von Sinnen und wird erst auf Mamas Arm wieder ruhig. Was ist da los? Eine zu enge Mutter-Kind-Bindung etwa? Nein: Wie »mamaverrückt« Babys und Kleinkinder sind, ist einfach eine Frage ihrer angeborenen Persönlichkeitsstrukturen. Etwa 40 Prozent aller Neugeborenen, stellte der amerikanische Psychologe Jerome Kagan fest, bringt so schnell nichts aus der Ruhe. Sie bringen einfach bei ihrer Geburt bereits ein hohes Maß an Selbstregulationsfähigkeit mit. Diese regulationsstarken Kinder lassen sich meist problemlos von unterschiedlichen Bezugspersonen ins Bett bringen und schlafen manchmal sogar ganz ohne Hilfe ein. Weitere 40 Prozent aller Neugeborenen könnte man als bindungsstark bezeichnen: Um sich regulieren zu können, brauchen sie enge Begleitung durch ihre engsten Bindungspersonen. Alleine einzuschlafen kommt für sie deshalb nicht in die Tüte.

Und dann gibt es noch jene 20 Prozent, die Kagan »hoch reaktive Babys« nennt: Sie sind nicht nur besonders wach und aufgeweckt, sondern auch motorisch ihren Altersgenossen weit voraus. Auf Stress reagieren sie empfindlich, vor allem auf Trennungen. Ganz typisch für diese gefühlsstarken Kinder ist eine extrem enge Bindung an ihre »primäre Bezugsperson«, also die Person, die sich am intensivsten um sie kümmert.

Wie gehen Familien am besten mit einer solchen Präferenz eines Elternteils um? In der Praxis geben die meisten Eltern diesem Bedürfnis erst einmal einfach nach: Dann bringt eben in den ersten Monaten nur ein Elternteil das Kleine ins Bett – sehr oft die Mutter. Staut sich jedoch allmählich ein gewisser Frust darüber an, immer zuständig zu sein beziehungsweise nie zum Zug zu kommen, hilft zunächst mal Reden: Welche Optionen gibt es, wie fühlen sie sich für uns an? Eine Option wäre zum Beispiel eine Doppelstrategie, die dem Baby einerseits weiterhin das Bedürfnis nach ganz viel Mama oder Papa zugesteht, andererseits aber auch behutsam gegensteuert. Denn: Tag und Nacht die einzig akzeptierte Bezugsperson zu sein, kann ganz schön schlauchen, und eine dauererschöpfte primäre Bezugsperson ist auch nicht gerade der Hit für das Baby. Auch gefühlsstarken Babys ist deshalb durchaus zuzumuten, mal vom anderen Eltern-

Wann ist endlich Feierabend?

Klar, dass die abendliche Einschlafbegleitung manchmal schlicht über die eigenen Grenzen geht. Was tun? Viele Eltern machen gute Erfahrungen damit, sich mit dem Abendritual abzuwechseln. Der andere Partner hat frei und damit auch explizit die Erlaubnis, den Haushalt sein zu lassen und sich selbst etwas Gutes zu tun. Manche Kleinkinder reagieren überraschend verständig, wenn die Eltern ihnen erklären, dass sie abends mal eine Pause brauchen. Und lassen sich beispielsweise bereitwillig darauf ein, in Ruhe noch etwas Musik zu hören und darüber wegzudämmern. Doch mit einem sehr kleinen oder einem sehr nähebedürftigen Kind hilft oft nur das: Einschlafbegleitung und Feierabendentspannung zusammendenken. Manche Mütter holen sich ihre Babys zum Einschlafen aufs Sofa und stillen sie eher nebenbei als bewusst in den Schlaf, während sie Folge um Folge ihrer Lieblingsserie gucken. Andere lesen ein Buch oder E-Book, während das Kind an ihrer Seite zur Ruhe kommt. Wieder andere verwandeln den Tanz ums Einschlafen in eine gemeinsame Vorleseroutine: Papa liest den aktuellen Lieblingsroman vor, Mama hört zu. Oder umgekehrt. Die Mischung aus Gemurmel und Lageratmosphäre zieht oft auch die Schlafengel geradezu magisch an.

teil ins Bett gebracht zu werden, selbst wenn sie dabei weinen. Ob das allerdings funktioniert, muss jede Familie selbst herausfinden. Manchmal entsteht tatsächlich ein Gewinn für alle. In anderen Fällen aber überwiegt der Stress, weil die Mutter nicht entspannen kann und der Vater auf den Protest gestresst reagiert oder umgekehrt. Wichtig ist, sich klarzumachen: Wer in einer Familie hauptsächlich die Babybetreuung übernimmt, hat einen riesigen Erfahrungsvorsprung. Anfangs war da auch Unsicherheit, wie das Baby am besten einschläft, aber dann gab es viel Gelegenheit zum Üben, und jetzt läuft es rund. Wer das Kleine noch nicht so oft ins Bett gebracht hat, hat diesen Weg noch vor sich. Weinen bedeutet dabei keine Ablehnung oder Zurückweisung, sondern vor allem Verunsicherung: Warum ist jetzt was anders als sonst? Und da können wir gut gemeinsam durchgehen.

Das Nähebedürfnis wandelt sich

Werden unsere Kinder älter, verändert sich ihr Nähebedürfnis – und damit auch die Begleitung, die sie von uns beim Einschlafen brauchen. Anstatt sich nach Ganzkörperkontakt zu sehnen und deshalb am liebsten in unseren Armen einzuschlafen, haben sie nun ein ganz starkes Bedürfnis nach unserer Präsenz. Sie wollen also nicht mehr unbedingt eng umschlungen einschlafen, aber dennoch spüren, dass wir ihnen nah sind. Wann ein Kind so weit ist, ist individuell verschieden. Viele Kinder schlafen auch über das zweite und dritte Lebensjahr hinaus am liebsten mit viel Körperkontakt ein, bei anderen zeigt sich in diesem Alter so langsam auch zur Schlafenszeit ein gewisses Autonomiebestreben: Mamas und Papas Nähe werden zwar immer noch gebraucht, aber in anderer Form. In vielen Familien wird nun das Nachbesprechen des Tages zu einem wichtigen Teil des In-den-Schlaf-Helfens: Auf der Bettkante sitzend, erfahren die Eltern, was das Kind gerade beschäftigt. Nähe schenken heißt nun aufmerksam bei der Sache zu sein. Zuzuhören, ohne zu bewerten. Und gemeinsam einen Weg suchen, wie das Kind nicht nur körperlich, sondern auch innerlich zur Ruhe kommen kann. Ein vertrautes Abendritual kann dabei helfen: Eng angekuschelt eine Geschichte vorgelesen bekommen, ein Schlaflied singen, manche Familien sprechen auch ein Abendgebet. Danach wünschen sich viele Kinder, dass Mama und Papa einfach noch ein wenig im Raum bleiben und vielleicht ihre Hand halten. Nun geht es nicht mehr darum, mit voller Aufmerksamkeit beim Kind zu sein, sondern rein durch die körperliche Präsenz eine Sicherheit zu vermitteln, die beim Einschlafen hilft: Du bist nicht allein. Unseren Kindern diesen letzten Gefallen des Tages zu tun, bevor sie einschlafen und unser Feierabend beginnt, fällt vielen Eltern leichter, wenn sie in dieser Zeit bereits etwas für sich tun können: wenn sie stricken, per Kopfhörer ihre Lieblingsmusik hören, mit dem

E-Reader ein Kapitel ihres Romans lesen, autogenes Training machen oder meditieren. Als besonders wirkungsvolles Mittel gegen das Gefühl der Isolation erweist sich für viele Mütter der Austausch mit anderen Eltern, die ebenfalls gerade ihre Kinder in den Schlaf begleiten – per Messenger-Apps oder in sozialen Netzwerken wie Instagram.

Rückhalt aus dem Online-Clan

Mit dem Handy in der Hand an der Bettkante ihres Kindes zu sitzen: Dabei haben viele Eltern ein schlechtes Gewissen. Dabei schenken sie ihrem Kind genau das, was es jetzt braucht, nämlich die Rückversicherung, nicht allein zu sein. Und die Bereitschaft, sich selbst um ihr eigenes Wohlbefinden zu kümmern. Jeden Abend minutenlang am Bett eines Kindergartenkindes zu sitzen und darauf zu warten, dass es endlich einschläft, kann selbst die liebevollsten Eltern an die Grenzen ihrer Geduld bringen. Für mühsam unterdrückte Aggression aber haben Kinder feine Antennen – und schlafen dann erst recht nicht ein. Sich mit dem Handy abzulenken, kann ein Ausweg sein. Das Kind spürt, dass die Eltern ruhig und entspannt sind. Und den Eltern ist es egal, wenn es mal fünf Minuten länger dauert als sonst. Denn ihr Feierabend hat bereits begonnen. Wer im Internet den Austausch mit Gleichgesinnten sucht, daddelt nicht einfach nur, sondern organisiert sich aktiv den Rückhalt der Gemeinschaft, den Eltern rund um den Globus brauchen und immer gebraucht haben. Für viele Eltern erfüllt dieser virtuelle Austausch ein geradezu archaisches Urbedürfnis nach Gemeinschaft. Gleichzeitig müssen wir dabei aufpassen, uns nicht vom scheinbar perfekten Leben der anderen unter Druck setzen zu lassen: Wenn gefühlt alle anderen Kinder prima um sieben geborgen einschlafen und man selbst um 23 Uhr noch neben einem zappelnden Kleinkind liegt, ist der Entspannungseffekt schnell dahin.

KLEINE KINDER IN DEN SCHLAF BEGLEITEN

Bis ein Kind komplett ohne Hilfe einschlafen kann, vergehen oft einige Jahre. Aber liebevolle Einschlafbegleitung wandelt sich entsprechend der kindlichen Entwicklung und gibt dem Kind stets das, was es gerade braucht.

Man kann nicht zweimal in denselben Fluss steigen, sagte der Philosoph Heraklit, um zu verdeutlichen, dass alles im Leben Wandel ist. Und man kann auch nicht zweimal dasselbe Kind ins Bett bringen, möchten wir ergänzen. Das Kind, das wir gestern in den Schlaf begleitet haben, ist heute schon ein anderes geworden. Kinder verändern sich und mit ihnen verändern sich ihre Bedürfnisse, auch und gerade beim Einschlafen. Deshalb ist es aus unserer Sicht so wichtig, nah an unseren Kindern und ihren individuellen Entwicklungsschritten dran zu sein und unsere Einschlafbegleitung ihren sich wandelnden Bedürfnissen anzupassen. Dabei möchten wir Eltern dazu ermutigen, Entwicklungen weder vorzugreifen (»Ein Baby muss doch mit sechs Monaten allein einschlafen lernen!«) noch zu beschneiden (»Ich will aber noch nicht, dass mein Kind in seinem eigenen Bett schläft!«), sondern einfach geschehen zu lassen. Denn erfüllte Bedürfnisse verschwinden mit der Zeit. Unerfüllte aber kehren immer wieder zurück.

Einschlafhilfen für das erste Halbjahr

In ihren ersten Lebenstagen ist das Einschlafen für die meisten Babys kein Problem. Sie nicken immer und überall weg, wenn sie müde sind. Und das sind sie meistens. In ihren ersten Nächten außerhalb des Bauches fallen viele Neugeborene dabei in einen so tiefen, langen Schlaf, dass sich ihre Eltern bereits beglückwünschen: Wir haben einen Durchschläfer erwischt! Dabei muss sich das Kleine nur erst mal von den Anstrengungen der Geburt erholen … Irgendwann in den darauffolgenden Tagen merken Eltern dann: Es gibt Momente, in denen wirkt unser Kleines unverkennbar müde und findet trotzdem einfach nicht in den Schlaf. Was tun? Wir hätten da drei Ideen.

- **Den Schlafplatz überprüfen:** Wo schläft das Baby denn nicht ein? In seinem Bettchen, in der Wiege, im Kinderwagen? Dann fehlt ihm vermutlich das wichtigste Einschlafelement für Neugeborene überhaupt: unmittelbare körperliche Nähe. Auf dem Arm oder an der Brust fallen ihm wahrscheinlich gleich die Augen zu.
- **Weinen kann auch Verarbeiten sein:** Das Baby ist bereits auf dem Arm und findet trotzdem einfach nicht in den Schlaf? Es schreit und weint und nichts scheint ihm zu helfen? Nun kann natürlich niemand genau wissen, was in so einem verzweifelten kleinen Zwerg vorgeht. Gerade in den ersten drei Monaten stecken vielleicht die berüchtigten Dreimonatskoliken dahinter, aber von denen ist weder bekannt, woher sie genau kommen, noch, was wirklich dagegen hilft. Auch scheint uns die These ganz plausibel, dass kleine Babys manchmal vor dem Einschlafen einfach weinen müssen, um ihre innere Anspannung loszuwerden. Schließlich haben sie in ihrem jungen Leben gerade eine riesige Umstellung gemeistert, die ihnen einiges abverlangt hat – und da sie nun mal noch nicht sprechen können, ist Weinen ihr einziger Weg, uns davon zu »erzählen« und so ihren inneren Druck abzubauen. Mit dem »kontrollierten Schreienlassen« (siehe ab Seite 86), gegen das wir uns aussprechen, hat das nichts zu tun: Ein Baby eng an den eigenen Körper geschmiegt weinen zu lassen, wenn es offensichtlich untröstlich ist, ist aus unserer Sicht sogar ein ausgesprochen liebevoller, bedürfnisorientierter Akt. Wenn sich das Kleine »ausgeweint« hat, wird es mit hoher Wahrscheinlichkeit friedlich angekuschelt einschlafen.

- **Die Welt ein wenig bauchiger machen:** Bis zu ihrer Geburt war Mamas Bauch ihre Welt. Dann kam die große Umstellung: helles Licht statt schummriger Dunkelheit, unendlich viel Platz statt der vertrauten Enge, kühle Luft statt warmem Fruchtwasser, Schwerkraft statt Schwerelosigkeit. Kein Wunder, dass viele Neugeborene mit dieser Umgewöhnung ganz schön zu kämpfen haben und sich in ihren ersten Lebenswochen vielleicht auch manchmal in die Gebärmutter zurücksehnen.

Dazu passt, dass viele Neugeborene sich vor allem, wenn sie müde werden, besonders gut entspannen können, wenn ihre Eltern ihnen ein wenig Bauchgeborgenheit auch außerhalb des Mutterleibs schenken. Zum Beispiel so:

- Im Tragetuch erlebt das Kleine vertraute Enge sowie die schaukelnden Bewegungen, die es aus dem Bauch kennt.
- In ein Pucktuch eingewickelt, spürt das Baby die vertraute Begrenzung aus der Gebärmutter (zum Pucken mehr auf Seite 146).

Brauchen Babys einen Schnuller?

Unsere Einschätzung: Zur Sicherheit sollte in den ersten Lebenswochen auf den Schnuller verzichtet werden, da das Baby wegen der unterschiedlichen Nuckeltechniken das Trinken an der Brust vielleicht schwerer erlernt. Das könnte den Stillstart erschweren.

Hat sich das Stillen erst mal eingespielt, kann der Schnuller durchaus eine gute Einschlafhilfe sein – vor allem, wenn die Mutter keine Lust hat, ihre Brust als Einschlafhilfe zur Verfügung zu stellen. Ein Allheilmittel ist der Schnuller aber auch nicht. Genauso schnell, wie viele Babys nämlich mit ihm im Mund einschlafen, wachen sie wieder auf, wenn er ihnen aus dem Mund fällt. Für Eltern bedeutet das: Sie können allenfalls das regelmäßige nächtliche Stillen durch die wiederholte nächtliche Schnullersuche ersetzen.

- Mamas Brust im Mund (oder eben die entsprechende Nachformung des Saugers am Fläschchen) erinnert an das immer verfügbare Fruchtwasser und an das Gefühl, weder Hunger noch Durst zu kennen.
- Die Abendsonne, die durch den roten Wiegenhimmel scheint, macht ein ähnliches Licht, wie es manchmal im Bauch zu sehen war.
- Auf Papas oder Mamas nackter Brust liegend, kann das Kleine deren Herzschlag lauschen – genau wie früher in Mamas Bauch.
- Und wenn es dabei selber nackt ist, erlebt es wieder alles barrierefrei und intensiv.
- Weißes Rauschen, wie es etwa die Dunstabzugshaube, aber auch eine App fürs Smartphone macht, klingt so ähnlich, wie das vorbeirauschende Blut im Mutterleib geklungen haben könnte.

Um Ihrem Neugeborenen sanft in den Schlaf zu helfen, möchten wir Ihnen ans Herz legen, Ihrem Kleinen vor allem zur Schlafenszeit möglichst viel körperliche Nähe zu schenken – ganz ohne Angst vor »schlechten Einschlafgewohnheiten«. Genießen Sie die Zeit, in der Ihr Baby am liebsten eng angekuschelt, Haut an Haut auf Ihrem Bauch oder an Ihrer Brust, im Arm oder im Tragetuch einschläft – sie geht so schnell vorbei.

Einschlafhilfen für das zweite Halbjahr

Mittlerweile ist Ihr Kleines so richtig auf der Welt angekommen. Wach und aufmerksam erkundet es seine Umgebung und wird immer mobiler. Das Einschlafen macht das nicht unbedingt einfacher – es gibt gerade so viel zu entdecken, dass schlafen wie die reine Zeitverschwendung erscheint. Dazu kommen ein paar neue Herausforderungen, die das Einschlafen jetzt zusätzlich erschweren können: Die ersten Zähnchen drücken im Mund, die neue Beikost ist erst mal schwerer verdaulich als die vertraute Milch und dann erwacht pünktlich mit dem Fremdelalter auch noch die tiefe Angst vor dem Alleinsein, die Babys besonders anhänglich werden lässt. All das zeigt: Ihr Baby mag jetzt größer sein, Ihre liebevolle Begleitung beim Einschlafen braucht es aber so nötig wie eh und je. Unsere drei Einschlafideen für dieses Alter:

- **Ab auf den Rücken!** Ihr Baby in den Schlaf zu tragen, ist nach wie vor eine super Idee. Allerdings wird es zum längeren Tragen vor der Brust langsam zu schwer. Zieht es im Tuch oder in der Babytrage jetzt auf den Rücken um, können Sie es weiterhin in den Schlaf tragen und haben dabei sogar mehr Bewegungsfreiheit als bisher. Und wenn das Kleine nicht schlafen will, kann es Ihnen über die Schulter gucken.
- **Reize abschirmen:** Für ältere Babys ist die Welt oft so spannend, dass sie selbst im abgedunkelten Schlafzimmer von allein kaum zur Ruhe kommen. Ihnen hilft beim

Babys durch Pucken beruhigen

Immer wieder hören junge Eltern den Rat: »Wickel dein Baby doch mal richtig fest in ein Pucktuch ein. So fühlt es sich geborgen wie im Mutterleib, schläft leichter ein und länger am Stück durch!« Es stimmt, dass Enge vor allem auf kleine Babys eine beruhigende Wirkung haben kann. Und Studien legen tatsächlich nahe, dass Babys als kleine Puckpakete verpackt länger am Stück schlafen. Allerdings scheint der Effekt nicht vorzuhalten – Babys, die regelmäßig gepuckt werden, schlafen weder länger noch tiefer. Zudem sind die Reaktionen der Babys auf das Pucken sehr individuell, manche Babys bevorzugen eher das leichte Zudecken. Um einem unruhigen Baby beim Einschlafen zu helfen, können Eltern das Pucken also ruhig mal ausprobieren. Trotzdem raten wir davon ab, das enge Einwickeln standardmäßig als Einschlafhilfe zu verwenden. Zum einen brauchen Babys nun einmal auch ihre Bewegungsfreiheit, um ihr Körpergefühl entwickeln zu können. Zum anderen könnte das feste Einpucken eine Fehlentwicklung des Hüftgelenks begünstigen. Manche Studien bringen das feste Pucken zudem mit einem erhöhten Risiko für den plötzlichen Kindstod in Verbindung. Auch hier gilt also: gucken, was fürs eigene Kind funktioniert, und nichts überziehen.

Einschlafen, wenn ihre Eltern so viele Reize wie möglich wegnehmen. Etwa das Mobile über dem Beistellbettchen, die Spieluhr, das Kuscheltier: Es kann sein, dass all das viel zu aufregend ist. Besser ist es, sich gemeinsam ins große Bett zu kuscheln, zu stillen, dann sacht die fuchtelnden Ärmchen festzuhalten und sanft die Augen zuzustreicheln.

- **Ich lass dich nicht allein!** Mit etwa einem halben Jahr entwickeln Babys ein Gefühl für Objektpermanenz. Das heißt, sie wissen nun, dass etwas auch dann noch da ist, wenn sie es nicht sehen können. Das ist einerseits beruhigend, bedeutet es doch, dass Mama nicht von diesem Planeten verschwindet, wenn sie aus dem Zimmer geht. Andererseits wird Babys im Zug dieser Erkenntnis auch bewusst, dass sie tatsächlich allein gelassen werden können, dass Menschen weggehen können – und das löst in ihnen Urängste aus, die sie vor allem beim Einschlafen oft extrem klammerig werden lassen. Verstärkt werden diese Ängste, wenn das Baby spürt, dass Mama oder Papa versuchen, sich wegzuschleichen, sobald es die Augen schließt. Deshalb lieber geduldig abwarten, bis das Kleine etwa 20 Minuten nach dem Einschlafen wirklich tief schläft, und dann ruhig aus dem Zimmer gehen.

Einschlafbegleitung im zweiten Lebensjahr

Nicht mehr ganz klein, aber auch lange noch nicht groß: Das Leben mit Einjährigen hält für uns Eltern die Herausforderung bereit, einen kleinen Menschen zu begleiten, der manchmal schon erstaunlich viel selber will und macht und kann – und im nächsten Moment so hilflos und abhängig von uns ist wie ein Neugeborenes. Für viele Kinder beginnt mit dem zweiten Lebensjahr außerdem die Zeit, in der sie sich daran gewöhnen, auch ohne Mamas oder Papas Hilfe einzuschlafen – etwa in der Kita, bei der Tagesmutter oder wenn sie zum ersten Mal bei Oma und Opa übernachten. Unsere bewährtesten Einschlafstrategien für dieses Alter:

- **Keine Kämpfe um die Bettgehzeit:** Wenn kleine Kinder sprechen lernen, lautet eins ihrer ersten Worte »Nein«. Ein wunderbares, ein machtvolles Wort! »Komm,

Schatz, ab ins Bett.« – »Nein!« Und jetzt? Wir möchten Sie ermutigen, jetzt nicht in den weit verbreiteten Kampf ums Schlafengehen einzusteigen, der in so vielen Familien allabendlich ausgefochten wird. Sondern stattdessen diese Grenze Ihres Kindes erst mal zu akzeptieren: »Du willst noch nicht ins Bett? Okay, dann probieren wir es in zehn Minuten noch mal.« Heißt das, dass aus unserer Sicht Einjährige selbst bestimmen sollten, wann sie ins Bett gehen? Nicht unbedingt – zumal hier ja

Entwicklungssprünge machen nähebedürftig

»Unser Baby war von Anfang an ein super Schläfer und jetzt, kurz vor dem ersten Geburtstag, klappt plötzlich gar nichts mehr! Es schläft nicht allein ein, es schläft nicht mehr durch, was ist nur mit ihm los?« Oft stellen wir uns die Entwicklung unserer Kinder wie eine gerade Linie vor: Erst lernt es was und dann kann es das. Einmal guter Schläfer, immer guter Schläfer. Doch so ticken Babys nicht. Sie schlafen mal erstaunlich lang am Stück und dann kriegen sie einen Zahn und wachen wieder stündlich auf. Oder sie schlafen wochenlang problemlos allein ein, bis sie eines Tages zu fremdeln beginnen und plötzlich mehr Nähe brauchen.

Vielen Eltern fällt es schwer, diese scheinbaren Rückschritte liebevoll zu begleiten, weil sie dabei im Stillen immer denken: Ich weiß doch, dass du das kannst! Doch gerade zu Beginn des Krabbelalters und um den ersten Geburtstag herum machen viele Babys so einen Sprung in Richtung Selbstständigkeit, dass sie abends und nachts zum Ausgleich eine Extraportion Nähe als Rückversicherung brauchen. Ihr Kind nun besonders eng zu begleiten, ist deshalb kein Rückschritt, sondern einfach eine Reaktion darauf, was es jetzt braucht. Und keine Sorge: Sobald dieses Bedürfnis erfüllt ist, wird es wieder verschwinden und Ihr Kind wird so gut schlafen wie zuvor.

eher ein Zielkorridor verhandelt wird als ein willkürlicher Zeitpunkt. Es gibt Familien, die damit gut fahren, und andere, für die dieser Weg nichts ist. Beides ist legitim. Aber eines erleichtert aus unserer Sicht für alle das Einschlafen ungemein: Wenn es nicht mit Zwang verbunden ist, sondern wie eine freundliche, aber bestimmte Einladung erlebt wird: »Komm, mein Schatz, im Bett warten deine Milch und dein Bilderbuch, und dann sehen wir nach dem Lesen, ob du müde bist!«

- **Unterwegs schlafen:** Einjährige tagsüber zum Schlafen zu bewegen, kann eine Herausforderung sein. Es ist nicht ungewöhnlich, dass müde Kleinkinder lieber noch dreimal aus dem Bett klettern und durch die Wohnung torkeln, als einfach liegen zu bleiben. Was hilft: den Mittagsschlaf nach draußen zu verlegen und das Kleine entweder in der Trage oder im Kinderwagen einschlafen zu lassen.
- **Woanders schlafen:** Was die Einschlafbedürfnisse von Einjährigen angeht, ist im Vergleich zum ersten Lebensjahr bei den meisten Kindern kein großer Unterschied zu vermelden. Sie schlafen immer noch am besten ein, wenn sie Mama oder Papa dicht in ihrer Nähe wissen und sich nicht allein fühlen. Doch das heißt nicht, dass es woanders nicht auch anders klappt. Viele Eltern sind verblüfft, wenn sie hören, wie problemlos ihr Kind in der Kita oder bei der Tagesmutter eingeschlafen ist – auch ohne die vertraute Kuschelei. Das Geheimnis: Kleine Kinder sind Herdentiere. Wenn alle Kinder schlafen, schlafen sie mit.

Einschlafhilfen für Zwei- bis Dreijährige

»Selber machen!« Das ist der Schlachtruf der Zweijährigen. Alles wollen sie jetzt allein schaffen: Schuhe anziehen, Brote schmieren, Zähne putzen – und auch einschlafen? Nein, wenn es ans Ins-Bett-Gehen geht, werden die meisten Zweijährigen ganz schnell wieder klein. »Mama, dableiben!«, sagen sie mit bittendem Blick und es ist gut, darauf einzugehen, denn liebevolle Begleitung brauchen unsere Zweijährigen noch immer.

Und noch etwas macht das Schlafen im Kleinkindalter zu einer neuen Herausforderung. Was den Schlaf angeht, haben die Kinder jetzt zwar den allergrößten Teil auf die

Nacht gepackt, aber es fehlt eben noch ein Stück, und an diesem Mittagsschlaf hängt jetzt entsprechend viel. Ohne Mittagsschlaf sind die Kleinen rasch überfordert, wenn sie dagegen mittags richtig gut schlafen, sind sie abends manchmal noch recht munter. Auch ihre Entwicklung zum eigenen Selbst hat Auswirkungen auf den Schlaf: Die Kinder haben jetzt eine viel persönlichere Sicht auf die Welt, alles ist viel wuchtiger und auch anstrengender, weil sie jetzt allmählich die Sicht durch die eigenen Augen durch die Sicht aus der Perspektive der anderen Menschen ergänzen. Verständlich, dass die Kleinen jetzt abends öfter auf 180 sind, so viel, wie da verdaut werden muss und nachwirkt. Da ist Entspannen jetzt nicht mehr so einfach und oft müssen dazu »neue« Wege gefunden werden. Viele Rituale aus der Babyzeit weichen damit langsam neuen Routinen. Unsere Einschlafideen für Zweijährige:

- **Mitbestimmung ist alles:** Zweijährige sind berüchtigt für ihre Wutausbrüche, vor allem zur Schlafenszeit. Dabei rührt ihr Frust oft daher, dass sie das Gefühl haben, dass ständig über sie bestimmt wird, ohne dass sie mitbestimmen dürften. Und dabei sind sie doch schon so groß! Bei näherem Hinsehen ist diese Beschwerde gar nicht mal so unberechtigt. Schließlich haben die wenigsten Zweijährigen ein Mitspracherecht darüber, wann es in die Kita geht, was es dort zu essen gibt, wann und von wem sie aus der Kita abgeholt werden, wann der Papa nach Hause kommt … und dann bestimmen auch noch andere, wann und wie sie ins Bett gehen sollen? Ganz schön gemein! Wenn wir den Tagesablauf unserer Kinder aus dieser Perspektive betrachten, erschließt sich leicht, warum wir dafür plädieren, Zweijährigen mehr Gestaltungsspielraum gerade beim Thema Einschlafen einzuräumen. Natürlich in einem Rahmen, der sie nicht überfordert und der auch für den Rest der Familie tragbar ist. Bewährt haben sich in diesem Zusammenhang Entweder-oder-Entscheidungen: die grüne oder die rote Zahnbürste? Wimmelbuch oder Piratengeschichte? »Schlafe, mein Prinzchen« oder »Guten Abend, gut' Nacht«? So spürt das Kind, dass es durchaus Einfluss nehmen kann auf seine Schlafenszeit, und schläft deshalb auch leichter ein.
- **Einschlafen im eigenen Bett:** Viele Zweijährige schlafen Abend für Abend im Familienbett (siehe ab Seite 195) ein und wollen daran auch ganz bestimmt nichts

ändern. Solange es allen Beteiligten damit gut geht, ist das wunderbar. Schließlich hat der positive Einfluss des Familienbetts auf die Schlafsituation vieler Familien kein Mindesthaltbarkeitsdatum. Doch wenn Eltern ihr Bett gern mal wieder für sich hätten, ist das dritte Lebensjahr ein besonders günstiger Zeitpunkt, um ihrem Kind das Einschlafen im eigenen Bett schmackhaft zu machen. Denn für Zweijährige mitten in der Autonomiephase gibt es kaum etwas Verlockenderes, als etwas »wie die Großen« zu tun. Viele Familien machen deshalb gute Erfahrungen damit, den Umzug ins Bett für große Kinder regelrecht zu zelebrieren. Das Kind darf sich seine erste eigene Bettwäsche aussuchen, damit wird das Bett feierlich bezogen und dann neben dem vertrauten Elternbett aufgestellt. Zum ersten Mal im eigenen Bett einzuschlafen, ist dann oft ein bisschen tricky. Bei allem Großseinwollen siegt an diesem Punkt oft die Sehnsucht nach der vertrauten Geborgenheit im Familienbett. Doch mit viel Körperkontakt und liebevoller Begleitung gelingt vielen Zweijährigen der Schritt, zum ersten Mal im eigenen Bett einzuschlafen. (Auch wenn sie nachts natürlich trotzdem irgendwie wieder in der Besucherritze gelandet sind.)

- **Vor dem Einschlafen aufs Töpfchen:** Im dritten Lebensjahr beginnen viele Windelkinder bewusster zu spüren, wann sie mal müssen. Und das kann sie tatsächlich vom Einschlafen abhalten. Deshalb machen viele Eltern im Laufe des dritten Lebensjahres die Erfahrung, dass ihre Kleinen leichter in den Schlaf finden, wenn sie direkt vorm Ins-Bett-Gehen noch eine Sitzung auf dem Töpfchen einlegen. (Manche Eltern lesen dann da die Gutenachtgeschichte vor.) Ruhig ausprobieren!

Kindergartenkinder in den Schlaf begleiten

Schlafenszeit ist Bindungszeit. Das gilt auch und gerade im Leben mit größer werdenden Kindern. Denn um tagsüber immer weitere Kreise zu ziehen, brauchen unsere Kinder uns abends als einen sicheren Hafen, wo sie ruhig werden und loslassen können. Im dritten bis fünften Lebensjahr kommt noch etwas Weiteres dazu: die sogenannte magische Phase, in der Kinder der Welt mit einer blühenden Fantasie begegnen. Monster und Geister, mit denen sie jetzt Bekanntschaft schließen, tragen das Ihre dazu bei, den Kindern das Einschlafen zu erschweren. Die wichtigste »Regel« für friedliche Abende und gute Nächte mit Kindergartenkindern lautet aus unserer Sicht deshalb: Schlaf ist kein Erziehungsfeld. Das Ins-Bett-Bringen ist weder eine geeignete Gelegenheit, um Machtfragen zu klären, noch, um Grenzen abzustecken. Wenn Ihr Kind die Erfahrung macht, dass es Sie zur Schlafenszeit zu einer Geschichte mehr erweichen kann, heißt das nicht, dass Sie inkonsequent sind. Solange Sie sich okay dabei fühlen, ist alles gut. Und wenn Ihr Kind Ihre Hand zum Einschlafen braucht, heißt das nicht, dass es unselbstständig ist. Denn Schlafenszeit, das ist die Zeit, in der unsere großen Kinder wieder klein und verletzlich werden und unsere Liebe besonders brauchen.

- **Ruhigwerden vor dem Schlafengehen:** Viele Kinder drehen vor dem Schlafengehen noch mal richtig auf. Sie wollen toben, rangeln, eine Kissenschlacht machen – und wehren sich heftig, wenn der Spaß plötzlich vorbei ist und sie ins Bett gehen sollen. Aus diesem Grund fahren viele Familien gut damit, schon etwa eine Stunde vor der angepeilten Bettgehzeit einen Gang runterzuschalten und die Aktivitäten des Tages langsam in das ruhigere Abendprogramm übergehen zu lassen. Gemeinsam ein Puzzle zu legen, ein Bild zu malen, ein Buch anzugucken oder ein Hörspiel anzuhören, kann Eltern und Kindern dabei helfen, langsam zur Ruhe zu finden.
- **Beim Allein-Einschlafen unterstützen:** Viele Kinder schlafen auch mit drei, vier und fünf Jahren am besten ein, wenn Mama oder Papa an der Bettkante sitzt. Aber gerade in diesem Alter sind die Chancen gut, auf sanfte Weise aus der Nummer rauszukommen – denn nun sind die meisten Kinder so weit, dass sie auch einschlafen können, wenn sie Mama oder Papa in der Nähe, aber nicht unbedingt im selben Zimmer wissen. Auch verstehen sie jetzt gut, wenn man ihnen sagt: Ich kann noch ein bisschen bei dir sein, aber ich muss dabei noch meine E-Mails erledigen. Oder, oder, oder. Die Umgewöhnung vom Händchenhalten bis zum Einschlafen hin zum selbstständigen In-den-Schlaf-Finden klappt in diesem Alter oft ganz unaufgeregt, indem Eltern schlicht kleine Ausreden erfinden, um nach dem vertrauten Abendritual noch mal kurz das Zimmer zu verlassen. »Ich muss noch mal kurz die Waschmaschine anschalten, bin gleich wieder da« – und schon macht das Kind die Erfah-

rung, dass es völlig okay ist, auch mal eine Minute allein im Dunklen zu liegen. Mama oder Papa kommt ja wieder. Leider müssen die nach einigen Minuten aber noch mal los: »Jetzt muss ich kurz die Wäsche aufhängen.« Je geräuschvoller die Tätigkeiten sind, die jetzt anstehen, umso besser. Hört das Kind die Eltern in der Küche oder im Bad rumoren, spürt es ihre Nähe auch dann, wenn sie nicht direkt neben ihm sitzen, und schläft darüber ganz friedlich ein. So gewöhnen sich Kindergartenkinder meist sehr schnell daran, dass Mama oder Papa abends nach einer bestimmten Zeit noch mal rausmüssen und ein paar Dinge im Haushalt erledigen. Wichtig ist Verlässlichkeit: Wenn Sie versprochen haben, noch mal ins Kinderzimmer zu kommen, sollten Sie das auch machen.

- **Mit Musik einschlafen:** Ruhige Musik hat einen erstaunlichen Effekt auf unseren Körper: Sie verlangsamt unseren Herzschlag, lässt unsere Atmung ruhiger und tiefer werden und entspannt die Muskeln. Da überrascht es nicht, dass auch viele Kinder besser einschlafen, wenn sie abends nicht in der Stille liegen, sondern leiser Musik lauschen. Wer mag, kann das Abspielen einer bestimmten Playlist fest in das Abendritual einbauen: Erst gibt's eine Geschichte, dann wird der Player gestartet und die Nachttischlampe ausgemacht und Mama oder Papa verlässt das Zimmer.

Geschwister in den Schlaf begleiten

Aus unserer eigenen Elternerfahrung wissen wir: Mehrere Kinder gleichzeitig ins Bett zu bringen, kann eine Herausforderung sein. Aber es können daraus auch wunderschöne Rituale entstehen. Beispiel Einschlafstillen: Viele Mütter machen gute Erfahrungen damit, ihr Baby im großen Bett in den Schlaf zu stillen, während sich das ältere Geschwisterkind an ihren Rücken kuscheln darf. Schläft das Kleine, dreht sie sich um und liest dem älteren Kind noch eine Geschichte vor. Oder sie stillt das Kleine und liest dabei dem großen Kind was vor. Was auch geht: den älteren Geschwistern eine Gutenachtgeschichte vorlesen, während man im Kinderzimmer herumgeht und das jüngste Kind auf dem Rücken in den Schlaf trägt.

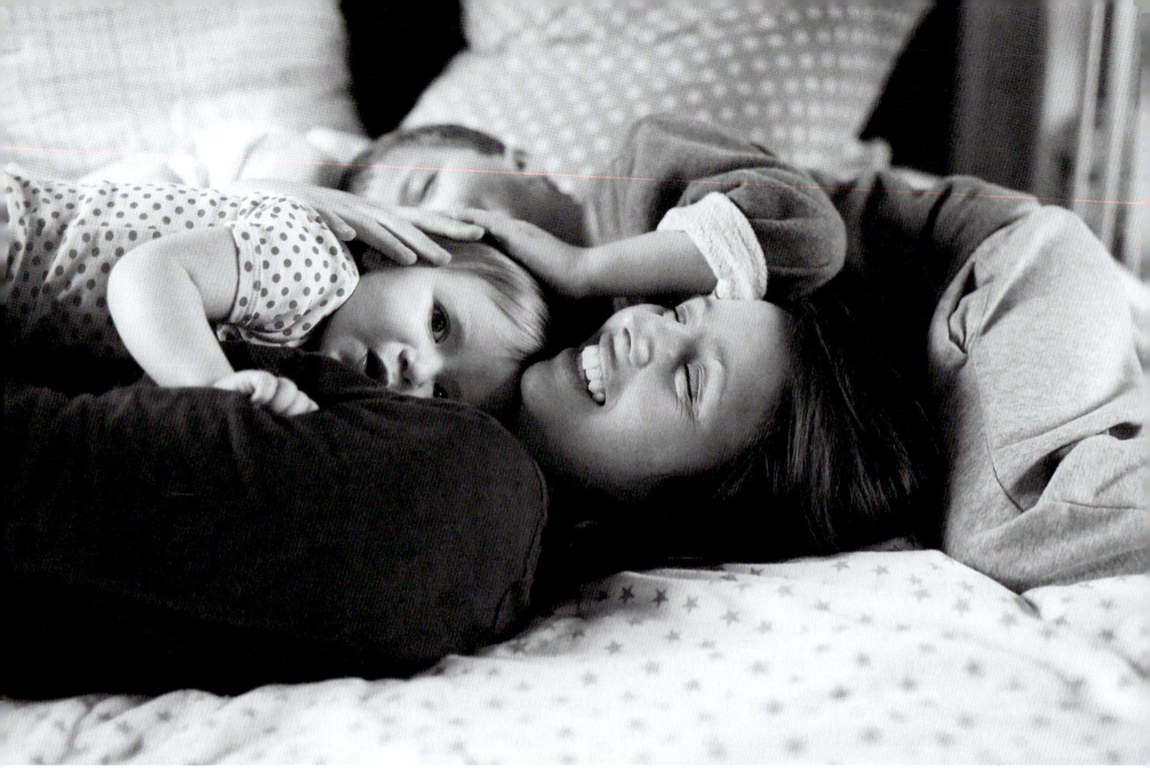

OBEN *Mehrere Kinder gleichzeitig ins Bett zu bringen, stellt Eltern vor Herausforderungen – vor allem, wenn die Bedürfnisse stark auseinandergehen. Was meistens hilft: Sich gemeinsam ins große Bett kuscheln, damit keiner allein sein muss.*

Krachen die unterschiedlichen Bedürfnisse so aufeinander, dass ein gemeinsames Ins-Bett-Bringen unmöglich ist, hilft oft die Frage danach, wer mehr leidet, um die Bedürfnisse aller Familienmitglieder zu priorisieren. Leidet das hungrige Baby am meisten, wird es zuerst in den Schlaf begleitet, die älteren Geschwister müssen so lange warten. Braucht das Kleinkind dringend die ganze Aufmerksamkeit, muss vielleicht auch das Baby im Tragetuch etwas meckern, bevor Zeit ist, es in den Schlaf zu stillen. Niemand kann sich beim Ins-Bett-Bringen vierteilen. Zu warten und mal zurückzustecken gehört zu Geschwisterbeziehungen. Wichtig ist nur, dass kein Kind dauerhaft das Gefühl hat, hinter den Bedürfnissen seines Geschwisterkinds nicht mehr gesehen zu werden.

Und wie geht es mit Zwillingen?

Eltern von Zwillingen stehen vor einer besonderen Herausforderung: Sie müssen nicht nur zwei Babys in den Schlaf und durch die Nacht helfen, sie haben es dabei oft auch noch mit Frühchen zu tun, die weniger robust sind als reif geborene Kinder. Und das bedeutet, dass ausgerechnet die doppelt geforderten Eltern von Mehrlingen davor zurückscheuen, mit ihren Babys im Familienbett zu schlafen. Tatsächlich wird von verschiedenen medizinischen Fachorganisationen davor gewarnt, mit (ehemaligen) Frühchen oder mit Zwillingen das eigene Bett zu teilen. Allerdings ist bis heute umstritten, ob das SIDS-Risiko für reif geborene Zwillinge im Elternbett erhöht ist. Wir können Zwillingseltern deshalb nur dazu ermutigen, ihre sehr kleinen Zwillingsbabys in einem eigenen (Beistell-)Bettchen nah bei sich schlafen zu lassen und sie erst zu sich ins Bett zu holen, wenn sie stark und robust genug dafür wirken und sich selbst drehen können. Das bedeutet nicht, dass Zwillinge in ihren ersten Lebenswochen allein schlafen müssten. Schließlich haben sie ja ein gleich altes Geschwisterchen! Beide Zwillingsbabys in einem Bettchen schlafen zu lassen, ist weit verbreitete Praxis in vielen Ländern und hat allen bisher durchgeführten Untersuchungen zufolge nur positive Effekte: Die Babys haben einen regelmäßigeren Herzschlag und eine stabilere Atmung. Und vor allem schlafen und wachen sie im selben Rhythmus – ein Riesenplus für die Eltern!

Geht es auch mit weniger Nähe?

Dass Kinder beim Einschlafen und in der Nacht unsere Nähe suchen, hat also gute Gründe. Doch wer nun glaubt, das natürlichste Elternverhalten sei, dieses Nähebedürfnis stets höchstpersönlich zu erfüllen, sitzt einem Trugschluss auf. Denn genauso, wie Eltern zu allen Zeiten überall auf der Welt darum bemüht waren, ihre Kinder gesund und sicher großzuziehen, haben sie auch zu allen Zeiten nach Mitteln und Wegen gesucht, sich die Sache ein wenig leichter zu machen. Ihre Strategie: kleine Helfer einzusetzen, die Kindern ein Gefühl von Nähe und Geborgenheit vermitteln. Zum Beispiel:

- **Schnuller und Nuckeltücher:** Sie befriedigen das angeborene Saugbedürfnis, das kleine Kinder eigentlich an der Brust der Mutter stillen, und schenken den Eltern im Idealfall mehr Freiheit (mehr zum Schnuller auf Seite 144).
- **Wiegen und Hängematten:** Die gleichmäßig rhythmischen Bewegungen geben Kindern das Gefühl, fast wie auf dem Rücken eines Erwachsenen gehalten, gewiegt und getragen zu werden.
- **Zischen, Summen und Singen:** Die Geräusche, mit denen Eltern rund um den Globus ihren Kindern bedeuten, dass sie nun einschlafen sollen, imitieren die Geräuschkulisse des täglichen Lebens, die dem Kind vermittelt: Du bist nicht allein.
- **Enge und Begrenzung:** Fest eingewickelt zu werden wie kleine Pakete, aus denen nur noch der Kopf herausschaut, fühlt sich für Babys ähnlich an, wie im straff gebundenen Tragetuch zu sein oder fest in den Armen gehalten zu werden, und kann ihnen deshalb beim Einschlafen helfen (mehr zum Pucken siehe Seite 146).
- **Puppen und Kuscheltiere:** Sie sollen das Grundbedürfnis erfüllen, auch nachts jemanden zum Kuscheln zu haben, ohne dass die Eltern daneben liegen müssen. Auch ein getragenes T-Shirt der Eltern wurde schon als Kuschelhilfe vorgeschlagen, allerdings sollte nicht zu viel Hoffnung darauf gesetzt werden, dass vor lauter Begeisterung der eigentlich zum T-Shirt gehörende »Inhalt« in Vergessenheit gerät.

Bleiben zwei Fragen: Ist es okay, dem Nähebedürfnis unserer Kinder mit solchen Hilfsmitteln zu begegnen? Und was sind mögliche Nachteile? Wir finden: Solange die Säuglinge die Tricks nicht durchschauen und dann in Not geraten, sind solche Abkürzungen okay, zumal wenn sie in Maßen genutzt werden. Denn Elternsein ist nun mal eine verflixt anstrengende Aufgabe. Und jeden Tag allein oder maximal zu zweit rund um die Uhr für ein kleines Kind zu sorgen, ist auch für uns Erwachsene alles andere als artgerecht. Da kleine Helfer einzusetzen, ist aus unserer Sicht nur legitim und sicher besser, als vor lauter Entnervtheit zu einem Schlaflernprogramm zu greifen. Nur sollte man realistisch bleiben: Gerade in den ersten Monaten funktionieren sie oft besser als später, wenn die Kleinen sich ihrer Bindungen schon bewusster sind. Auch scheinen die Tricks bei Säuglingen mit einem eher ausgeglichenen Temperament leichter zu klappen als bei gefühls- und reaktionsstarken Kindern, die oft das »volle« Programm brauchen.

Die meisten Eltern entscheiden sich in der Frage, ob sie das Nähe-, Nuckel- und Kuschelbedürfnis ihrer Kinder allein oder mit Hilfsmitteln befriedigen, ohnehin zu einem Mittelweg. Sie begleiten ihr Kind also selbst in den Schlaf, aber eben mithilfe eines Pucksacks, Schnuffeltuchs oder einer Einschlaf-Playlist. Wenn es damit allen Beteiligten gut geht: wunderbar! Ob Eltern sich mithilfe dieser modernen Helfer ganz aus der Einschlafbegleitung zurückziehen, ist eine Entscheidung, die jede Familie für sich selbst treffen muss. Fest steht: Ein liebevoller Tagesabschluss mit ausgiebigem Kuscheln ist auch dann wichtig, wenn die Einschlafbegleitung selbst Schnuller, App und Teddybär übernehmen.

Und was ist mit Alleinschläfern?

Dass ihr Kind zur seltenen Gattung der Alleinschläfer zählt, merken Eltern oft eher zufällig: weil ihr Baby immer dann auf der Krabbeldecke einschläft, wenn gerade niemand im Zimmer ist. Anders als andere Babys weint und schreit ihr Kind auch nicht, wenn es allein in sein Bettchen gelegt wird und Mama den Raum verlässt, sondern kuschelt sich gemütlich in die Matratze und schläft ein. Wir wurden tatsächlich schon gefragt, ob solche Babys eine Bindungsstörung haben. Die Antwort heißt: Nein, sie haben vielmehr ein sehr elternschonendes Temperament. Spricht irgendetwas dagegen, diese Kinder zum Einschlafen allein zu lassen? Nein! Aber zwei Dinge sollten ihre Eltern trotzdem im Hinterkopf behalten. Erstens: Babys, die am liebsten ohne Hilfe einschlafen, sollten dann eben bei allen anderen Gelegenheiten auf die so wichtige Kuschelzeit mit ihren Eltern kommen, etwa beim Füttern, Wickeln und Spielen. Und zweitens: Wenn ein Baby von sich aus gern allein einschläft, hat das nichts mit der richtigen Erziehung zu tun, sondern ist schlicht und einfach Zufall. Die beste Krabbelgruppenstrategie für Eltern von kleinen Alleinschläfern bei Schlafthemen heißt deshalb: schweigen und genießen.

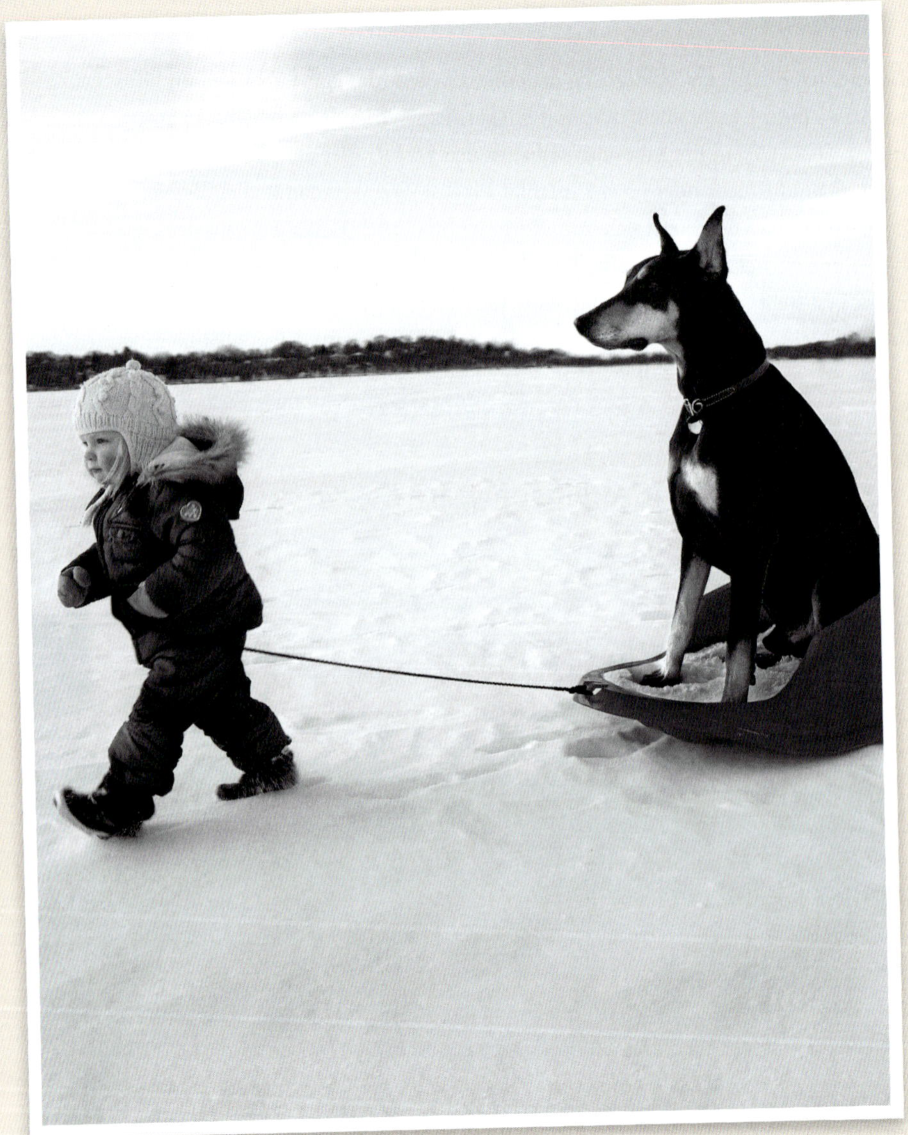

EINFACH DURCHSCHLAFEN

SO KLAPPT DIE REISE DURCH DIE NACHT

Elternsein kostet Kraft. Genügend Schlaf zu bekommen, ist deswegen kein Luxus, sondern schiere Notwendigkeit. Wir brauchen die Erholung, um tagsüber gut für uns und unsere Kinder sorgen zu können. Gleichzeitig haben kleine Kinder das Bedürfnis, auch nachts Milch zu trinken und zu kuscheln – und unterbrechen damit wieder und wieder unseren Schlaf. Wie können wir dieses Dilemma auflösen? Mit ausgefüllten Tagen, kuscheligen Nächten und dem Mut, belastende Schlafsituationen mit liebevoller Begleitung zu verändern.

FÜR GANZ MÜDE: DER NOTFALL-SCHLAFPLAN

Es gibt Momente, da ist die Erschöpfung so groß, dass keine Kraft für aufwendige Schlafveränderungen bleibt. Deshalb haben wir hier ein Erste-Hilfe-Paket für müde Eltern geschnürt, das sofort Wirkung zeigt.

Sie sind so müde, dass Sie kaum noch geradeaus gucken können? Ihr Körper ist so erschöpft, dass es wehtut? Sie sind unkonzentriert und könnten jederzeit im Stehen, Sitzen oder auf dem Boden liegend einschlafen? Dann brauchen Sie kein Schlaflernprogramm. Sondern schlicht und einfach das: eine Mütze voll Schlaf!

Erste Hilfe für erschöpfte Eltern

- Ihr Baby ist noch so klein, dass es nicht davonkrabbeln kann? Dann bleiben Sie mit ihm im Bett. Den ganzen Tag, die ganze Nacht. Denn stillen und wickeln können Sie es auch im Liegen. Und wenn es sein muss, im Halbschlaf ein bisschen mit ihm spielen. Und wenn Ihr Baby müde wird und einschläft, schlafen Sie einfach mit!

- Sie haben das Glück, einen kinderlieben Menschen in Ihrer Nähe zu haben? Ob Opa oder Nachbarin: Nehmen Sie das Angebot an, Ihr Kind für einige Zeit gut betreut zu wissen, damit Sie schlafen können. Dazu müssen sich die Babysitter gar nicht unbedingt aus der Wohnung entfernen. Im Nebenzimmer ihr Baby fröhlich gurgeln zu hören, ohne zuständig zu sein, ist für viele Eltern sehr entspannend.
- Viele Eltern kennen das Dilemma: Wenn das Kleine schläft, wäre eigentlich Zeit, selbst zu schlafen. Gleichzeitig ist diese Zeit auch die einzige, um etwas für sich selbst oder im Haushalt zu erledigen. Bei akutem Schlafdefizit ist es trotzdem klüger, sich abends mit dem Baby hinzulegen. So tanken Sie Energie für den nächsten Tag und haben mehr Kraft für alles, was am Vorabend liegen blieb. Dasselbe gilt tagsüber: Wann lässt sich besser Schlaf sammeln, als wenn das Kleine schläft?

Entspannung ist (auch) Kopfsache

Früher haben wir uns total damit gestresst, während des Mittagsschlafs den Haushalt machen zu müssen – das ist ja die einzige Zeit des Tages, in der man mal zu was kommt. Doch dann merkten wir: So haben wir Eltern ja nie eine Pause! Jetzt haben wir deshalb eingeführt, dass wir mittags alle gemeinsam schlafen – und danach dann eben zusammen den Haushalt erledigen. Die Kinder machen das total gern, sie staubsaugen, wischen und putzen richtig mit. Klar, schnell voran kommen wir so nicht und hier steht öfter mal alles unter Wasser. Aber weil wir gut erholt sind, können wir Eltern dann auch darüber lachen!

Tanja, Mama von Paul und Mia

- Sie sind erschöpft vom nächtlichen Aufstehen, wollen aber eigentlich kein Familienbett? Dann erlauben Sie sich zumindest heute Nacht eine Pause von diesem Vorsatz. Legen Sie Ihr Kleines mit einem leichten Pyjama bekleidet neben sich, stillen Sie es in den Schlaf und erlauben Sie sich, dabei einfach mit einzuschlafen. Wird das Kleine nachts wach, darf es an der Brust trinken, dann schlafen alle weiter.

Wenn Schlafmangel wütend macht

Schlafmangel ist zermürbend. Ständig durchbrochene Nächte schwächen uns nicht nur körperlich, sie lassen uns auch seelisch auf Grund laufen. Kein Wunder, dass es da irgendwann zur Kernschmelze kommt! Von Wut und Verzweiflung regelrecht überwältigt zu werden, macht vielen Eltern Schuldgefühle: Nun wollte ich unbedingt ein Kind und jetzt würde ich es am liebsten an die Wand klatschen – das ist doch nicht normal! Dabei sind solche dunklen Gefühle durchaus nicht ungewöhnlich. Wichtig ist nur, sie als das Alarmsignal zu verstehen, das sie sind. Und sich und sein Kind vor den Folgen der eigenen Aggressionen zu schützen. Konkret heißt das: Wenn Sie den Impuls haben, Ihr Kind vor Wut und Verzweiflung zu schütteln, legen Sie es bitte unbedingt an einen sicheren Ort und verlassen Sie das Zimmer. Auch wenn das Kleine wahrscheinlich weint – in diesem Moment geht seine Sicherheit vor. Langfristig führt aus unserer Sicht im Übrigen nur ein Weg verlässlich aus der Aggressionsspirale heraus: konsequente Selbstfürsorge. Also kümmern Sie sich um Ihre eigenen Bedürfnisse so liebevoll wie um die Ihres Kindes. Erlauben Sie sich Pausen, in denen andere die Verantwortung für Ihr Baby übernehmen, damit Sie mehrere Stunden am Stück ungestört schlafen können. Und tun Sie sich selbst etwas Gutes, wann immer Sie können! Denn die geduldigsten Mütter sind die, die auch gut auf sich selbst achten.

»Heute bleiben wir im Bett!«

Vor Marie haben wir uns ab und zu am Wochenende einen richtigen Schlumpftag gegönnt: Ewig ausschlafen, bis nachmittags im Schlafanzug bleiben, dann Pizza bestellen und Serien gucken bis zum Abend. Dann kam Marie und mit ihr die durchgestillten Nächte, nach denen sie trotzdem morgens um sechs fröhlich und hellwach neben uns krähte. Und wir merkten: Dann jedes Mal aufstehen und fröhlich und aktiv in den Tag starten, ist ganz schön viel verlangt. »Warum bleibt ihr nicht einfach liegen?«, fragte unsere Hebamme, und wir guckten uns verdutzt an: Geht das denn?

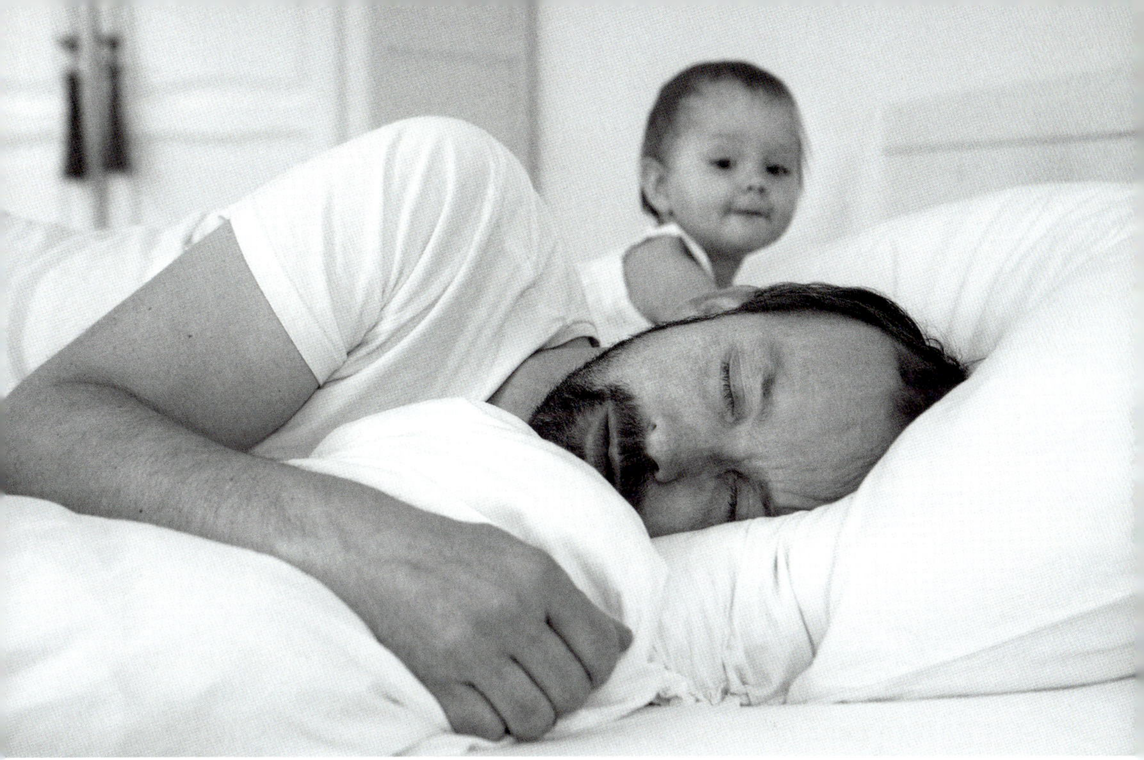

OBEN *Einfach mal den ganzen Tag im Bett zu bleiben, fühlt sich für viele Eltern erst einmal irgendwie verboten an, ist aber ein bewährtes Mittel gegen totale Erschöpfung im Babyjahr. Ausprobieren!*

Anfangs fühlte es sich fast verboten an: Weiterdösen, während die Kleine neben uns strampelte und rief. Doch dann dachten wir an die Worte unserer Hebamme: Marie bekam ja auch im Bett alles, was sie brauchte. Nähe, Milch und eine frische Windel. Genau an einem solchen Morgen fing Marie an, sich zu drehen. Bald fing sie an, morgens durchs Bett zu kugeln, während wir noch dösten. Als Marie älter wurde, fand sie morgens Spielzeuge und Pappbilderbücher und noch später Apfelschnitze und Weintrauben in einer kleinen Plastikdose. Dank dieser Schlumpfvormittage haben wir uns auch in der Baby- und Kleinkindzeit immer wieder richtig ausgeruht gefühlt.

Melanie und Chris, Eltern von Marie

AM TAG FÜR GUTE NÄCHTE SORGEN

Wenn kleine Kinder sich mit dem Schlafen schwertun, doktern wir oft am Abendritual herum – anstatt uns mal die Tage genauer anzusehen. Denn mit gemeinsamen Mahlzeiten, viel Bewegung und viel Nähe verbessern sich die Nächte oft wie von selbst.

Wenn unsere Kinder sich mit dem Schlafen schwertun, nehmen wir Eltern meist erst einmal die Abende und die Nächte genauer unter die Lupe: Ist das Abendritual zu lang oder zu kurz? Hält die Kleinen irgendetwas in der Nacht vom Schlafen ab? Steckt vielleicht Hunger oder Durst dahinter? Die Ursachen für Schlafprobleme kleiner Kinder sind meist nicht offensichtlich, sondern liegen ganz woanders verborgen – schließlich sind unsere Nächte immer auch ein Spiegel unserer Tage. Und so kann es sein, dass Dinge unseren Schlaf beeinflussen, die sich Stunden vor dem Zubettgehen abgespielt haben und die wir überhaupt nicht mit der Schlafsituation unserer Kinder in Zusammenhang bringen. Umso wichtiger erscheint es uns da, einmal einen Blick darauf zu werfen, was wir Eltern bereits tagsüber dafür tun können, dass unsere Kinder in der Nacht gut schlafen.

Entspannung finden will geübt sein!

Betrachtet man das Verhalten der Kinder im Tagesverlauf, so stoßen wir auf ein interessantes Phänomen: Sie wechseln beständig zwischen zwei Polen hin und her, als säßen sie auf einer Wippe! Einmal sind sie mutig und es drängt sie dazu, die Welt mit Neugier und leuchtenden Augen zu erforschen – sie leben ihren Wirksamkeitstrieb aus, wie die Bindungsforschung es nennt. Dann aber brauchen sie wieder die andere Seite der Wippe, sie wollen zur Ruhe kommen, sich bei ihren vertrauten Erwachsenen rückversichern und ihre Batterie dabei aufladen. Nur so können sie sich wieder der Welt zuwenden und auf Entdeckungsreise gehen! Die Kinder wechseln also – je jünger, desto häufiger – zwischen Anspannung und Entspannung hin und her. Und das ist gut so, denn für ihre Entwicklung brauchen sie ja beides: den sicheren Hafen ihrer Beziehungen, in dem sie zusammen mit ihren vertrauten Erwachsenen ihre Gefühle ordnen und verstehen lernen können, und die Gelegenheiten, die eigenen Kräfte zu erproben und auszubilden. Was hat diese »Wippe« mit dem Schlaf zu tun? Mehr als gedacht. Denn in diesem Hin und Her zwischen Anspannung und »Entladung« lernen die Kinder das Zur-Ruhe-Kommen und Sich-fallen-Lassen. Wenn sie diese Wippe ihres Alltags immer wieder entsprechend ihrer momentanen Bedürfnisse betätigen können, lernen sie, den Wechsel zwischen Aktivität und Entspannung immer flüssiger hinzubekommen.

Nehmen wir ein Beispiel. Wenn ein Säugling tagsüber einen »Durchhänger« hat und quengelig und nähebedürftig wird, können Mutter oder Vater darauf auf zwei Arten reagieren: Sie geben dem Kind einen Rückzugsraum, bieten ihm Nähe an und lassen es »runterfahren«. Ein Säugling wird vielleicht gestillt oder bekommt ein Fläschchen oder es wird gekuschelt oder sonst wie nach Erdung gesucht. Oder aber man bietet dem Kind noch eine Spielgelegenheit, lenkt seine Aufmerksamkeit auf etwas Spannendes und »überspielt« den Entspannungsbedarf. Man schickt das Kind, bildlich gesprochen, noch mal auf eine Runde. Das ist im Einzelfall nicht falsch oder problematisch, bei allzu regelmäßigem Gebrauch dieser Strategie können solche Kinder langfristig manchmal Schwierigkeiten mit dem Entspannen bekommen – sie sind einfach weniger darin geübt, dem Drang nach Entspannung nachzugeben.

Täglich raus ins Freie!

Schlafforscher aus Liverpool haben festgestellt: Babys und Kleinkinder schlafen nachts besser und länger, wenn sie tagsüber draußen an der frischen Luft waren – schon eine halbe Stunde scheint einen Unterschied für erholsame Nächte zu machen. Für uns Eltern bedeutet das, dass wir uns in Sachen Babyschlaf ruhig etwas von der Schlafphilosophie finnischer Familien abschauen können: Die sind nämlich überzeugt, dass Babys und Kleinkinder tagsüber am besten in einem großen gemütlichen Kinderwagen auf der Veranda schlafen. Auch im Winter! Tatsächlich berichten finnische Forscher, dass drei Monate alte Säuglinge bei kalten Temperaturen im Freien ganze 92 Minuten länger schlafen, als wenn sie drinnen schlafen!

Achtung, aufregendes Essen

Leider gibt es kein Essen, das Kinder zu Superschläfern macht, auch wenn das immer wieder behauptet wird. Was es allerding gibt, ist eine einfache Regel: Kinder schlafen am besten, wenn sie satt, aber nicht überfüllt sind. Manche Eltern machen die Erfahrung, dass nicht nur Koffein, sondern auch Zucker oder der Lebensmittelfarbstoff Tartrazin (E 102 – unter anderem in Limonaden, Backwaren und Süßigkeiten, aber auch in Senf und Schmelzkäse) ihre Kinder »aufdreht« und vom Einschlafen abhält. Sollte das auf Ihre Situation zutreffen: Einfach weg damit!

Generell gilt: Gerade im Krabbelalter sind kleine Kinder oft so damit beschäftigt, die Welt zu entdecken, dass sie zum Essen schlicht keine Zeit haben und sich die notwendigen Kalorien dann nachts bei Mama holen. Gegensteuern können Eltern, indem sie bewusst ruhige Essenszeiten schaffen, bei denen sie mit ihrem Kind am Tisch sitzen und dabei auch selbst essen. Auch gut: das Kleine möglichst viel selbst essen lassen, anstatt ihm immer nur Brei in den Mund zu schieben. Gewöhnen sich kleine Kinder an gemeinsame Mahlzeiten, bei denen wirklich gegessen und nicht nur gespielt wird, wachen sie nachts oft seltener auf, um an der Brust zu trinken.

Was bringt der Abendbrei?

Unsere Einschätzung: Mit leerem Magen schläft es sich nicht gut; ein übervoller Magen ist auch nicht besser. Ab dem Beikostalter spricht natürlich nichts gegen einen leckeren, sättigenden Abendbrei aus Getreideflocken, Obstmus und Milch. Und wenn ein Baby jetzt nur Stillen oder Fläschchen will? Auch kein Problem, denn der Kaloriengehalt liegt da kaum darunter. Von extrasättigenden Guten-Abend-Milch-Zubereitungen und -Breimischungen raten wir ab. Diese sind oft mit Zuckern und anderen leeren Kalorien angereichert, die Babys in eine Art Fresskoma fallen lassen – und das ist nicht gesund.

Rettungsanker Dreamfeeding

Im Internet kursiert seit einiger Zeit der Tipp, bei nachts häufig wach werdenden Babys das sogenannte »Dreamfeeding« auszuprobieren. Dabei werden aber oft verschiedene Praktiken mit demselben Begriff belegt. Einmal wird darunter verstanden, dass ein Baby im Halbschlaf noch einmal gestillt oder mit dem Fläschchen gefüttert wird. Ein andermal, dass das Baby dafür aufgeweckt wird. Wieder ein anderes Mal wird auch eine besonders heftige Abendmahlzeit als Dreamfeeding bezeichnet. Bei der letzteren Version legen Mütter ihr Baby extra noch mal an die Brust (oder geben ein Fläschchen), bevor sie selbst ins Bett gehen, in der Hoffnung, dass es sich danach nicht so bald wieder meldet. Funktioniert die Traumgericht-Strategie? Bis heute ist das wissenschaftlich nicht wirklich untersucht. Allerdings legt eine US-amerikanische Studie nahe, dass Babys nachts länger am Stück schlafen, wenn sie kurz vor Mitternacht noch mal angelegt wurden, auch wenn sie gar nicht danach verlangten. Allerdings: die Studie wurde an Neugeborenen durchgeführt. Ob das auch für ältere Säuglinge gilt? Ausprobieren schadet nicht!

Fernseher, Smartphone, Tablet & Co.

Bildschirme sind aus unserem modernen Familienleben kaum wegzudenken. Und wir sind die Letzten, die Eltern deswegen ein schlechtes Gewissen machen würden. Dass Mütter beim Stillen gern die Zeit mit ihrem Smartphone nutzen oder vertreiben, dass Eltern sich mit einer halben Stunde Kinderfernsehen manchmal schlicht eine Pause im stressigen Alltag erkaufen – kennen wir, verstehen wir, finden wir ganz normal. Doch wenn wir uns daranmachen, die Schlafsituation einer Familie zu analysieren, kommen wir nicht drum herum, auch deren Medienkonsum einmal genauer unter die Lupe zu nehmen. Denn wann und wie viel Kinder und Erwachsene vor dem Bildschirm sitzen, kann immensen Einfluss auf unser Schlafverhalten haben.

Pauschale Empfehlungen gibt es nicht

Zum einen regt das bläuliche Licht, das von Tablet- und Smartphonebildschirmen ausgeht, unser Gehirn dazu an, die Produktion des Schlafhormons Melatonin herunterzufahren. Das heißt: Wer zum Einschlafen noch auf dem Handy surft, hält seinen Körper vom Müdewerden ab. Allerdings haben viele Smartphones mittlerweile einen sogenannten Nachtmodus, der die bläulichen Lichtfrequenzen aus der Bildschirmbeleuchtung herausfiltert. Wer also abends noch am Bett des Kindes am Handy liest, sollte diesen möglichst aktivieren.

Der zweite Grund ist die anregende Wirkung, die Fernsehsendungen, Apps und Spiele insbesondere auf kleine Kinder haben. Gerade weil sich Kinder eben nicht nur berieseln lassen, sondern aufgeregt und aktiv mitgehen, sind elektronische Medien zum »Runterkommen« für sie ungeeignet. Unserer Erfahrung nach verbessert sich die Schlafsituation häufig merklich, wenn sowohl für die Großen als auch für die Kleinen in den zwei Stunden vorm Zubettgehen jeglicher Bildschirmkonsum ausfällt. Gleichzeitig gibt es auch Hinweise darauf, dass auf neurodivergente Kinder – also etwa Kinder mit ADHS oder Autismus, deren Gehirne etwas anders arbeiten als die der meisten Menschen – Fernsehen den gegenteiligen Effekt haben kann: Sie sind danach ruhiger und ausgeglichener. Was wieder einmal zeigt: Es gibt keine Lösung, die für alle Menschen gleichermaßen funktioniert. Probieren Sie also auch in Sachen Medienkonsum ruhig ein bisschen herum, womit es Ihnen und Ihrem Kind am besten geht – und lassen Sie sich dabei nicht von anderen ein schlechtes Gewissen machen.

Gemeinsame Zeit

Während die meisten Babys hierzulande ihre Tage immer noch zu Hause verbringen, beginnt für immer mehr Kinder bereits im zweiten Lebensjahr die Zeit, in der sie mehrere Stunden täglich außerhalb der eigenen Familie verbringen. In der Kita oder bei der Tagesmutter werden sie Teil einer Kindergruppe, in der andere Regeln und Gesetzmäßigkeiten gelten als zu Hause. Das ist für sie unglaublich spannend – und unglaublich anstrengend. Um Eltern diese Anstrengung greifbar zu machen, vergleichen viele Kita-Erzieherinnen einen Fünf-Stunden-Tag in der Krippe für ein Kleinkind mit einem Acht-Stunden-Tag im Büro. Am Ende hat man viel gemacht, viel erlebt, viel zu verarbeiten, ist gleichzeitig aufgedreht und erschöpft – und braucht auf jeden Fall eine Weile, um wirklich im Feierabendmodus anzukommen.
Wenn wir unsere Kinder aus der Betreuung abholen, mögen sie müde sein, aber das heißt noch lange nicht, dass sie abends auch gut einschlafen können. Dafür müssen sie sich nämlich erst »geerdet« haben. Und dazu brauchen sie uns Eltern. Das Problem dabei: Wenn wir unsere Kinder nach der Arbeit abholen, sind auch wir selbst erschöpft und gestresst. So passiert es schnell, dass wir uns zwar vornehmen, nach der Kita noch intensiv »quality time« mit unserem Kind zu verbringen, aber vor lauter Getriebenheit nie richtig dazukommen, bis das Kleine ins Bett geht.
Wir haben die Erfahrung gemacht, dass sich die Schlafsituation bereits entspannt, wenn Eltern ihren Feierabend mit Kind bewusst anders planen. Statt zum Supermarkt zu hetzen, gibt es erst mal eine warme Milch und einen Keks für alle und genügend Zeit zum Kuscheln und Erzählen. Und der Einkauf wird danach gemeinsam erledigt. Aufgetankt und ohne Hektik.

LIEBEVOLL ZUM ZIEL: GEWOHNHEITEN VERÄNDERN

Wenn Kinder aus alten Schlafgewohnheiten herauswachsen, braucht man Zeit, um neue zu etablieren. Also bitte nicht warten, bis der Leidensdruck zu hoch wird! Denn dann ist die Versuchung groß, es mit »Schluss, aus, basta!« zu versuchen.

Geborgen einschlafen: Danach sehnen sich alle Kinder – und seien wir ehrlich: auch die meisten Erwachsenen. Ein Kind fühlt sich sicher und geborgen, wenn seine Grundbedürfnisse nach Nähe und Schutz erfüllt sind. Je älter Kinder werden, desto mehr schöpfen sie das Gefühl der Geborgenheit aber auch aus immer wiederkehrenden Ritualen und dem gewohnten, vertrauten Rahmen, in dem sie sich ohne Angst entspannen können. Da gehört vielleicht das Geklapper in der Küche dazu, vielleicht die Spieluhr, das Schlaflied und der Kuschelbär. All diese Zutaten sind irgendwann so fest mit der Einschlafsituation verbunden, dass sie selbst beim Einschlafen helfen. Eine solche Verknüpfung nennen Schlafforscher »Einschlafassoziation«, und genau solche Assoziationen können ein Ansatzpunkt sein, um die Schlafsituation in einer Familie auf sanfte und liebevolle Weise zu verändern.

Gute Assoziation, schlechte Assoziation?

In vielen Schlafratgebern ist von Schlafassoziationen die Rede, als seien sie beliebig austauschbar. Ein Baby müsse sich nur abgewöhnen, abends Nähe zu erwarten, und dafür angewöhnen, abends mit dem Teddy im Bett zu liegen – dann sei das Durchschlafen auch kein Problem mehr. Dass diese Theorie gleich in mehrfacher Hinsicht Quatsch ist, haben wir auf den Seiten 94 und 95 bereits ausführlich erklärt. Natürlich ist die Suche nach Nähe nicht einfach eine »schlechte Angewohnheit«! Und selbstverständlich lässt sich kein Baby freiwillig die Mama wegnehmen und durch einen leblosen Stoffbären ersetzen. Sehnsucht nach Nähe zu haben, ist eben keine erlernte Einschlafassoziation, sondern ein angeborenes Grundbedürfnis. Wir unterscheiden deshalb in diesem Buch zwischen erlernten Einschlafassoziationen und natürlichen Erwartungen. Manchmal können aber selbst natürliche Erwartungen tatsächlich zu Einschlafassoziationen werden – und sie können recht unpraktisch sein. Nehmen wir zum Beispiel das Geschaukeltwerden: Es ist natürlich, dass ein Baby durch rhythmisches Schaukeln zur Ruhe kommt, es kennt das ja vom Mutterleib. Aber es ist nicht natürlich, wenn ein Baby ausschließlich wippend auf dem Pezziball zur Ruhe kommt oder wenn es nur in aufrechter Haltung einschlafen kann. Eine solche Fixierung macht nicht nur das Einschlafen zu einer monotonen Sache, sondern erschwert dann irgendwann auch das Durchschlafen. Denn wie wir wissen, sind kleine Kinder dazu gemacht, in der Nacht mehrmals aufzuwachen – um zu trinken, um zu kuscheln, um Nähe und Sicherheit zu tanken (siehe ab Seite 23). Sind diese Bedürfnisse gestillt, schlafen sie im Normalfall auch wieder ein und dazu braucht es dann auch keine aufwendige Hilfe. Die Nähe der Eltern, das Geräusch ihrer ruhigen Atemzüge und ihr vertrauter Geruch reichen aus, damit das Kleine schnell wieder in den Schlaf findet.

Anders ist das bei Babys, die sich daran gewöhnt haben, ausschließlich auf dem Pezziball oder in der Schale im fahrenden Auto in den Schlaf zu finden. Wenn sie nachts aufwachen, wollen viele von ihnen wieder auf demselben Weg zurück in den Schlaf finden. Zu erklären, wie solche Einschlafassoziationen entstehen, ist nicht schwer. Sie entstehen durch Gewöhnung. Ein Baby erlebt etwas wieder und wieder und wieder und stellt eine innere Verknüpfung her: Aaaah, wenn Mama das T-Shirt hochschiebt, gibt es gleich Milch. Wenn ich auf den Wickeltisch gelegt werde, wird es gleich kühl am Po. Und wenn Papa mir den Schnuller gibt und mit mir auf dem bunten Gummiball auf und ab hüpft, dann ist Schlafenszeit. Je öfter Kinder das immer gleiche Programm erleben, desto enger zieht sich ihr Erwartungshorizont, und so passiert es schnell, dass Eltern auf der Suche nach Beruhigungsstrategien für ihr Baby eben beim Power-Wippen auf dem Pezziball landen – und, weil das so gut funktioniert, ihr Kleines irgendwann allabendlich in den Schlaf hopsen.

Nun sind wir Autoren die Letzten, die darin prinzipiell ein Problem sehen würden. Alles, was Eltern und Kindern guttut, ist gut! Wir haben selbst einige Erfahrung damit, unsere Kinder etwa über Monate abends in den Schlaf zu tragen. Das Problem ist aber: Was einmal gut ist, kann auch mal alt werden. Und es kann aus dem Ruder laufen. Und davor ist selbst die natürlichste aller Gewohnheiten nicht gefeit: das Nuckeln und Trinken an der Brust. Auch das Nuckeln ist ja ein Grundbedürfnis des Säuglings, durch das er Stress und Gefühle reguliert. Jede stillende Mutter kennt dieses »nicht-nutritive Stillen«, wie Stillberaterinnen es nennen. Nur, so manche Mutter kennt auch das Problem, dass die Kleinen nicht genug davon bekommen und dann die Nacht am liebsten nur noch am Busen verbringen. Da ist es gut zu wissen: Solche Gewohnheiten lassen sich verändern. Und man muss dabei nicht gleich zu brachialen Mitteln greifen.

Wäre es da nicht die ideale Strategie, unpraktische Gewohnheiten gleich gar nicht entstehen zu lassen? Genau das wird ja zum Teil empfohlen: Leg dein Baby immer wach ins Bett, damit es deine Brust nicht als Brücke in den Schlaf ansieht! Den Müttern wird sozusagen die Quadratur des Kreises empfohlen: Sie dürfen zwar stillen, aber nicht so doll, dass das Kleine dabei einschläft. Und der Vater, der abends sein Baby im Tragetuch zur Ruhe bringt, soll darauf achten, dass er das Kleine noch rechtzeitig aus dem Tuch schält, bevor ihm die Augen zufallen. Die Kleinen sollen zwar satt und müde werden, aber dem Schlaf sollen sie sich dabei nicht hingeben dürfen.

Wir sind anderer Meinung. Dass Babys dadurch einschlafen, dass sie bei ihren Eltern Entspannung finden, ist ein menschheitsgeschichtliches Erbe und keine falsche Sache. Ja, wir raten eindeutig davon ab, schon vorbeugend nach Lösungen für Probleme zu suchen, die es noch gar nicht gibt (und die in den meisten Fällen auch nie kommen werden). Wenn es etwas zu ändern gibt, können Eltern das immer noch tun, wenn die Zeit dafür gekommen ist. Aber auf liebevolle Art.

Gewohnheiten verändern

Haben Eltern das Gefühl, dass sich in ihr Abendritual bestimmte Routinen eingeschlichen haben, die für sie langsam zum Problem werden, ist es zunächst einmal wichtig, genauer hinzuschauen: Was sind Grundbedürfnisse, was sind Gewohnheiten?

- Das Kleine will nicht ohne Körperkontakt einschlafen? Das ist keine Einschlafassoziation, das ist ein Grundbedürfnis. Gute Idee: Nach einem Weg suchen, dem Kind diesen Körperkontakt so unaufwendig wie möglich zu geben, etwa lesend im Bett.
- Das Kleine wacht nachts zweimal auf und trinkt Milch in kräftigen Zügen? Das ist keine Einschlafassoziation, das Trinken stillt das Grundbedürfnis nach Nahrung, das kleine Menschenkinder auch nachts haben. Gute Idee: direkt nebeneinanderschlafen und im Halbschlaf im Liegen stillen.
- Das Kleine wacht nachts häufiger auf, trinkt ein bisschen, saugt dann aber noch eine Weile genüsslich, bis es einschläft? Auch das stellt zunächst einmal das Saugbedürfnis des Babys zufrieden und ist keine erlernte Assoziation. Gute Idee: Weiter wie bisher – solange es Mama damit gut geht.
- Das Kleine kann nur einschlafen, wenn es Mamas Brustwarzen zwischen seinen Händen zwirbeln oder durch Papas Haare wuscheln kann? Das sind typische Einschlafassoziationen, die verändert werden können. Das Kind bekommt nach wie vor Nähe und Begleitung, gewöhnt sich aber daran, sie auf andere Weise zu spüren.
- Das Kleine wacht jede Nacht 15-mal auf, trinkt drei Schlucke Milch und schläft wieder ein? Hier hat sich eine Gewohnheit verfestigt und mit dem Gefühl verwoben, ohne Mamas Brust im Mund nicht (wieder) einschlafen zu können. Belastet die Mutter das häufige nächtliche Stillen, hat sie gute Chancen, das zu ändern, indem das Baby sich allmählich an neue, brustfreie Wege in den Schlaf gewöhnt.

Gewohnheiten verändern – das Grundprinzip

Gewohnheiten haben eine Halbwertszeit. Das In-den-Schlaf-Tragen funktioniert bei einem kleinen Säugling gut, bei einem Zehn-Kilo-Prachtstück dagegen eher mit Rückenschmerzen. Auch das Stillen, das eine Zeit lang wie eine Narkose wirkt, steht irgendwann auf der Auslaufliste. Was also tun, wenn ein Kind weiterhin unsere Nähe braucht, um geborgen in den Schlaf zu finden?

Die gute Nachricht ist: Der Austausch von Gewohnheiten kann funktionieren – wenn man dabei nicht über die Möglichkeiten des Kindes hinausschießt. Wenn man also weiterhin das Sicherheitsbedürfnis des Kindes respektiert. Denn natürlich kann man einem Kind eine bestimmte Routine entziehen — sagen wir: das Einschlafstillen oder das Wippen auf dem Pezziball. Aber wenn man ihm dann auch noch den Menschen nimmt, mit dem die bisherige Routine verbunden war, ist mit echten Schwierigkeiten zu rechnen. Das Kind verliert ja dann auch das Gefühl der Sicherheit sowie die Möglichkeit, getröstet zu werden und Entspannung zu finden.

Ob die Umgewöhnung klappt, ist also vor allem eine Frage, welchen »Ersatz« man anbietet. Anders ausgedrückt: Man darf sich bei der Umgewöhnung nicht in der Schublade vergreifen und meinen, man könne eine »Sicherheits-Gewohnheit« durch eine »Unsicherheits-Gewohnheit« ersetzen. Das Kuscheln etwa durch Alleinsein. Die eigene Präsenz durch die Präsenz einer Puppe und so weiter. Wird die Umgewöhnung funktionieren, wenn man im Sicherheitsrahmen des Babys bleibt, also etwa das Einschlafstillen durch Kuscheln ersetzt oder das Wippen auf dem Pezziball durch das gemeinsame Liegen im Bett? Ja, denn der Austausch liegt innerhalb des »Sicherheitsbereichs« des Kindes. Er beinhaltet machbare Veränderungen, die die Bedürfnisse des Kindes nicht infrage stellen. Nur: diese Veränderungen brauchen Zeit, schließlich müssen dabei neue Wege zur Entspannung gebahnt werden. Und sie brauchen Begleitung und viel Toleranz. Denn mit Protest ist genauso zu rechnen, wie wenn uns Erwachsenen jemand eine lieb gewonnene Routine streichen will. Tatsächlich kommen da manchmal auch Tränen mit ins Spiel. Und die dürfen auch sein. Auch Babys dürfen traurig sein, solange sie ihre grundlegende Sicherheit nicht verlieren.

Mehr Vielfalt, bitte!

Wenn ein Kind sich auf einen ganz bestimmten Einschlafweg »eingeschossen« hat und dieser Weg zu nerven beginnt, machen viele Familien gute Erfahrungen mit der Strategie, ganz bewusst auf mehr Vielfalt in Sachen Einschlafen zu setzen. Hat sich das Kind beispielsweise angewöhnt, nur noch an der Brust einzuschlafen, schaffen sie nun ganz bewusst Situationen, in denen das Kleine auch anders einschläft: mal im Auto, mal im Kinderwagen, mal in der Tragehilfe auf dem Rücken beim Staubsaugen. Dadurch speichert das Kleine unbewusst die Erfahrung ab, dass Einschlafen auf verschiedene Weisen funktioniert. Als sehr hilfreich bei diesem Vorgehen hat es sich in der Praxis erwiesen, mehrere vertraute Bezugspersonen einzubeziehen: Wenn Oma das Kleine im großen Bett in den Schlaf streichelt, klappt das oft besser, als wenn Mama es versucht.

»Papa darf nur, wenn Mama weg ist«

Mein Sohn Linus ist daran gewöhnt, dass Papa oder Oma ihn ins Bett bringt, da ich seit der sechsten Woche nach der Geburt wieder jede Woche einen Abendtermin wahrgenommen habe. Wenn ich nicht zu Hause bin, funktioniert das wunderbar. Aber wehe, ich bin in der Nähe! Dann ist Linus erst zufrieden, wenn ich mich zu ihm kuschle. Kurz vor seinem zweiten Geburtstag haben wir es auch gewagt und ihn trotz nächtlichen Stillens bei der Oma schlafen lassen. Es klappte super und mittlerweile schläft er regelmäßig dort.

Lea, Mama von Linus

Schritt für Schritt

Zack, aus, Schluss! Nach diesem Motto verfahren viele Eltern, wenn ihnen ihre Schlafsituation aussichtslos erscheint. Für das Kind bedeutet das: Im Rahmen einer Radikalkur wird ihm von einem Tag auf den anderen all das weggenommen, was es bisher zum

Einschlafen kannte und brauchte. Die liebevolle Alternative dazu ist, das Einschlafritual in winzigen Einzelschritten in die gewünschte Richtung zu lenken, sodass das Kind mit den Veränderungen auch Schritt halten kann.
Ein gutes Beispiel dafür ist eine Strategie, die die US-Amerikanerin Elizabeth Pantley entwickelt hat, um Babys sanft das Einschlafstillen abzugewöhnen. Sie mag manchen Müttern etwas verkopft vorkommen. Andere sind für die klare Schritt-für-Schritt-Anweisung dankbar. Frau Pantleys Weg: Zunächst darf das Baby an der Brust einschlafen wie gewohnt; die Mutter löst jedoch die Lippen des Babys von ihrer Brust, sobald es eingeschlafen ist. Schreckt das Baby hoch oder weint, darf es noch einmal nuckeln. Sobald es einschläft, wird es aber wieder »abgedockt«. So geht das hin und her, bis das Baby einschläft und auch dann nicht aufwacht, wenn es die Brust unmittelbar, nachdem ihm die Augen zugefallen sind, loslassen muss. Am nächsten Tag versucht die Mutter nun, die Lippen des Babys einen Moment, bevor das Kleine einschläft, von ihrer Brust zu lösen. Wieder bekommt das Kleine die Brust sofort zurück, wenn es danach verlangt. Ziel ist, dass das Baby es diesmal schafft, den allerletzten Schritt des Einschlafens ohne Brust im Mund zu schaffen – auch wenn es eine Sekunde vorher noch getrunken hat. So wird Abend für Abend der Zeitpunkt des Ablösens von der Brust immer ein Stückchen weiter nach vorn gelegt. So gewöhnt sich das Kleine innerhalb einiger Wochen schrittweise daran, erst zu trinken und dann ohne Brust einzuschlafen – und schafft das hoffentlich auch in der Nacht. Auf ähnliche Weise lässt sich auch das Einschlaftragen oder Einschlafwiegen ausschleichen: Schritt für Schritt fahren Eltern die Einschlafhilfe zurück und erreichen schließlich, dass ihre bloße Nähe reicht.

Neue Einschlafhelfer etablieren

Teddy, Puppe, Schnuffeltuch: Nahezu jedes Baby bekommt solche niedlichen Wegbegleiter zur Geburt geschenkt. Und kaum ein Baby zeigt gesteigertes Interesse daran, zum Einschlafen mit einem Stofftier zu schmusen. Warum auch, denn in der menschlichen Evolution waren nun einmal Eltern und nicht Stofftiere für Schutz und Ernährung der Kleinen zuständig. Doch wenn das Kleine älter ist, können Kuscheltiere und

Co. durchaus ihre feste Rolle im Abendritual bekommen und uns Eltern damit entlasten. Eins sollten wir uns davon jedoch nicht versprechen: Dass sie uns einfach ersetzen können. Zum Einschlafen brauchen Kinder Geborgenheit. Und Kuscheltiere können durchaus dabei helfen, diese Geborgenheit zu schenken. Schließlich sind sie weich, vertraut und sehen niedlich aus. Der Clou: Wenn Eltern sie über Wochen und Monate kontinuierlich in das liebevolle Einschlafritual einbinden, verknüpft das Kind im Idealfall nach einiger Zeit das niedliche Tier mit der wohlig-entspannenden Einschlafsituation – und schläft deshalb mit dem Tier im Arm tatsächlich leichter ein. Wer diesen Effekt für sich nutzbar machen will, kann zum Beispiel beim Einschlafstillen ein kleines Kuscheltier dazunehmen und es direkt neben die Wange des trinkenden Babys legen. Dann riecht das Plüschtier nach einiger Zeit nicht nur nach Mama und Milch, die Berührung des weichen Fells an der Wange lässt das Kleine auch die Geborgenheit an Mamas Brust nachspüren – auch dann noch, wenn es nicht mehr in den Schlaf gestillt wird. Auch beim Tragen, Wiegen und Kuscheln kann ein Schmusetier dabei sein und dabei den Geruch und die Geborgenheit dieser Einschlafsituation quasi in sich aufnehmen und später verkörpern. Ein so positiv geprägtes Kuscheltier kann Zwei- bis Dreijährigen helfen, zusehends mit weniger Unterstützung einzuschlafen.

Ein Drache mit großen Nasenlöchern

Unsere Tochter hatte die Angewohnheit, mir beim abendlichen Kuscheln im Bett immer die Finger in die Nasenlöcher oder in die Ohren schieben zu wollen. Sie fand das wohl entspannend, ich fand es furchtbar – ließ sie aber einige Wochen gewähren, weil ich dachte, das gebe sich von selbst. Irgendwann war ich aber so genervt, dass ich sie richtig anschrie: Nun lass mich doch mal in Ruhe! Da hat sie natürlich geweint und erst recht nicht geschlafen. Schließlich nähte meine Frau ihr einen Schmusedrachen mit Extra-Ohr- und Nasenlöchern, genau richtig für ihre kleinen Finger. Darin vergräbt sie sich nun allabendlich regelrecht und ich bringe sie wieder gern ins Bett.

Marc, Vater von Lea

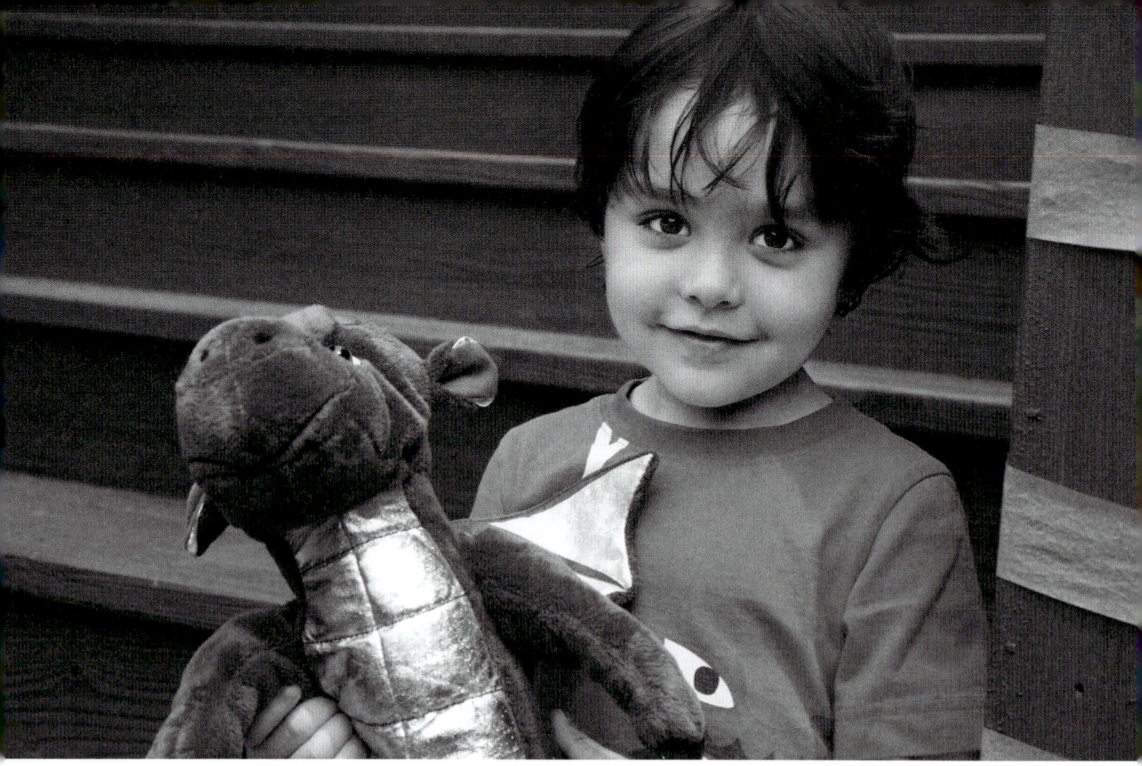

OBEN *Ein Kuscheltier allein reicht den meisten Kindern nicht aus, um sich geborgen zu fühlen. Aber es kann unruhigen »Knibblern« als Ersatz für Papas Hand oder Mamas Haare angeboten werden.*

Einen Ersatz anbieten

Viele Babys finden es beruhigend, zum Einschlafen an Mama oder Papa herumzufingern, zu grabbeln und zu nuckeln, und treiben ihre Eltern damit manchmal fast in den Wahnsinn. Auch hier kann ein Kuscheltier helfen. Nachdem es einige Tage beim Einschlafkuscheln einfach dabei war, können Eltern behutsam die rastlosen kleinen Hände in Richtung Stofftier umlenken – hier, an Teddys Zottelfell lässt es sich auch wunderbar herumzuppeln. Wenn Eltern das Kuscheltier als Knibbelersatz anbieten, gewöhnen sich die meisten Babys schnell an die Alternative und das Einschlafen entspannt sich.

Schlaf ist immer im Wandel

Immer wieder kommt es vor, dass Eltern eine Veränderung anstoßen und damit gefühlt auf Granit beißen. Was immer sie auch versuchen: Ihr Kind hält an den gewohnten Einschlafhilfen fest und lässt sich auf nichts Neues ein. So erging es auch mir, Nora Imlau, ausgerechnet bei meinem vierten Kind, als ich glaubte, alles über kleine Kinder und ihren Schlaf zu wissen. Und so meinte ich, meinem zweijährigen Kind auch das Einschlafstillen ab- und ihm das Schlafen im eigenen Bett allmählich angewöhnen zu können. Mit all den gerade benannten Strategien, die bei den älteren Geschwistern dieses Kindes schließlich auch irgendwie funktioniert hatten. Doch diesmal war alles anders. Meine kleine Tochter war einfach so willensstark und gleichzeitig so bedürftig, dass jede winzige Veränderung in unserer Abendroutine zu einem regelrechten Kampf ausartete – den ich regelmäßig verlor.

So hatte ich es etwa in einem Urlaub mit viel innerer Klarheit auf meiner Seite geschafft, dass mein Kleinkind nicht mehr an der Brust einschlief. Zehn Tage lang klappte es, dass ich mein meermüdes Kind abends ohne Stillen ins Bett bringen konnte. Am elften Tag schlief ich selbst zuerst ein – und wurde davon wach, dass ein zufriedenes Kind sich an meiner Brust in den Schlaf nuckelte. »Hört das denn niemals auf?«, dachte ich mehr als einmal. »Es wird irgendwann aufhören«, sagte meine Freundin Maria da zu mir. »Und dann wirst du es manchmal sogar vermissen.«

Sie schenkte mir ein Poster, das seitdem über unserem Familienbett hängt. »Die Tage sind lang, aber die Jahre sind kurz«, steht darauf. Dieser Satz hilft mir, nicht nur mit meinem jüngsten Kind geduldig zu bleiben – sondern auch mit mir selbst. Ja, ich darf genervt sein vom Einschlafstillen und mir wünschen, unser Bett so langsam mal wieder für uns zu haben. Und gleichzeitig darf ich ein bisschen wehmütig sein bei dem Gedanken, dass das hier alles irgendwann vorbei sein wird. Die ersten Vorzeichen zeigen sich bereits: Die letzten Abende hat meine Tochter manchmal das abendliche Stillen einfach vergessen. Was vor einem halben Jahr noch undenkbar schien, geschieht auf einmal wie von selbst. Weil Schlaf immer im Wandel ist, genau wie wir Menschen auch.

AUSHALTEN, TRÖSTEN UND BEGLEITEN

Kinder hängen an ihren Gewohnheiten. Sie sind von Natur aus konservativ. Besonders wenn es darum geht, von lieb gewonnenen Ritualen Abschied zu nehmen, brauchen sie viel Zeit, Nähe und den Trost ihrer Eltern.

Einschlafgewohnheiten ohne Tränen ändern – das ist der Traum vieler Eltern. Doch so sanft ist die Veränderung nicht immer zu haben: Sei es, weil die Eltern so auf dem Zahnfleisch gehen, dass sie keine Kraft für lange Umgewöhnungsaktionen haben. Sei es, weil das Kind so fest an seinen Schlafgewohnheiten festhält, dass die Eltern mit jedem vorsichtigen Änderungsversuch auf Granit beißen.

Was dann? Wir finden: Eltern haben das Recht darauf, eine für sie belastende Schlafsituation zu verändern. Genauso haben Kinder aber das Recht, dabei von ihren Eltern liebevoll getröstet und durch diesen Prozess begleitet zu werden. Konkret bedeutet das: Elternsein kann durchaus auch einmal bedeuten, unserem Kind eine Veränderung abzuverlangen, die ihm vielleicht nicht gefällt und die erst einmal zu Konflikten führt. Dafür brauchen wir Eltern zweierlei: unsere eigene Klarheit und Vertrauen in die Beziehung zu unserem Kind.

Wissen, was sich ändern soll

Wenn junge Eltern auf uns zukommen und nach Tipps für bessere Nächte fragen, lautet unsere erste Rückfrage stets: Was für Nächte wünscht Ihr euch denn? Die Antworten darauf sind oft ziemlich unkonkret. Das Kleine solle »eben besser ein- und länger durchschlafen«. Ja, das wäre schön. Nach unserer Erfahrung machen es solche schwammigen Erwartungen schwer, die Schlafsituation wirklich zu verändern. Denn wer an einer belastenden Situation wirklich etwas drehen will, der braucht zunächst ein realistisches Ziel vor Augen. Und dann eine Idee, wie er da hinkommen will. Der erste Schritt auf dem Weg zu einer veränderten Schlafsituation ist deshalb ein Realitätscheck:

- Wie genau ist unsere Lage?
- Was stört uns daran konkret? Geht es dabei wirklich um praktische Vorteile – oder um Ängste und Mythen, die vielleicht grundlos sind (siehe ab Seite 45)?
- Welche Veränderung wünschen wir uns?
- Ist dieses Ziel realistisch?
- Wie können wir dieses Ziel erreichen?
- Welchen Preis sind wir bereit dafür zu bezahlen?

Wie wichtig diese Fragen sind, zeigt das Beispiel zweier Familien, die uns unabhängig voneinander in einer ähnlichen Situation kontaktiert haben. Beide Elternpaare hatten Babys im Alter von neun bis dreizehn Monaten, die nachts noch sehr häufig wach wurden und an der Brust trinken wollten. Anna und Mats beantworteten unsere ersten drei Fragen so: »Im Moment lässt sich unser Sohn nur mit Stillen ins Bett bringen. Nachts wacht er alle zwei Stunden auf. Dadurch sind unsere Nächte extrem unruhig. Ständig muss einer von uns aufstehen und nach ihm sehen. Manchmal will der dann Milch trinken, oft aber auch nur kuscheln. Uns stört daran, dass wir alle nachts einfach nicht zur Ruhe kommen. Diese ständigen Wachphasen in der Nacht können doch auch für den Kleinen nicht gut sein, oder? Unser Ziel wäre, dass er einfach durchschläft, von acht bis sieben oder so. Wir wollen ihn aber nicht weinen lassen.«

Das Problem ist also klar: Anna und Mats sind erschöpft, weil sie nachts ständig aufstehen müssen. Ihr Ziel ist jedoch leider ziemlich unrealistisch. Für ein neun Monate altes

Baby ist es nicht artgerecht, nachts elf Stunden am Stück in seinem Bettchen durchzuschlafen, ohne einen Mucks zu machen. Es gibt solche Babys zwar – aber sie sind nicht die Regel. Anna und Mats sagen auch, welchen Preis zu bezahlen sie nicht bereit sind: Ihren kleinen Sohn schreien zu lassen.

Realistische Ziele formulieren

Im persönlichen Gespräch entwickelten wir deshalb ein modifiziertes, realistisches Ziel: »Wir wollen nachts nicht mehr so viel aufstehen müssen.«

Dieses Ziel erreichen Anna und Mats, indem sie kurzerhand eine Seite vom Gitterbett abbauen und es dann direkt an ihr eigenes Bett dranstellen – und zwar so, dass ihr kleiner Sohn neben Mats schläft. So kann der Vater seinen Jungen nachts im Halbschlaf beruhigen, wenn er nur kuscheln will, und ihn zweimal zu Anna rüberreichen, wenn er gestillt werden will. Das alles geschieht, ohne dass irgendjemand aufstehen muss – und Mats und Anna haben ihr Ziel erreicht, nachts nicht mehr aufstehen zu müssen und besser zu schlafen, ohne ihr Baby schreien zu lassen.

Das zweite Elternpaar, Lina und Evi, hat sein Baby bereits bei sich im Bett. Und kommt trotzdem nicht zur Ruhe. Ihre kleine Tochter will »gefühlt nur noch mit der Brust im Mund schlafen«, weshalb Evi sich völlig ausgebrannt fühlt. Auch ihr Wunsch lautet deshalb: Die Kleine soll nachts endlich durchschlafen, damit Mama mal Pause hat. »Für dieses Ziel«, sagt Evi, »bin ich zu fast allem bereit.« Das Problem ist in dieser Familie also, dass die Mutter am Stock geht und eine Pause vom nächtlichen Stillen braucht. Das Ziel – dass ihr Baby einfach die ganze Nacht durchschlafen soll – ist jedoch unrealistisch. Doch Evi sagt auch, dass sie bereit ist, fast jeden Preis zu zahlen. Ihr Leidensdruck ist hoch, sie will wirklich unbedingt etwas ändern.

Auf dieser Grundlage entwickeln wir gemeinsam mit Evi und Lina ein neues, realistisches Ziel: Evi wird nachts zwischen 23 Uhr und 4 Uhr morgens nicht mehr stillen. Evi und Lina wird klar: Niemand kann ihre kleine Tochter zum Durchschlafen zwingen. Aber Evi kann sehr wohl für sich beschließen, innerhalb eines bestimmten Zeitraums in der Nacht fürs Stillen nicht mehr zur Verfügung zu stehen. Ihre Tochter muss das nicht gut finden. Aber sie kann sich daran gewöhnen, wenn sie bei der Umstellung liebevoll begleitet wird.

In der Vorbereitung achten sie darauf, dass ihre kleine Tochter tagsüber regelmäßig an Evis Brust trinkt und zusätzlich Beikost bekommt, um ihren Kalorienbedarf zu decken. Dann erklärt Evi ihrer Tochter, dass ihre Brust von nun an nachts eine Pause braucht, und stellt ein Wasserfläschchen auf den Nachttisch (dass das Erklären auch für Babys wichtig ist, werden wir gleich noch sehen). Wird ihre Kleine nach dem Einschlafen vor 23 Uhr noch einmal wach, stillt Evi sie wie gewohnt. Während der festgelegten Stillpause jedoch tröstet Lina ihr kleines Mädchen und erklärt ihr, dass Mamas Brust Pause hat. Wenn sie Durst hat, kann sie Wasser trinken, Mamamilch gibt es erst morgen früh wieder (andere Eltern haben das Gefühl, dass ihr Kind nachts vielleicht noch Milch braucht, und bieten abgepumpte Milch an – das ist unseres Erachtens Gefühlssache). Ihre kleine Tochter tobt und schreit, weint und windet sich – und schläft irgendwann in Linas Armen ein. Evi tut ihr Mädchen leid, gleichzeitig ist sie klar in ihrem Ziel: Ich brauche diese Pause. In der nächsten Nacht wacht Evis und Linas Tochter nur noch zweimal auf, in der dritten einmal. Danach schläft sie in der Trinkpause durch.

Diese Beispiele zeigen: Selbst bei auf den ersten Blick sehr ähnlichen Schlafproblemen können ganz unterschiedliche Lösungen hilfreich sein. Je realistischer das Ziel und je klarer der Weg dorthin, desto erfolgreicher sind auch die Umgewöhnungspläne junger Eltern. Aber diese Beispiele sind natürlich immer nur eines: Beispiele. Andere Eltern würden auf demselben Weg vielleicht ganz andere Erfahrungen machen. Oder den Weg abändern. Die einen würden vielleicht ganz auf die Uhr verzichten und »einfach ein paar Stunden« als Ziel wählen. Die anderen würden vielleicht die Erfahrung machen, dass das alles bei ihrem Kind nicht so funktioniert, wie sie sich das vorgestellt haben – und zurück auf Los gehen (wir haben in Kapitel 4 einige grundlegende Gedanken zum Schlafstress angestellt). Oder dann eben doch einen gemeinsamen Mittagsschlaf als Notlösung ausprobieren. Anderen fällt genau zur rechten Zeit eine Oma vom Himmel – oder ein Mann, der angesichts der nächtlichen Aufgaben seiner Partnerin so in den Verwöhnmodus schmilzt, dass alles erträglicher wird. Was wir damit meinen? Der Wege sind viele. Das eine Programm gibt es nicht. Sie sitzen am Steuer!

Abstillen, damit die Nächte besser werden?

Viele Babys und Kleinkinder wachen mehrmals pro Nacht auf, um an Mamas Brust zu trinken. Was für viele Mütter die berechtigte Frage aufwirft, ob sie das Abstillen dem Durchschlafen näherbringen würde. Schließlich gäbe es für das Kleine dann eigentlich keinen Grund mehr, nachts immer wieder wach zu werden – oder? Tatsächlich ist ein Zusammenhang zwischen den Still- und den Schlafgewohnheiten kleiner Kinder nicht zu leugnen. Stillbabys trinken nachts durchschnittlich häufiger als Flaschenkinder und schlafen meist auch später durch (dass das aus evolutionärer Sicht kein Nachteil ist, sondern ein handfester Vorteil, haben wir auf Seite 17 beschrieben). Und auch das ist nicht zu leugnen: Wenn eine Mutter das Stillen als stressig empfindet, wird aus dem vormaligen Beruhigungsritual rasch eine Kampfzone: Das Baby spürt ja den Stress der Mutter und kommt deshalb selbst nicht gut zur Ruhe.

Umgekehrt gilt aber auch das: Obwohl stillende Mütter objektiv nachts meist häufiger geweckt werden, ist ihr Schlaf nicht weniger erholsam als der von Eltern, die ihrem Baby die Flasche geben (das liegt daran, dass stillende Mütter, die direkt neben ihrem Baby schlafen, die nächtlichen Unterbrechungen oft gar nicht bewusst wahrnehmen, das war Thema auf den Seiten 28 und 29). Insofern ist die Hoffnung, dass die Nächte durch das Umstellen auf die Flasche automatisch besser werden, nicht unbedingt realistisch. Je älter das Kind wird, desto mehr kommen aber auch Gründe aufs Tapet, die durchaus für eine Änderung der Stillgewohnheit sprechen.

Einschlafen ohne Stillen

Schon als Neugeborene schlief meine Tochter am liebsten an meiner Brust ein – und nach wenigen Wochen nirgendwo anders mehr. Dreimal habe ich trotzdem versucht, sie auch anders in den Schlaf zu begleiten – auch mit dem Gedanken im Hinterkopf, dass mein Mann sie ja auch mal ins Bett bringen können soll. Doch dabei weinte sie so herzzerreißend, dass ich beschloss: Nicht um diesen Preis!

Von da an war ich mit dem Einschlafstillen im Reinen und ließ Hannah an meiner Brust nuckeln, bis ihr die Augen zufielen. Das fiel mir deshalb leicht, weil sich herausstellte, dass sie sowohl in der Kita als auch bei meinem Mann problemlos ohne Brust einschlafen konnte. Als meine Tochter 20 Monate alt war, wurde ich wieder schwanger. Meine Brustwarzen wurden empfindlicher und plötzlich tat mir das Einschlafstillen weh. Einige Abende quälte ich mich trotzdem durch, weil ich meiner Tochter ihr vertrautes Ritual nicht ohne Vorwarnung nehmen wollte. Schließlich wurde mir klar, dass sich an unseren Gewohnheiten etwas ändern musste. Ich nahm sie eines Abends einfach in den Arm und sagte: »Nein, heute kannst du nicht an meiner Brust nuckeln, bis du eingeschlafen bist. Meine Brust tut weh.« Ihre Reaktion hat mich total überrascht und auch gerührt: Sie nickte verständnisvoll, kuschelte sich zurecht und schlief, ohne zu murren, in meinen Armen ein – und das ist seitdem unser neues Abendritual.

Cindy, Mama von Hannah

Wenn der Kinderarzt zum Abstillen rät

Das gibt es immer wieder: Kinderärzte, die erschöpften Müttern dazu raten, mit dem Stillen aufzuhören, damit das Kind besser schläft. Es stimmt tatsächlich: Manche Kinder schlafen länger am Stück, wenn sie nachts nicht mehr gestillt werden. Aber deshalb ganz abzustillen, ist weder nötig noch hilfreich. Für den Rat des Kinderarztes gibt es deshalb nur eine Erklärung: Er hat weder vom Stillen noch vom Schlafen besonders viel Ahnung. Kein Wunder, denn darüber lernen Ärzte so gut wie nichts in ihrer Ausbildung. Die Ratschläge eines Kinderarztes zu Themen wie Stillen und Schlafen, aber auch Erziehung können deshalb genauso hilfreich oder nutzlos sein wie die jedes anderen Menschen. Entscheidend ist, was sich gut und richtig anfühlt.

Die Alternative: eine Trinkpause einlegen

Vielen Müttern ist gar nicht bewusst, dass sie gar nicht ganz abstillen müssen, um ihr Ziel – bessere Nächte – zu erreichen. Dafür kann es vollkommen ausreichend sein, zunächst eine nächtliche Stillpause einzuführen, in der das Kind nicht gestillt wird. Denn anders als bei Babys im ersten Lebensjahr, die im Zweifelsfall nach dem Abstillen eben Fläschchen statt Mamas Brust brauchen, können sich Kinder am Ende des ersten Lebensjahres tatsächlich daran gewöhnen, dass es zu manchen Zeiten Mamamilch gibt und zu anderen eben nicht. Das Einführen einer nächtlichen Stillpause kann manchmal sogar eine adäquate Antwort auf eine Hungerverlagerung sein, die sich auch bei gestillten Kindern bisweilen einschleicht. Dabei verlagert sich nach und nach ein beträchtlicher Teil ihres Trinkpensums auf die Nacht. Tagsüber haben die Kinder dann entsprechend weniger Verlangen nach Muttermilch – was wiederum den nächtlichen Appetit unterhält (wir gehen auf diese »Hungerverlagerung« auf Seite 187 ein).

Wie Eltern genau diese nächtliche Trinkpause einführen, ist individuell verschieden. Manche Familien machen gute Erfahrungen damit, zunächst nur ein kleines Zeitfenster – etwa die Zeit zwischen Mitternacht und vier Uhr morgens – zur stillfreien Zeit zu erklären und diesen Zeitraum dann schrittweise auszudehnen. Manchen Paaren hilft es, wenn sich die Mutter in der Zeit der Umstellung aus dem Familienbett zurückzieht, während ihr Partner das Kind durch seinen Abschiedsschmerz begleitet. Anderen Müttern ist es wiederum sehr wichtig, ihr Kind selbst über den Verlust hinwegzutrösten und sich nicht »davonzuschleichen«.

Auch die Reaktionen der Kinder sind höchst unterschiedlich. Manche nehmen die Umstellung erstaunlich locker, andere stürzt sie in tiefe Verzweiflung. Und manche Kinder werden so wütend, dass sie regelrecht um sich schlagen, wenn ihnen die vertraute Brust verwehrt wird. Eltern muss klar sein: Das nächtliche Stillen abzugewöhnen (oder auch nur zu begrenzen), klappt nur selten ohne Tränen. Aus unserer Sicht ist es aber durchaus vertretbar, diese Tränen in Kauf zu nehmen, wenn die Eltern unter der Schlafsituation leiden und wenn sie ihr Kind einfühlsam und liebevoll durch seinen Abschiedsschmerz begleiten.

Das Nachtfläschchen abgewöhnen

Auch Kinder, die längst abgestillt sind, verlangen manchmal noch mit zwei oder drei Jahren nach einem nächtlichen Fläschchen. Muss das wirklich sein? Das ist schwer zu sagen. Aus biologischer Sicht ist der Wasserhaushalt des Körpers jetzt so stabil, dass die Kinder es auch ohne zu trinken durch die Nacht schaffen. Andererseits vollbringt das Gehirn noch immer einen Wachstumsspurt und der verbraucht Kalorien (siehe Seite 17). Viele Kleinkinder, die nachts noch nach der Flasche verlangen, tun dies aber deshalb, weil sie daran gewöhnt sind, mit der Flasche im Mund (wieder) in den Schlaf zu finden.

Gleichzeitig gibt es auch Erwachsene, die steif und fest von sich behaupten, nachts ohne einen Schluck Wasser auf dem Nachttisch nicht gut klarzukommen. Wer befürchtet, dass es seinem Kind genauso geht, kann ihm einen auslaufsicheren Wasserbecher anbieten, aus dem es sich bei Bedarf selbst bedienen kann. Das nächtliche Milchfläschchen können Sie Ihrem Kleinkind in diesem Alter aber mit gutem Gewissen sanft abgewöhnen.

Dies ist insbesondere dann empfehlenswert, wenn sich eine Art Teufelskreis etabliert hat. Nehmen wir an, ein Kleinkind hat sich daran gewöhnt, regelmäßig nachts mehrere Fläschchen Milch zu trinken. Dies wird automatisch dazu führen, dass am Tag entsprechend weniger Kalorien aufgenommen werden, das Kind würde ja sonst rasch aus den Fugen wachsen. Nur: wann wird dieses Kind dann wieder hungrig sein? Genau: in den Nachtstunden. Diese sogenannte Hungerverlagerung gilt es nun allmählich wieder rückwärts abzuwickeln.

Und da führt kein Weg daran vorbei, die nächtlichen Portionen nach und nach zu rationieren (also etwa Mahlzeiten ausfallen zu lassen oder zu kürzen). Statt Milchfläschchen kann zum Beispiel Kuscheln als Alternative angeboten werden. Mit Begeisterung auf Seiten des Kindes ist hier nicht unbedingt zu rechnen, aber wenn man als Eltern weiß, dass die Nächte nach und nach dann für alle Beteiligten besser werden, ist das eine tolle Motivation. Und: das Kind verliert dadurch ja nicht seine gute Begleitung durch die Nacht!

»Mama ist heute Nacht verreist«

Als meine Tochter auch noch mit einem Jahr nachts stündlich an meiner Brust trinken wollte, war ich mit meinen Kräften am Ende. Als ich unserem Kinderarzt davon erzählte, machte er mir einen ungewöhnlichen Vorschlag: Ich solle – nach Ankündigung meiner Tochter gegenüber – drei Nächte woanders schlafen und in dieser Zeit solle sich nachts dann eben der Papa um unser Mädchen kümmern. Damit mein Mann nicht in Versuchung käme, mich in der Nacht anzurufen, gab er uns noch seine private Telefonnummer mit: Er hätte schon so viele Babys auf dem Arm gehabt, dass sie sich bei ihm jeweils rasch beruhigten – notfalls würde er vorbeikommen und unsere Kleine in den Schlaf schaukeln. Wir warteten noch zwei Monate ab, bis mein Mann Ferien hatte, denn wir rechneten mit durchwachten Nächten. Unsere Tochter war also 14 Monate alt, als wir den Versuch starteten. Ich stillte sie am Abend und verabschiedete mich dann. Am nächsten Morgen war ich früh wieder zu Hause, um sie zu stillen. In der Nacht war dann einfach Papa da. Als sie das erste Mal aufwachte, musste er mit ihr durch die ganze Wohnung, um ihr zu zeigen, dass ich wirklich nicht da bin. Sie hat ca. 45 Minuten geweint, aber nicht alleine, sondern in Papas Armen! Er konnte sie trösten und ihr sagen, dass Mama wieder da ist, wenn es hell ist. In der zweiten Nacht war sie nur kurz wach und in der dritten gar nicht mehr. Danach habe ich wieder zu Hause geschlafen, aber noch einige Nächte schaute mein Mann, wenn sie erwachte. Und ab dann konnte auch ich wieder nachts schauen, ohne zu stillen. Sie schlief nicht jede Nacht durch, aber sie erwachte viel seltener als zuvor. Ich stillte noch zwei Monate lang weiter, bis sie von selbst nicht mehr wollte.

Michèle, Mutter von Julia

Eine Stillpause einführen – so geht's konkret

- Die eigene Haltung überprüfen: Bin ich wirklich entschlossen, mein Kind nachts abzustillen, auch wenn ich weiß, dass es nicht leicht wird? Bin ich bereit, seine Verzweiflung auszuhalten? Diese Klarheit ist wichtig, damit es klappt.

- Die Ausgangslage überprüfen: Ist mein Kind (knapp) ein Jahr alt oder älter? Isst und trinkt es tagsüber genügend oder deckt es nachts fast seinen gesamten Kalorienbedarf? Ist dies der Fall, besteht der erste Schritt darin, tagsüber öfter zu stillen. Bei Babys unter einem Jahr ist das Einführen einer nächtlichen Stillpause ebenfalls möglich, allerdings sollte da die zweite Bezugsperson entweder abgepumpte Milch oder Pre-Milch als Ersatz geben können.
- Die Unterstützung sichern: Ein Kind nachts abzustillen, kostet Kraft. Eine vertraute Bezugsperson an Bord zu haben hilft enorm – auch, weil sich viele Kinder nicht von der Person trösten lassen wollen, die ihnen gerade die Milch verweigert.
- Die Stillpause festlegen – die meisten Eltern machen das mit einem genauen Zeitrahmen, zum Beispiel: Von 23.30 Uhr bis 5.30 Uhr morgens. Sechs Stunden sind für die meisten Eltern das Glück auf Erden, andere geben sich mit vier oder fünf zufrieden, wieder andere zielen auf acht Stunden – das erscheint uns für viele Kinder zu lange.
- Dem Kind erklären, was passiert. Auch wenn es noch nicht alle Worte versteht: Die Botschaft spürt es. »Ich habe dich nachts immer sehr gern gestillt, aber jetzt brauchen meine Brüste nachts eine Pause. Ich werde dich deshalb jetzt stillen und dann erst morgen früh wieder, wenn die Sonne scheint.«
- Wird das Kind nach der angestrebten Pause wach, wird es gestillt wie immer. Wird es währenddessen wach, wird es gestreichelt und beruhigt, aber nicht gestillt.
- Ein alternativer Weg ist, das Kind in den ersten drei Nächten auch in der angestrebten Stillpause zunächst kurz an der Brust trinken, aber nicht beim Stillen einschlafen zu lassen und erst ab der vierten Nacht ganz auf das Stillen zu verzichten.
- Reagiert das Kind wütend, verzweifelt oder traurig, wird es geduldig durch diese Gefühle begleitet. Hat das Kind Durst, kann es Wasser oder abgepumpte Muttermilch bekommen.
- Für die Umgewöhnung sollten Eltern etwa neun Nächte einkalkulieren, in denen ihr Kind immer wieder wach wird und weint, wobei die ersten drei die härtesten sind. Danach gewöhnen sich die meisten Kinder daran, statt an der Brust im Arm einzuschlafen und schließlich in der Trinkpause gar nicht mehr wach zu werden.

Eine Stillpause der anderen Art

Eine Freundin hat mir einen schönen Weg gezeigt, um mit dem vielen nächtlichen Stillen allmählich besser klarzukommen, und mir damit sehr geholfen. Wenn sich ihr zwölf Monate alter Max tagsüber zum Stillen meldete – und er nicht gerade am Verdursten war –, hat sie ihm zuerst über den Kopf gestreichelt und ihm dann ganz ernst gesagt, dass die Brust jetzt noch schlafe und erst noch ein bisschen Zeit brauche, um wach zu werden. Ihr Sohn hat sich dadurch nach und nach daran gewöhnt, dass das mit der Brust manchmal einfach ein bisschen dauert und sie nicht jederzeit sofort verfügbar ist.

Es war für mich schön zu sehen, wie klar sie ihm das sagen konnte, und dass er dann auch tatsächlich eine Weile in Ruhe kuscheln konnte. Als ich dann in einer Phase war, wo ich von dem vielen nächtlichen Stillen erschöpft war, habe ich diese Haltung auch bei meiner Tochter ausprobiert – wir haben tagsüber sanft und beharrlich immer wieder geübt, dass die Brust eben auch mal ruhen muss. Das hat meine Lena echt super aufgenommen, ich bin ganz stolz!

Diese Vorgehensweise hat ganz allmählich auch unsere Nächte verändert. Statt genervt gegenzuhalten (das hat sie im Grunde noch mehr auf die Brust fixiert), wenn sie nachts immer wieder nach der Brust verlangte, war das Stillen wieder etwas Gemeinsames geworden – etwas, bei dem wir beide mitreden und mitbestimmen können! Immer öfter und länger konnte ich sie jetzt durch Streicheln beruhigen oder durch Reden oder Brummen … und wir bekamen nach einer Weile alle wieder mehr Schlaf. Also ich glaube, der Umgang am Tag hat für uns auch in den Nächten den Unterschied gemacht.

Laura, Mama von Lena

RECHTS *Gewohnheiten zu ändern ist schon für Erwachsene eine Herausforderung, die oft mehrere Anläufe und viel Zeit und Ausdauer benötigt – trotz ihres Verstands. Auch die Kinder brauchen Zeit. Ihre Zeit in ihrem eigenen Tempo.*

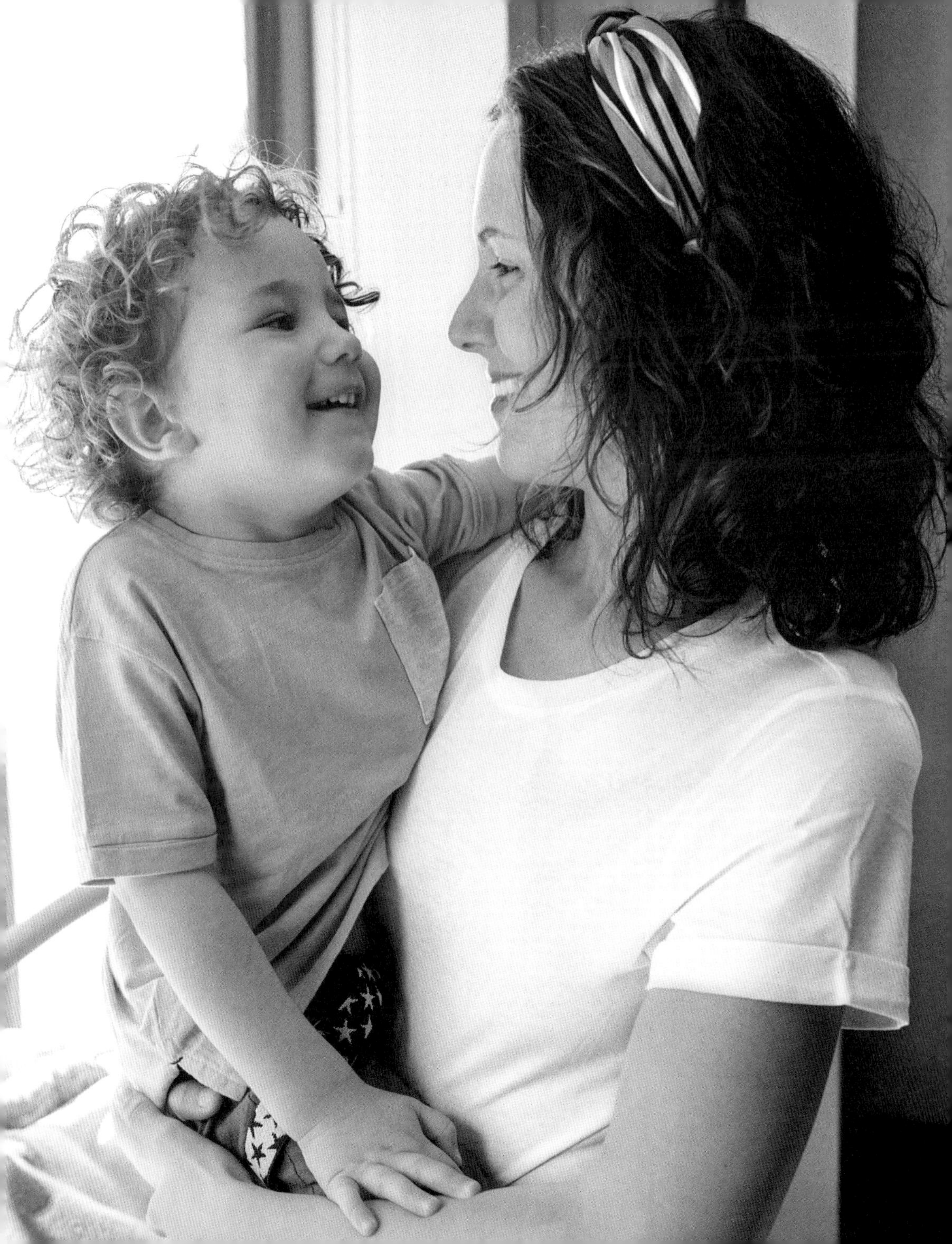

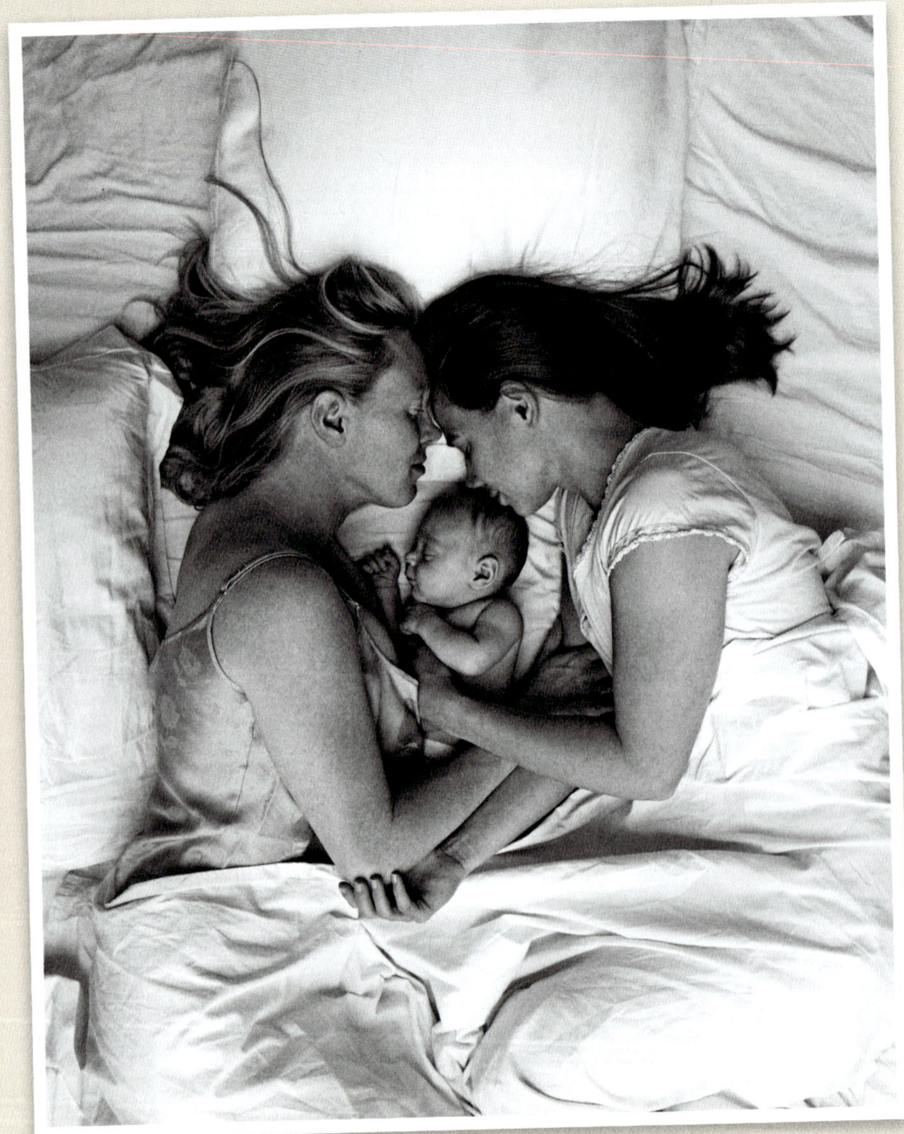

EIN ORT ZUM WOHLFÜHLEN

VON FAMILIEN- UND ANDEREN BETTEN

Am besten schlafen wir, wo wir uns sicher und geborgen fühlen – das gilt für große und kleine Menschen gleichermaßen. Und weil wir Eltern für unsere Kinder die personifizierte Sicherheit und Geborgenheit sind, schlafen sie nirgendwo lieber als ganz nah bei uns. Machen Eltern aus ihrem ganz normalen Doppelbett deshalb ein gemütliches Familienbett, verbessert das die Schlafsituation aller oft auf einen Schlag. Doch auch in anderen Schlafarrangements können Eltern und Kinder zu ruhigen, entspannenden Nächten finden.

WO KINDER GERN SCHLAFEN

Lässt man Babys die Wahl, wo sie am liebsten schlafen, fällt vielen die Entscheidung leicht: Ganz nah bei Mama und Papa! Die Sorge, dass das auf ewig so bleiben wird, ist allerdings unbegründet. Mit der Zeit wächst auch bei den kuscheligsten Kindern der Wunsch, im eigenen Bett zu schlafen.

Dass die Abende ruhiger und friedlicher werden und unsere Kinder leichter einschlafen: Dieser Elternwunsch lässt sich durch liebevolle Einschlafbegleitung relativ leicht erfüllen. Denn wenn Kinder die Schlafenszeit scheuen, liegt das meist daran, dass sie das Alleinsein fürchten. Wird stattdessen eine Zeit intensiver Nähe daraus, freuen sich viele Kinder sogar darauf oder lassen sich zumindest bereitwillig darauf ein. Doch wenn die Kleinen dann endlich schlafen, währt die Ruhe oft nicht lang: Wieder und wieder wachen sie in der Nacht auf und reißen uns Eltern damit aus dem Schlaf. Dass das keine Macke, kein Defekt oder gar böser Wille ist, haben wir in Kapitel 1 gesehen. Trotzdem ist es ohne Frage anstrengend! Der zweite große Schlafwunsch junger Eltern lautet deshalb: Endlich wieder ruhige Nächte! Der Clou: Auch dabei kann Nähe helfen. Denn Menschenkinder sind nicht nur dazu gemacht, beim Einschlafen die Nähe vertrauter Erwachsener zu suchen. Sie wachen deswegen auch mehrmals pro Nacht kurz auf, checken schnell die Sicherheitslage und schlafen dann entweder von selbst ganz fix wieder ein – oder eben nicht. Was also können wir dafür tun, dass der automatische nächtliche Sicherheitscheck unserer Kinder positiv ausfällt? Nun, wir können da sein. Körperlich anwesend, gern auch selbst schlafend, Hauptsache da! Hörbar, sichtbar, spürbar anwesend, und zwar in nächster Nähe. Dann nämlich registrieren selbst winzige Neugeborene: Alles okay. Und sind in der Lage, ohne weitere Unterstützung selbst wieder einzuschlafen. (Es sei denn, sie haben Hunger. Oder Durst. Oder akuten Kuschelbedarf. Dazu kommen wir noch.)

Nähe hilft unseren Kindern also nicht nur beim Einschlafen, sondern auch durch die Nacht. Millionen Eltern weltweit wissen das und haben sich ihre Schlafstatt entsprechend eingerichtet: Das Stillbaby liegt direkt neben der Mutter, dann kommen die älteren Geschwister, ganz außen liegt der Vater. Denn zusammen ist man weniger allein.

Mit unseren westlichen Vorstellungen guter Schlafbedingungen ist ein solches kollektives Matratzenlager nur schwer in Einklang zu bringen: Schlafen Babys in ihrem eigenen Bett nicht sicherer? Kriegt man mit einem unruhigen Kleinkind im Bett überhaupt noch ein Auge zu? Und brauchen Eltern nicht zumindest nachts auch einfach mal ein wenig Privatsphäre? Gleichzeitig beweisen nicht nur Videoaufnahmen aus Schlaflabors, sondern vor allem auch Erfahrungen vieler, vieler Eltern (die Autoren dieses Buches inbegriffen): Lassen sich Familien auf das gemeinsame Schlafen ein, kann die Schlafqualität aller Beteiligten davon enorm profitieren.

Sicher und gemütlich: das Familienbett

Wie wird aus einem ganz normalen Doppelbett ein Familienbett? Indem man ein bisschen zusammenrutscht, damit das Kleine auch noch darin Platz findet. Ein Familienbett ist also zunächst einmal kein extrabreites Bett mit Kinderspezialausstattung, sondern eine Einladung: Bei uns bist du willkommen, auch in der Nacht. So nah beieinander zu schlafen, war für lange Zeit das absolut einzig denkbare Schlafarrangement für Mütter und ihre kleinen Kinder. Denn nicht nur Menschenbabys wurden im Zuge der Evolution darauf geprägt, tunlichst nicht allein einzuschlafen. Auch Menschenmütter tragen das Erbe in sich, dann am besten zur Ruhe zu kommen, wenn ihr Kleines sicher und geborgen neben ihnen liegt. Heute wissen wir, dass nicht nur kleine Kinder nachts aufwachen und sich versichern, nicht allein zu sein. Auch Mütter, die neben ihren Babys schlafen, wachen nachts regelmäßig kurz auf und überprüfen unbewusst, ob es ihrem Kind gut geht. Das sogenannte Co-Sleeping, das gemeinsame Schlafen, steckt uns also irgendwie im Blut. Gleichzeitig sind wir von unserer modernen Kultur geprägt. Und die sieht heute den Schlaf eher als eine Einzelleistung an. Die Folge ist absehbar: Eltern fühlen sich innerlich zerrissen. Und wenn sie dann in der Hoffnung auf Klarheit Rat bei anderen suchen, ist die Verwirrung perfekt. Denn sowohl das getrennte als auch das gemeinsame Schlafen hat prominente und wortgewaltige Fürsprecher. Wem soll man glauben, wenn der Bundesverband der Kinderärzte vor Babys im Elternbett warnt, während die Weltgesundheitsorganisation (WHO) und Unicef auch Eltern in westlichen Industrienationen explizit zum sicheren Co-Sleeping raten?

Wir, die Autoren dieses Buches, wollen Eltern deshalb ermutigen, ihre eigene informierte Entscheidung mit dem Kopf und mit dem Herzen zu treffen. Dem Kopf können wir sagen: Wissenschaftliche Untersuchungen haben eindeutig gezeigt, dass Menschenbabys unbesorgt neben ihrer Mutter schlafen können, wenn die Kriterien für ein sicheres Familienbett beachtet werden – die haben wir auf den Seiten 198 und 199 zusammengestellt, samt praktischer Anregungen, wie Eltern ihr ganz normales Doppelbett babysicher machen können. Und wie lautet die Botschaft fürs Herz? Ihm wollen wir wärmstens empfehlen, das gemeinsame Schlafen einfach mal auszuprobieren und darauf zu achten, wie es sich anfühlt. Gut? Schlecht? Gewöhnungsbedürftig?

Als wir Autoren im Winter 2012 gemeinsam mit der Hamburger Elternschule Einfach Eltern für die Zeitschrift ELTERN ein Experiment begleiteten, bei dem zehn junge Elternpaare 20 Tage lang das Familienbett ausprobieren sollten, konnten sich acht von ihnen am Ende des Testzeitraums nicht mehr vorstellen, ohne ihr Baby zu schlafen. »Es fühlt sich einfach so richtig an«, sagte eine junge Mutter damals im Abschlussgespräch und fügte hinzu: »Wer einmal morgens nach dem Aufwachen als Allererstes in ein strahlendes Babygesicht geguckt hat, will das Familienbett einfach nicht mehr missen!« Zwei Elternpaare sagten hingegen nach dem Testdurchlauf ganz klar: Die Sache mit dem Familienbett, das ist nichts für uns. Das zeigt: Co-Sleeping kann die Schlafsituation junger Familien merklich verbessern – eine Wunderlösung für alle ist es aber nicht. Eltern, die sich beim Schlafen mit ihrem Baby auch nach einigen Nächten des Aneinandergewöhnens nicht wohlfühlen, möchten wir deshalb darin bestärken, nach einem anderen Weg zu suchen, wie sie ihrem Kind bedürfnisorientiert in den Schlaf helfen und es durch die Nacht begleiten können. Für sie haben wir auf den Seiten 189 bis 193 viele liebevolle Anregungen für gute Nächte im eigenen Bett zusammengestellt.

Nähe macht das Leben leichter

Dass mit dem Familienbett die Nächte schlagartig besser werden, bestätigen viele Eltern. Aber warum ist das eigentlich so?

- **Geborgene Babys schlafen ruhiger.** Sind Kinder nachts nicht allein, müssen sie nicht erst nach Mama und Papa rufen, um sich ihrer Nähe zu vergewissern. Stattdessen wachen sie kurz auf, merken, dass alle da sind, und schlafen wieder ein.
- **Co-Sleeping erleichtert das Stillen.** Stillende Mütter betten sich und ihr Kind meist intuitiv in einander zugewandter Seitenlage, also in bester Stillposition (wir haben einen solchen »Kuschelkringel« auf Seite 30 abgebildet). Wacht das Kleine nachts hungrig auf, kann die Mutter es im Halbschlaf anlegen und, schon während es trinkt, wieder einschlafen. Ältere Stillkinder docken sich im Familienbett nachts bei Bedarf sogar komplett selbstständig an, ohne die Mutter aufzuwecken.
- **Co-Sleeping erleichtert auch das Fläschchengeben.** Wer nah beieinanderschläft, kriegt die ganz frühen Hungerzeichen mit – lange bevor das Baby zu weinen anfängt. Ein bewährter Life Hack ist es, ein Fläschchen mit vorportioniertem Milchpulver auf dem Nachttisch stehen zu haben und daneben eine Thermosflasche mit Wasser in der richtigen Trinktemperatur. Schnell eingießen, einmal schütteln und im Liegen füttern, sodass das Kleine gleich wieder weiterschlafen kann!

- **Schlafen im gleichen Takt.** Alle Menschen durchlaufen pro Nacht mehrere Schlafzyklen, bei denen wir durch Leichtschlaf-, Tiefschlaf- und Traumphasen gleiten. Das Faszinierende: Schlafen stillende Mütter neben ihren Kindern, passen sich die Schlafzyklen der beiden aneinander an. In der Folge werden Mütter nicht mehr zum Stillen aus dem Tiefschlaf gerissen, sondern wachen oft sogar am Ende eines Schlafzyklus von allein auf – kurz bevor auch ihr Baby wach wird und trinken will. (Wer darüber mehr erfahren will, kann auf den Seiten 28 und 29 nachlesen.) Bei nicht stillenden Elternteilen ist dieser Zusammenhang so zwar nicht im Schlaflabor nachgewiesen, doch auch sie berichten häufig davon, oft schon wach zu werden, kurz bevor sich ihr Kleines nachts meldet.
- **Niemand muss mehr aufstehen!** Egal ob das Kleine Milch oder Nähe braucht: Weil es direkt nebenan liegt, können Eltern sein Bedürfnis stillen, ohne dafür das Bett zu verlassen. Wer so entspannt trösten kann, wird dabei oft gar nicht richtig wach, schläft entsprechend leichter wieder ein und ist am nächsten Morgen fitter!
- **Nähe erleichtert die Kommunikation.** Ein Baby, das direkt neben seiner Mutter liegt, hat viele Möglichkeiten, ihr seine Bedürfnisse begreiflich zu machen. Es kann sich strecken, unruhig mit den Armen rudern oder entspannt lächeln, es kann an seinen Fäustchen nuckeln oder mit geöffnetem Mund leise schmatzend nach der Brust suchen und so zeigen, dass es Hunger hat. Ein Baby, das allein in seinem Bettchen liegt, hat hingegen nur eine Möglichkeit: Es schreit, so laut es geht!

Sicher schlafen im Familienbett: So geht's

Grundvoraussetzung für das Schlafen im Familienbett ist, dass niemand, der darin schläft, extrem übergewichtig ist, raucht oder unter dem Einfluss von Alkohol, Drogen oder bewusstseinsbeeinträchtigenden Medikamenten steht. Dahinter steht keine Diskriminierung, sondern schlicht eine Auswertung verschiedener Untersuchungen zum Thema Co-Sleeping, die diese Risikofaktoren identifiziert haben. Ansonsten gilt: Jedes ganz normale Doppelbett kann zum Familienbett werden – außer, es ist ein Wasserbett.

Eine Mindestgröße für Familienbetten gibt es nicht. Auch auf einer 1,40-Matratze können Mama, Papa und Baby gut und sicher schlafen. Couches, Sofas, Klappsofas, Luftmatratzen und andere »improvisierte« Betten sind zum sicheren Co-Sleeping nicht geeignet. Ausnahme: richtige Matratzen, die direkt auf den Boden gelegt werden.
Damit das Kind nicht aus dem Familienbett herausfallen kann, ist es sinnvoll, das Bett entweder nach einer Seite hin direkt an die Wand zu stellen oder es mit einem Rausfallschutz zu sichern. Am besten eignen sich dafür sogenannte Bettgitter, die es im gut sortierten Babymarkt oder im Internet zu kaufen gibt. Mit ein bisschen Geschick lässt sich ein solcher Fallschutz natürlich auch selbst bauen. Da es im Familienbett wärmer ist als in der Wiege, darf das Baby nachts weniger anhaben. Oft reicht ein dünner Body unter dem Schlafsack. Statistisch gesehen ist das Familienbett am allersichersten für Stillbabys, die direkt neben ihren Müttern liegen. Doch auch Eltern, die ihrem Baby die Flasche geben, können ihr Kind guten Gewissens mit zu sich ins Bett nehmen. Babys sollten jedoch nicht direkt neben Geschwisterkindern schlafen, sondern besser neben einem vertrauten Erwachsenen. Wenn Babys gern auf dem Bauch oder der Brust des Vaters oder der Mutter einschlafen, ist das okay. Bevor dann auch Papa oder Mama einschlafen, sollte das Kleine aber abgelegt werden, da das gemeinsame Schlafen in dieser Position zumindest im ersten halben Lebensjahr womöglich nicht sicher ist. (Allerdings muss auch hier dazugesagt werden, dass sich dieses »womöglich« vor allem auf Babys mit bestimmten Risikofaktoren bezieht, also solche, die im Mutterleib Zigarettenrauch ausgesetzt waren, zu klein oder zu früh geboren sind und nicht gestillt werden. Mehr zum Risiko des plötzlichen Kindstods ab Seite 206).
Damit das Baby nicht mit dem Gesicht unter eine große, schwere Bettdecke rutscht, wird meist empfohlen, dass jeder Erwachsene im Familienbett seine eigene Bettdecke hat. Und das Baby daneben liegt, im Schlafsack oder Schlafanzug mit Füßchen, ohne Babydecke und ohne Kopfkissen. Wenn man aber nicht gerade ein schweres Federbett und -kissen benutzt, kann das Baby auch bei seiner stillenden Mutter unterschlupfen. Bevor sich das Baby selbstständig auf den Bauch und wieder zurückdrehen kann, sollte es wenn irgend möglich zum Schlafen immer auf dem Rücken oder auf der Seite liegen: Das sind nach heutigem Wissensstand die sichersten Schlafpositionen.

Familienbett: ganz praktisch

Darüber, wo der beste »Kinderplatz« im Familienbett ist, lässt sich trefflich streiten. Aus unserer Sicht ist es für Stillkinder am sinnvollsten, nicht in der Mitte, sondern am Rand neben der stillenden Mutter zu schlafen. Bei nicht gestillten Babys gibt es keinen solchen »Idealplatz« – außer vielleicht aus Sicht der Eltern: Wer das Baby an den Rand schiebt, kann nämlich selbst auf Wunsch noch ein bisschen kuscheln. Manche Mütter fühlen sich vom ständigen Körperkontakt mit ihrem Baby jedoch auch so »overtouched«, dass sie ganz gern eine kleine menschliche Barriere zwischen sich und ihrem Partner oder ihrer Partnerin in der Mitte liegen haben.
Wird das Baby im zweiten Lebenshalbjahr zusehends mobiler, ist Klettertraining angesagt. Schon mit etwa zehn Monaten können kleine Kinder lernen, bäuchlings rückwärts zur Bettkante zu robben und sich dort vorsichtig auf den Boden gleiten zu lassen, statt sich einfach aus dem Bett zu stürzen. Wenn ein Elternteil nachts mit Baby im Bett nicht gut schläft, ein anderes aber gern beim Kind sein will, kann auch ein Mutter-Kind-Bett oder Vater-Kind-Bett für einige Zeit eine gute Lösung sein. Nach einem gemeinsam verbrachten Abend schläft eine Person ungestört im Gästezimmer und die andere mit dem Baby im großen Bett.
Für alle Eltern, die nachts nah bei ihrem Baby sein, es aber trotzdem nicht direkt in ihrem Bett schlafen lassen wollen, ist ein sogenannter Babybalkon eine gute Lösung. Dabei schläft das Baby in einem eigenen Bettchen, das wie ein Balkon direkt ans Elternbett angrenzt, ohne trennende Gitterstäbe dazwischen. Dafür besorgen sich Eltern entweder ein Beistellbettchen (unbedingt die größte Größe nehmen – Babys wachsen schnell!) oder sie schrauben einfach von einem normalen Gitterbett eine Seite ab und befestigen es mit Klammern oder Seilen seitlich am großen Bett.

Und was ist mit Sex?

Im Familienbett zu schlafen, bedeutet nicht, dass Eltern auf Sex verzichten müssen. Im Gegenteil: Der größte Lustkiller überhaupt ist nämlich nicht etwa ein Kind im Bett, sondern die bleierne Müdigkeit durch ständig durchbrochene Nächte. Schlafen dann dank Familienbett alle wieder besser, kommt meistens auch die Lust zurück. Ob es dann okay ist, in einem Bett Sex zu haben, in dem ein Baby schläft – darüber gehen die Meinungen auseinander. Aus evolutionärer Sicht gibt es keinen Grund, zu vermuten, dass ein schlafendes (!) kleines Kind daran Schaden nehmen könnte. Und wenn es doch aufwacht? Auch das ist nicht schlimm, solange Eltern mit dieser »Störung« diskret und zugewandt umgehen. Trotzdem ist klar: Richtig entspannt ist Sex so nicht unbedingt. Weshalb viele Familienbettschläfer kreativ werden – und in andere Zimmer ausweichen. Menschen haben schon viel erfunden, auch Wege, wie sie trotz Baby im Bett ihr Sexleben gestalten: »Co-Sleepers do it in the kitchen«, antworten viele Familienbettler in den USA augenzwinkernd, wenn sie entsetzt gefragt werden, wie denn bitte mit Kind noch ein Sexleben möglich sei. Selbstironisch zeigt dieser Satz sehr schön, dass Sexualität mit kleinen Kindern im Haus vor allem eine Sache der Kreativität ist.

Unruhige Schläfer

Wer noch nie mit einem Kleinkind die Matratze geteilt hat, kann sich kaum vorstellen, wie heftig manche Kinder im Schlaf strampeln, kicken und um sich schlagen. Was hilft? Zunächst, wenn möglich, ein größeres Bett (oder vielleicht ein Matratzenlager auf dem Boden?), um auf Abstand gehen zu können. Dann ein Stillkissen zwischen sich selbst und dem Kind, das wie eine Art Airbag die wildesten Knuffe abfedert. Auch gut: Plätze tauschen, damit man immer abwechselnd den kleinen Unruhegeist neben sich hat. Kriegen Sie mit Kind im Bett aber dauerhaft zu wenig Schlaf, spricht aus unserer Sicht viel dafür, Ihr Kind sanft vom Familienbett zu ent- und es dafür an sein eigenes Bett zu gewöhnen, das ja trotzdem unmittelbar neben Ihrem stehen kann. So können Sie immer noch nachts rüberreichen und Nähe geben.

Familienbett für alle?

Dass Co-Sleeping in den vergangenen Jahren eine regelrechte Renaissance erlebt, hat mehrere gute Gründe. Die heutige Elterngeneration macht sich viele Gedanken um das Wohlergehen ihrer Kinder und legt besonderen Wert auf eine gute und sichere Bindung. Da ist für viele der Schritt hin zu mehr Nähe auch in der Nacht nur logisch. Wurde früher Eltern das gemeinsame Schlafen mit ihren Kindern von offizieller medizinischer Seite regelrecht verboten, regt sich mittlerweile auch in Fachkreisen zusehends Widerstand gegen diese starre Empfehlung.

UNTEN *Mit den eigenen Kindern die Matratze zu teilen, ist für viele Eltern eine schöne, verbindende Erfahrung. Die Zeit, in der die Kleinen lieber allein schlafen wollen, kommt noch früh genug!*

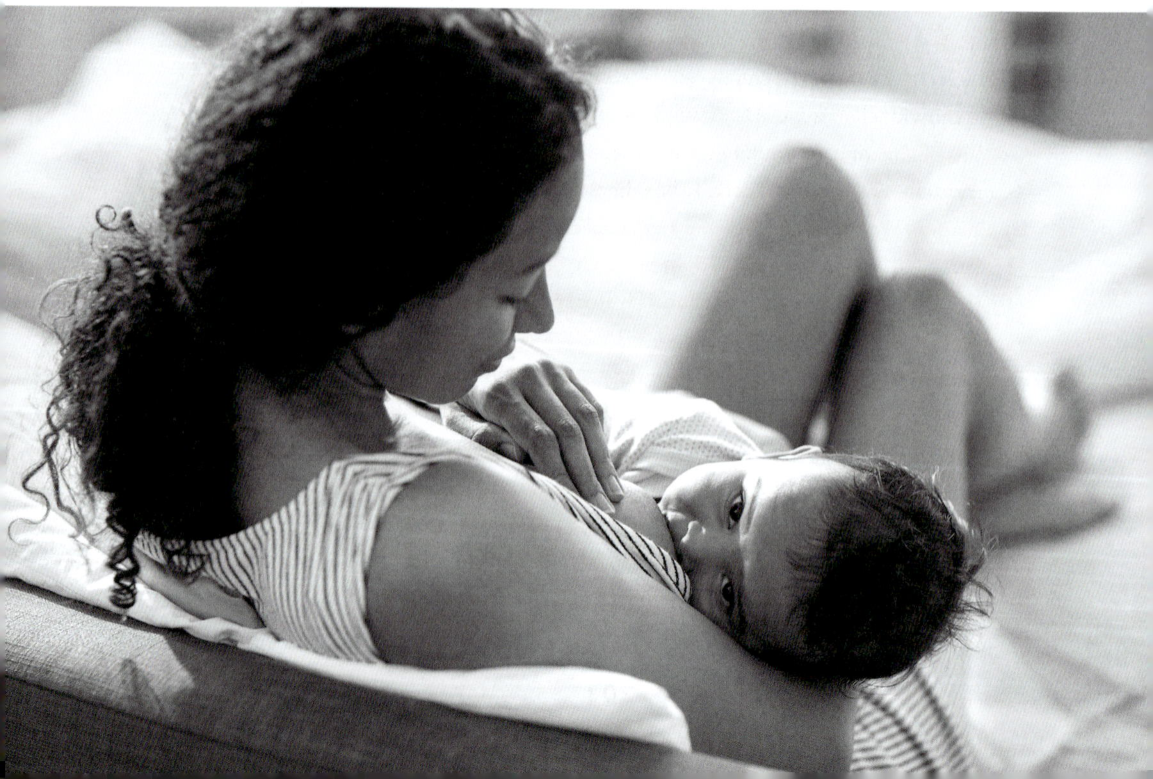

Stattdessen raten heute die Weltgesundheitsorganisation sowie viele andere renommierte Experten für Kindergesundheit explizit zum sicheren Co-Sleeping, wenn sich die Familie damit wohlfühlt. In unserer modernen Arbeitswelt, in der Eltern immer früher in den Job zurückkehren und Kinder immer früher in Betreuungseinrichtungen gehen, erweist sich das Familienbett oft als besondere Entlastung: Weil alle mehr Schlaf kriegen, lassen sich die langen und anstrengenden Tage besser bewältigen. Und weil tagsüber so viel Zeit getrennt voneinander verbracht wird, ist die nächtliche Kuschelzeit besonders wertvoll für alle.
Trotzdem kann das gemeinsame Schlafen im Familienbett natürlich auch mit Nachteilen einhergehen. Abends im Bett noch gemütlich zu lesen, fernzusehen oder sich zu unterhalten, kann schwierig werden, wenn das Kind im Bett empfindlich auf Geräusche oder Licht reagiert. Wer den ganzen Tag Kinder an sich kleben hat, spürt abends oft das Bedürfnis, einfach mal für sich zu sein: keine Reize, keine Berührungen, einfach nur Platz und Ruhe. Das ist im Familienbett so nicht zu kriegen. Manche Kinder schlafen im Familienbett auch unruhiger als im eigenen Bett, sodass die ganze Familie besser schläft, wenn jeder sein eigenes Bett hat.
Wie Eltern die Vor- und Nachteile des Familienbetts für sich gewichten, ist deshalb eine höchst individuelle Sache. Das Familienbett kann weder alle Schlafprobleme lösen noch ist es die Zugangsvoraussetzung zum Club bedürfnisorientierter Elternschaft (den es zum Glück auch gar nicht gibt!). Es ist einfach nur ein Weg, die Schlafbedürfnisse der Großen und der Kleinen unter einen Hut zu kriegen.

Warum alle Eltern ihr Bett sichern sollten

Das eigene Bett babysicher machen: Das ist auch dann wichtig, wenn Eltern sich gegen das Familienbett entscheiden. Denn selbst wenn der Plan vorsieht, dass das Kleine von Anfang an im eigenen Bett schläft, gibt es in praktisch allen Familien zumindest hin und wieder Situationen, in denen das Baby doch im Elternbett landet: weil es krank ist, weil Mutter und Kind beim Stillen eingeschlafen sind, weil es nach dem gemeinsamen Kuscheln im Bett morgens noch einmal eingenickt ist. Wissenschaftliche Untersuchungen zeigen: Während das Schlafen im Elternbett für routinierte Co-Sleeper sicher ist, sind Babys, die nur selten im Elternbett schlafen, dabei häufig einem erhöhten Risiko ausgesetzt. Ein wichtiger Grund dafür ist, dass das Bett oft nicht den Kriterien für ein sicheres Familienbett entspricht, weil die Eltern ja eigentlich nicht vorgesehen hatten, dass ihr Kind dort schläft. Deshalb am besten unabhängig von allen Schlafplänen die Empfehlungen für sicheres Co-Sleeping umsetzen – damit das Kleine auch dann sicher ist, wenn sich die Pläne spontan ändern.

Auszug aus dem Familienbett

»Pass auf, den kriegst du nie wieder aus dem Bett.« – Kommen Ihnen solche Unkenrufe bekannt vor? Keine Sorge: Alle Kinder schlafen irgendwann in ihrem eigenen Bett. Ja, die Zeit wird kommen, »in der Ihr Kind um keinen Preis mehr bei Ihnen schlafen will«, wie es der bekannte spanische Kinderarzt Carlos Gonzales ausdrückt. Am sanftesten gelingt dieser Übergang natürlich, wenn er vom Kind ausgeht. Rund um den dritten Geburtstag, in der sogenannten Autonomiephase, fühlen viele Kinder beispielsweise ganz von sich aus den Drang, nun groß zu sein und auch im eigenen Bett zu schlafen. Wer darauf nicht warten will, kann auch schon jüngeren Kindern das eigene Bett schmackhaft machen – etwa mit einer selbst ausgesuchten schönen Bettwäsche und einem ausgedehnten, liebevollen Abendritual sowie dem Versprechen: Du kannst nachts immer zu uns kommen! Wollen Eltern mit ihrem Baby nur in den ersten Lebensmonaten die Matratze teilen, können sie ihr Kind am besten um den siebten Lebensmonat herum ans eigene Bett gewöhnen. In diesem Alter haben Babys schon viel Urvertrauen entwickelt, fremdeln aber noch nicht: ein guter Zeitpunkt, um sanft eine neue Abendroutine zu entwickeln. Vor dem ersten Geburtstag sollten Babys aber auf jeden Fall weiter mit den Eltern im selben Zimmer schlafen. Das ist nicht nur schöner, sondern auch sicherer für sie, wie Studien zum plötzlichen Kindstod gezeigt haben.
Ob ein Baby von Anfang an im eigenen Bett schlafen soll oder erst nach einer gewissen Zeit im Familienbett umzieht: Entscheidend ist, dass sich ein Kind dort, wo es schläft,

sicher und geborgen fühlt. Dass es seinen Schlafplatz also mit lauter positiven Gefühlen in Verbindung bringt: Liebe und Wärme, Schutz und Geborgenheit, Vertrautheit und Gemütlichkeit (vielleicht erinnern Sie sich, auf Seite 78 haben wir das als »Schlafheimat« bezeichnet). Leider sind solche positiven Assoziationen mit dem eigenen Bett für viele Kinder nicht selbstverständlich. Erleben sie ihre Wiege, ihren Stubenwagen oder ihr Gitterbett als einen Ort, an dem sie gegen ihren Willen allein zurückgelassen werden oder nicht den Körperkontakt bekommen, den sie brauchen, löst er in ihnen auch keine guten Gefühle aus. Im Gegenteil: Verknüpfen die Kinder erst einmal Angst, Einsamkeit und Abschiedsschmerz mit ihrem Bett, werden sie dort erst recht schlecht einschlafen können, allen niedlichen Kuscheltieren zum Trotz.

Soll ein Baby von Geburt an oder bereits im Alter von wenigen Wochen in seinem eigenen Bett schlafen, gewöhnt es sich daran am besten, wenn es zunächst immer wieder schlafend hineingelegt wird. Egal ob es beim Stillen oder im Fliegergriff eingeschlafen ist: Ist es nach etwa zwanzig Minuten im Tiefschlaf, wird es sanft über den Arm abgerollt und seitlich ins Bett gelegt, um es dann vorsichtig auf den Rücken zu drehen. (Achtung: Wird das Baby direkt auf den Rücken gelegt, lässt es der sogenannte Moro-Reflex weinend hochschrecken, und dann geht das Einschlafbegleiten wieder von vorn los!) Ein bewährter Trick ist, die Matratze des Babybetts vorher mit einer Wärmflasche leicht anzuwärmen, damit das Kleine im Schlaf keinen so großen Temperaturunterschied zwischen Mamas oder Papas warmem Arm und dem kühlen Laken spürt.

Liegt ein kleines Baby in einem großen Gitterbett, hilft ihm ein zum Nest geformtes Stillkissen dabei, sich trotzdem geborgen zu fühlen. Liegt das Kleine dann im Bettchen und schläft, ist vor allem eines wichtig: dass es nicht lange allein ist, wenn es aufwacht. Ob Eltern ein Babyfon zu Hilfe nehmen oder einfach gut die Ohren spitzen: Sobald das Kleine sich bemerkbar macht, ist es Zeit, zu ihm hinzugehen. Das ist besonders wichtig, wenn das Kleine zu jenen Babys zählt, die regelmäßig weinend oder schreiend aus dem Schlaf hochschrecken. Denn allein an einem Ort zu liegen, an dem minutenlang niemand kommt, wenn man laut weint, weckt genau die Negativassoziationen, die wir vermeiden wollen. Unser Kind soll sein Bett als sicheren Platz zum Wohlfühlen erleben – und nicht als Gefängnis.

NEUES ZUM PLÖTZLICHEN KINDSTOD

Über die längste Strecke der Menschheitsgeschichte hing das Überleben des Säuglings vom engen Kontakt zwischen Baby und Mutter ab – gerade nachts. Genau dieser enge Kontakt wird heute vielfach als Gefahr gesehen.

Wenn Eltern sich gegen das Elternbett entscheiden, dann oft aus diesem Grund: »Im Krankenhaus« habe man dringend davor gewarnt. Nicht wenige Eltern haben ein entsprechend schlechtes Gewissen, wenn sie ihr Baby doch zu sich ins Elternbett nehmen. Manche können jetzt vor Angst kaum schlafen: Es könnte ja etwas passieren, jederzeit! Wir wollen deshalb hier über den plötzlichen Kindstod reden, und das etwas ausführlicher, als es vielleicht im Krankenhaus möglich ist – oder auf den dort ausgeteilten Flyern. Auf denen steht dann zum Beispiel, was der plötzliche Kindstod genau ist (er wird auch »sudden infant death syndrome«, kurz SIDS genannt). Beim SIDS versterben vorher gesunde Säuglinge plötzlich und unerwartet im Schlaf, am häufigsten zwischen dem zweiten und vierten Lebensmonat. Nur jeder zehnte Fall ereignet sich nach dem sechsten Lebensmonat. Die Ursache ist letzten Endes unbekannt. Es wird angenommen, dass bei den Säuglingen bestimmte innere Besonderheiten vorliegen (etwa in der Steuerung von Atmung und Kreislauf), die zum Beispiel durch ungünstige Einflüsse in der Schwangerschaft entstehen können, etwa durch ein »Mitrauchen« des ungeborenen Kindes. Diese erhöhte Verletzlichkeit kann unter bestimmten ungünstigen äußeren Umständen bedrohlich werden (etwa in Bauchlage oder wenn zu schweres Bettzeug auf dem Baby lastet).

Wie hoch ist das Risiko wirklich?

Auf diesen Flyern steht oft auch das: Der sicherste Ort für ein Baby ist das eigene Bett im Zimmer der Eltern! Tatsächlich: Wirft man alle Fälle von SIDS in einen Topf, so haben Babys, die allein in ihrem eigenen Zimmer schlafen, ein erhöhtes Risiko für

Was ist ein Elternbett?

Für das eine Baby bedeutet »Elternbett«, dass es bei seiner stillenden Mutter liegt, die weder raucht noch trinkt, noch Drogen oder Schlafmittel zu sich genommen hat. Ein anderes Baby ist im Elternbett vielleicht Zigarettenrauch oder einer alkoholisierten Mutter ausgesetzt. Oder Eltern, die von Marihuanadunst benebelt sind. Vielleicht schlafen auch gar nicht die Eltern neben dem Baby, sondern jemand ganz anderer wie zum Beispiel der Babysitter. Oder das »Bett«, in dem es mit seiner Mutter schlummert, könnte vielleicht gar kein Bett sein, sondern ein Sofa oder eine Ausziehcouch. Oder es handelt sich um einen Sessel, auf dem Baby und Mutter beim Stillen eingeschlafen sind. Oder das Baby könnte im Bett der Mutter gelandet sein, weil es den ganzen Tag quengelig war und vielleicht eine Krankheit ausbrütet. Leider führt die Statistik all diese »Elternbetten« in derselben Kategorie.

SIDS. Und auch für Babys, die im Bett der Eltern schlafen, steigt das Risiko um das Zwei- bis Dreifache im Vergleich zu Babys, die im Schlafzimmer der Eltern in ihrem eigenen Bett schlafen. Nur: Da fangen die Fragen ja erst an. Ist das Elternbett auch gefährlich, wenn wir »alles richtig machen«? Tatsächlich bezieht sich die Statistik auf sehr unterschiedliche »Elternbetten«.

Es ist gar nicht so einfach, Risiken einzuschätzen. Von welcher »Risikokategorie« reden wir bei SIDS? Kategorie Zeckenbiss? Kategorie Autounfall? Kategorie Lungenentzündung? Oder Kategorie »sehr selten«? Eindeutig Letzteres. SIDS ist sehr selten. Er betrifft in Deutschland pro Jahr etwa 130 Babys (in einem Jahrgang von 750 000 Babys). In der Schweiz sind es sechs bis neun Kinder von 85 000. Das Risiko liegt damit unter 0,02 Prozent. Das Risiko einer Totgeburt ist etwa 15- bis 20-mal größer. Auch geht der Trend beim plötzlichen Kindstod in die richtige Richtung: SIDS ist in den deutschsprachigen Ländern in den letzten Jahrzehnten um über 80 Prozent zurückgegangen und weiter rückläufig. Und das nicht etwa, weil sich am Schlafort der Babys etwas geändert hat – im Gegenteil: War das Schlafen im Elternbett damals die große Ausnahme, so schlafen heute etwa ein Drittel der Säuglinge im Bett ihrer Eltern. Der Grund für den Rückgang von SIDS liegt vielmehr darin, dass insgesamt weniger geraucht wird, die Kinderbetten sicherer sind und dass die Eltern ihre Kinder zum Einschlafen nicht mehr auf dem Bauch ins Bettchen legen (wie ihnen noch vor wenigen Jahrzehnten geraten wurde – übrigens auch »im Krankenhaus«).

Risiko Elternbett

Wie viele SIDS-Fälle passieren im Elternbett? Da gibt es leider keine genauen Zahlen, aber man kann in etwa davon ausgehen, dass pro Jahr in Deutschland im »Bett« der »Eltern« etwa 25 Babys versterben (zu den vier Anführungszeichen in diesem Satz siehe ab Seite 206). Das heißt: Die weitaus meisten Fälle von SIDS passieren nicht im Elternbett. Dennoch ist an dem statistischen Befund nicht zu rütteln. Im Vergleich zum Schlafen im eigenen Bett im Zimmer der Eltern ist der Schlaf im Elternbett insgesamt gefährlicher. Und das gilt es zu erklären.

Es ist lange bekannt, dass der plötzliche Kindstod unter bestimmten Umständen deutlich häufiger auftritt. Dazu gehören zum Beispiel Rauchen in der Schwangerschaft und aktuelles Rauchen – wobei das Rauchen in der Schwangerschaft als Risiko um ein Vielfaches stärker zu Buche schlägt (und übrigens umso höher ist, je mehr in der Schwangerschaft geraucht wurde). Das Risiko ist auch durch Alkohol- oder Drogenkonsum, Betten in Bauchlage, zu frühe Geburt und ein ungünstiges Schlafumfeld (zu weiche Matratze, dicke Felle im Bett, schweres, loses Bettzeug) erhöht.

Es gibt fast keine SIDS-Fälle, bei denen nicht mindestens einer dieser Faktoren eine Rolle spielt. Zudem haben aus bisher unbekannten Gründen gestillte Kinder ein um die Hälfte niedrigeres Risiko für SIDS. Die genannten Einflüsse sind auch für die Frage nach der Sicherheit des Elternbetts extrem wichtig. Denn manche der Risiken betreffen Babys stärker, wenn sie im Elternbett schlafen: Auf ein Baby, das in seinem eigenen Bettchen schläft, wirkt beispielsweise der Zigarettenrauch seiner rauchenden Eltern weniger stark, als wenn es dicht bei ihnen liegt.

Manche Risiken betreffen sogar ausschließlich das »Eltern«bett – dann nämlich, wenn darin gar keine Eltern liegen: Das Schlafen bei einer fremden Person zeigt sich in manchen Studien als riskant. Gleiches gilt, wenn ein Baby im selben Bett schläft wie ein älteres Geschwisterkind.

Außerdem wird das Elternbett riskant, wenn es sich dabei gar nicht um ein Bett handelt, sondern wenn etwa das Sofa als Schlafplatz geteilt wird oder ein Sessel. Dann steigt das Risiko des Kindstods um das über Zehnfache an (ja, diese Fälle zählen dann in der Statistik tatsächlich zu den Risiken des Eltern»betts«!). Im Elternbett kommt sogar ein noch vertrackteres Phänomen hinzu, und nach Ansicht der SIDS-Forscher erklärt es einen guten Teil des dem »Elternbett« zugeschriebenen erhöhten Risikos: Manche Babys schlafen nämlich nicht routinemäßig bei ihren Eltern, sondern nur dann, wenn etwas nicht stimmt (etwa wenn das Baby besonders quengelig ist oder die Eltern sich nicht in der Lage sehen, nachts extra aufzustehen). Nimmt man die genannten Fälle von »sekundärem bedsharing« aus der Statistik heraus und betrachtet nur die gewohnheitsmäßigen Familienbettler, so verschwindet das angeblich erhöhte Risiko des Elternbetts komplett!

Die Frage der Überhitzung

Seit etlichen Jahren herrscht für so manches Baby ein neuer Kleidungszwang: kein Mützchen, kein Strickpulli und im Bett natürlich Schlafsack statt Decke. Nicht wenige Säuglinge liegen jetzt mit kalten, marmorierten Händchen im Bett, ja, manche von ihnen legen nach Auskunft von Kinderärzten sogar eine Zeit lang einen Wachstumsstopp ein, weil sie all ihre Kalorien brauchen, um ihren Körper warm zu halten. Der Grund für die Askese: die Angst der Eltern vor Überhitzung, schließlich werde der plötzliche Kindstod oft durch »Überhitzung« ausgelöst ...

Dabei ist auch in der SIDS-Forschung umstritten, ob es sich hierbei um einen ursächlichen Einfluss handelt. Ja, manche SIDS-Opfer waren in Schweiß gebadet – nur kann dies eben auch vom Todeskampf herrühren, also Folge des Kindstods sein und nicht dessen Ursache. Wäre die Überhitzung generell eine Gefahr, dann wäre schwer zu verstehen, wie Babys in den warmen Klimazonen dieser Erde überhaupt überleben können und warum es Babys dann meist doch ausgerechnet zu einer Wärmequelle mit 37 Grad zieht – den Körper ihrer Mutter zum Beispiel. Ja, man soll keinen Unfug betreiben. Federbetten etwa sind schon deshalb tabu, weil sie ja tatsächlich über den Kopf des Babys rutschen können. Aber Angst vor leichten Decken? Angst vor Mützchen? Marmorierte, kalte Händchen wegen einer zweifelhaften Ansage? (Mehr zum »Mützchenstreit« auf Seite 131.)

Und was ist mit »Bauchschläfern«?

Warum die Bauchlage riskanter sein sollte als die Rückenlage, ist ungeklärt. Das Rätsel wird nicht kleiner, wenn man bedenkt, dass SIDS gerade im ersten Lebensmonat viel seltener ist als in den Monaten danach – offenbar kommen drei Wochen alte Säuglinge besser mit der Bauchlage zurecht als drei Monate alte Säuglinge. Das könnte damit zu tun haben, dass die Babys in der unmittelbaren Anfangszeit noch sehr effektiv durch die angeborenen Neugeborenenreflexe geschützt sind. Diese allerdings bauen sich allmählich ab und müssen deshalb nach und nach durch erlernte Schutzstrategien ergänzt und schließlich ersetzt werden. Es könnte sein, dass bei diesem Übergang auch die praktische Übung eine Rolle spielt. Tatsächlich kommt SIDS nämlich bei »routinierten« Bauchschläfern (also solchen, die von Anfang an auf dem Bauch geschlafen haben) deutlich seltener vor als bei »ungeübten« Bauchschläfern. Und noch etwas fällt auf: So eindeutig die offiziellen Empfehlungen die Rückenlage bevorzugen, so eindeutig lehnen manche Babys die Rückenlage ab, etwa weil sie daraus leichter aufschrecken. Eltern fragen sich deshalb, ob sie für solche Babys Ausnahmen machen dürfen. Gesichert ist zur »Bauchfrage« Folgendes: Die Bauchlage ist für allein schlafende Babys tatsächlich nicht optimal, da statistisch mit einem (deutlich) erhöhten SIDS-Risiko verbunden. Dies gilt insbesondere für Säuglinge mit einer Vorbelastung (etwa, wenn die Mutter in der Schwangerschaft geraucht hat oder es sich um ehemalige Frühgeborene oder mit deutlichem Untergewicht geborene Säuglinge handelt). Und Babys im Familienbett? Sie werden in aller Regel intuitiv in Rücken- oder Seitenlage gelagert, weil nur dies »stillbereite« Positionen sind. Aber auch für die im Familienbett in Bauchlage schlafenden Säuglinge scheint das SIDS-Risiko nicht erhöht zu sein, wie eine Studie aus Großbritannien zeigt. Es kommt also auf die Umstände und das eigene Ermessen an. Generell spricht nichts dagegen, die Babys häufiger in Bauchlage zu lagern, es tut ihrer motorischen Entwicklung sogar gut. Auch wenn die Babys in Bauchlage schlafen, ist das unproblematisch, solange die Eltern ein Auge oder Ohr auf sie haben können.

Die Kirche im Dorf lassen

Fassen wir also zusammen: SIDS, ob im Elternbett oder im Einzelbettchen, ist ein seltenes Ereignis. Und es ist sehr häufig an (grundsätzlich vermeidbare) Risikofaktoren gebunden. In manchen Studien etwa sind mehr als drei Viertel der SIDS-Opfer Kinder von Müttern, die in der Schwangerschaft geraucht haben, und oft liegen dann auch weitere vorbestehende Belastungen wie niedriges Geburtsgewicht vor. Kann SIDS grundsätzlich auch bei nicht vorbelasteten Säuglingen auftreten, zumal wenn deren Eltern nicht rauchen, nicht trinken, keine Drogen nehmen, auf ein säuglingsgerechtes Elternbett achten und ihr Kind zudem stillen? Genau das kann auch die Wissenschaft nicht sicher beantworten. Sie muss sich im Fall von SIDS auf Angaben im Nachhinein verlassen und oft fehlen hier wichtige Informationen. Aber sie kann eine orientierende Aussage inzwischen durchaus machen: Wenn ein solches Restrisiko überhaupt besteht, dann ist es verschwindend klein. Und: Dieses Restrisiko ist für die routinemäßig im Elternbett schlafenden Babys nicht größer als für die Säuglinge im Einzelbett.

Die Sachlage ist komplex

Warum halten sich dann noch immer die pauschalen Ratschläge von Kinderärzten gegen das Elternbett? Vielleicht liegt das daran, dass die Materie kompliziert ist und das Risiko von Fall zu Fall zu bewerten ist. Die einen schlagen sich da auf diese Seite: Der Fall ist schwierig, wir raten sicherheitshalber dagegen. Das ist (bisher) die – unseres Erachtens nicht mehr zeitgemäße – Strategie der deutschen Kinderärzte. Die anderen sagen: Der Fall ist schwierig, wir informieren die Eltern über die bekannten Risiken und überlassen ihnen die Entscheidung. Das ist die Strategie der Schweiz. Wir halten sie für transparenter und den Eltern gegenüber verantwortlicher.

Denn wir finden: Kinderärzte sollten sachlich informieren. Die Entscheidung(en) aber müssen die Eltern treffen. Auch deshalb, weil es sich hier nicht nur um eine Risikofrage handelt. Das geteilte Elternbett bedeutet für manche Eltern eindeutige Vorteile, es ist ein Plus in ihrer Lebensgestaltung. Tatsächlich wird inzwischen auch von wissenschaftlicher Seite diskutiert, ob nicht vielleicht die pauschalen Empfehlungen gegen das geteilte Elternbett selbst zu einer Gefahr für die Babys werden könnten. Etwa weil manche Mutter das nächtliche Stillen bei nicht geteiltem Bett als so anstrengend empfindet, dass sie eher damit aufhört. Oder weil sie ihr Kind nachts dann vielleicht in einer unsicheren Umgebung stillt, wie etwa auf einem Sessel, und dort mit dem Baby einschläft.

Und, so fragen etwa Entwicklungspsychologen und Bindungsforscher, was bedeutet die Angst vor dem gemeinsamen Schlaf für Familien, deren Baby im eigenen Bettchen einfach unruhig und unzufrieden ist?

Bitte keine Angstmache!

Ziehen wir ein Fazit. Wir haben uns sehr intensiv mit dem Thema des plötzlichen Kindstods befasst, die Literatur gelesen und mit SIDS-Forschern geredet. Wir halten ein pauschales Abraten vom gemeinsamen Schlafen im Familienbett aus Sicherheitsgründen für nicht gerechtfertigt. Solange die Säuglinge in einem säuglingsgerechten Elternbett bei einer Mutter schlafen, die nicht raucht und nicht trinkt, sind die Kleinen im Elternbett genauso sicher wie im Einzelbett (es gibt sogar neuere Studien, die zumindest für die über drei Monate alten Säuglinge für das Elternbett unter diesen Bedingungen ein geringeres Risiko sehen).

Das heißt nicht, dass es überflüssig wäre, sich über das Elternbett Gedanken zu machen. Eine rauchende oder durch Alkohol, Drogen oder Schlafmittel beeinträchtigte Mutter tut gut daran, ihr Kind nicht zu sich ins Bett zu nehmen. Aber für eine ihrer Sinne mächtige Mutter, die die heute an jedem Internet-Kiosk ausliegenden Regeln für ein sicheres Schlafumfeld beachtet, sind alle Optionen offen (das gilt nach einer neuen Studie auch für nicht-stillende Mütter). Für Väter sind Aussagen zum sicheren gemeinsamen Schlaf mit einem Baby leider noch immer schwierig, weil sich die bisher gemachten Studien fast ausschließlich auf die Mutter-Kind-Situation beziehen. Einerseits ist bekannt, dass Mütter schon während der Schwangerschaft leichter schlafen und, sobald das Baby da ist, auch häufiger aufwachen (und pro Tag dann immerhin eine ganze Stunde kürzer schlafen). Väter dagegen scheinen auch nach der Geburt des Babys tiefer zu schlafen und zum Beispiel später auf das Weinen des Babys zu reagieren als die Mutter. Andererseits ist unklar, ob Väter dieses »Manko« möglicherweise wettmachen, wenn sie sich intensiv und regelmäßig um ihr Baby kümmern. Die Frage bleibt also offen. Egal welche Schlüsse man daraus zieht, sollte gerade in solchen unklaren Situationen auf ein sicheres Schlafumfeld besonders geachtet werden (siehe oben).

Aufklären statt bevormunden

Wir sind, ehrlich gesagt, über die noch immer oft pauschalen Aussagen zum Elternbett auch aus »Fachkreisen« bestürzt. In anderen Lebensbereichen gelingt die Aufklärung über gesundheitliche Risiken doch auch ohne Bevormundung. Wird vor dem Autofahren mit Kindern gewarnt? Eher nicht, obwohl das Zuhausebleiben eindeutig sicherer ist. Stattdessen setzen wir auf Aufklärung, wie man möglichst sicher von A nach B kommt: Anschnallen, nicht rasen, kein Alkohol, Handy in der Tasche. Und das ist gut so. Denn ob wir dann das Auto benutzen, den Zug, Bus oder das Fahrrad – oder dann wirklich zu Hause bleiben, ist nicht Sache »ärztlicher Richtlinien«, sondern Sache einer informierten Entscheidung.

Ja, sollte nicht sogar vor dem Tragen eines Babys gewarnt werden? Darf man Babys überhaupt auf den Arm nehmen? Schlimmes ist vorgekommen, Mütter und Väter, Großeltern und Erzieherinnen sind schon mitsamt Baby die Treppe hinuntergestürzt. Natürlich ist es medizinisch betrachtet riskant, ein Baby auf den Arm zu nehmen! Aber wer würde ernsthaft vom Tragen abraten? Jedem ist doch klar, dass das eigentliche Risiko vor allem in den Umständen liegt. Und dass das Risiko des Nicht-Tragens auch nicht zu verachten ist. Und so ist das für uns auch mit dem Schlafen im Elternbett.

Die wichtigsten Fragen bestehen für uns darin: Wie wollen wir leben, wie wollen wir miteinander umgehen, wie wollen wir unseren Alltag gestalten? Und die Antworten, die wir darauf finden, sind für uns der Maßstab dafür, wie unsere Tage und Nächte mit Baby tatsächlich aussehen. Seit es Menschen auf der Erde gibt, haben Babys bei ihren Müttern geschlafen. Wir glauben daher nicht, dass Eltern dafür eine Erlaubnis brauchen, von wem denn auch?

RECHTS *Wie wollen wir miteinander umgehen? Das ist vielleicht die zentrale Frage selbst bei den banalsten Entscheidungen, die wir treffen. Niemand kann sie für uns beantworten, denn aus den Antworten setzt sich unser eigenes Leben zusammen.*

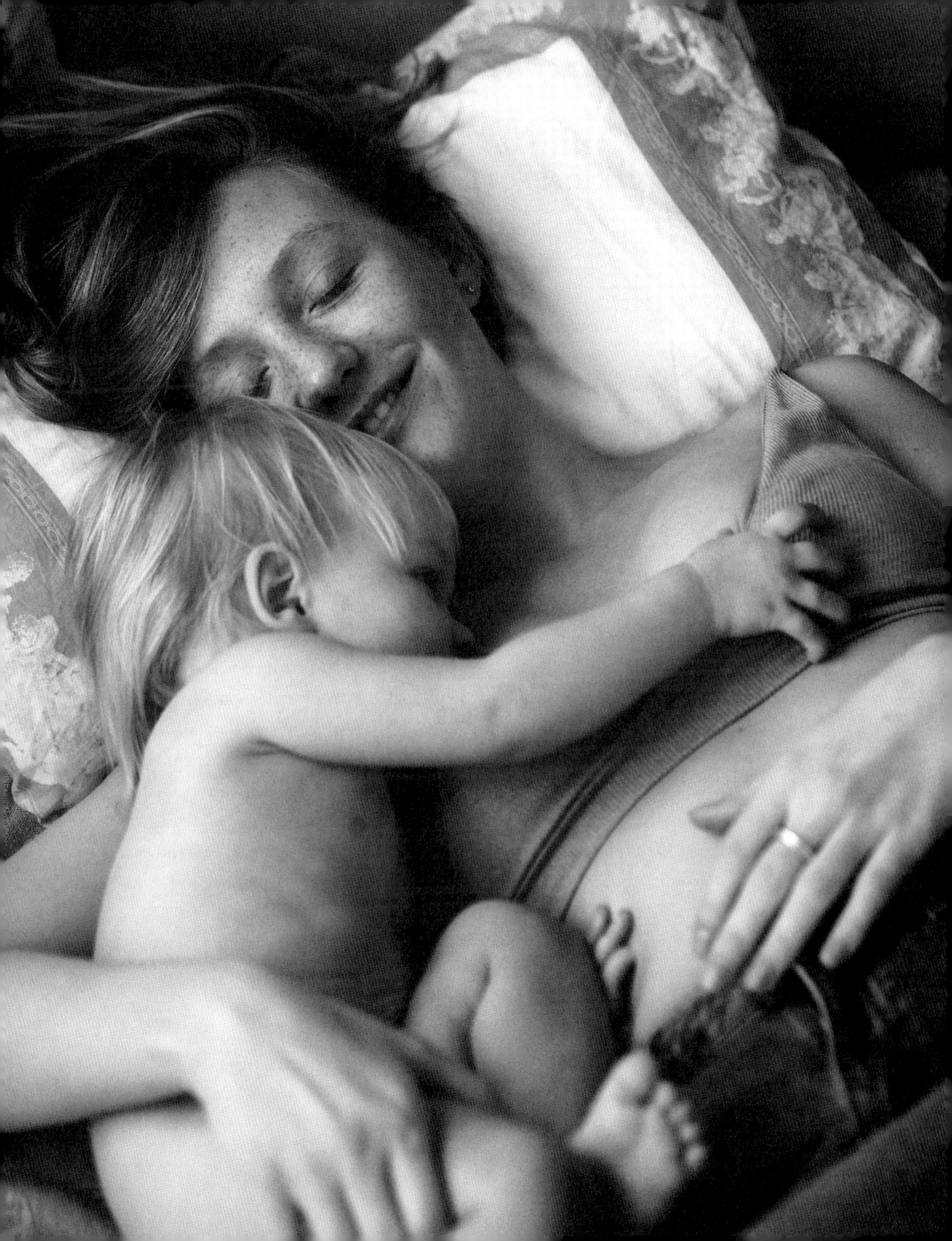

Ein Wort zum Schluss

Es liegt in der Natur des Kindes, dass es abhängig ist.
Aber es liegt in der Natur dieser Abhängigkeit,
dass Kinder aus ihr herauswachsen.

Peggy O'Mara

Ob groß oder klein, der Weg in den Schlaf führt für alle Menschen durch ein ziemlich gemeines Nadelöhr. Um sich da durchzufädeln, braucht es ein ganz besonderes, rares Mittel: Entspannung. Daran herrscht in jungen Familien aber immer Mangel. Und die Welt, in der wir heute leben, produziert diesen Stoff auch nur in homöopathischen Dosen. Anspannung heißt stattdessen die Devise, Leistung, Vollgas! Da sitzen wir also zwischen den Fronten, mit zerzausten Haaren. Und träumen von Freiheit: Freiheit, das ist ein schlafendes Kind!

Wir haben dieses Buch geschrieben, um diesen Traum mit Leben zu füllen. Mit echtem Leben – rosarote Wölkchen machen dieses Nadelöhr auch nicht weiter. Fangen wir doch da an: Daran, dass wir zwischen den Fronten sitzen, ist niemand schuld. Die kleinen Kinder können nichts dafür, dass sie uns auch beim Schlafen brauchen. Und wir Großen können auch nichts dafür, dass bei uns morgens der Wecker klingelt. Natürlich wäre es praktischer, wenn unsere Kinder schon als Babys so schlafen würden, wie sie das dann mit 15 tun (na gut, auch da hätten wir einiges auszusetzen …). So wie es auch praktischer wäre, wenn Babys von Anfang an laufen könnten. Aber das Leben hat es anders eingerichtet.

Und wir Großen können auch nichts dafür, dass die Verantwortung in dieser Sache bei uns hängen bleibt. Auch das hat die Natur so eingerichtet, ob wir das gut finden oder nicht. Es ist einfach nicht vorgesehen, dass wir unser Schlafmangelproblem lösen, indem wir die Kinder an unsere Erwartungen anpassen. Nein, wir sind die Eltern, wir sind im wahrsten Sinn des Wortes sorgepflichtig. Das heißt nicht, dass wir nicht nach

Kompromissen suchen dürfen. Dass wir alles so machen müssen, wie die Kinder es erwarten. Aber wir müssen Sorge tragen, dass wir vor lauter Zielen unsere Kinder nicht aus dem Auge verlieren.

Denn sonst wird dieses Nadelöhr zu einer Kampfzone. Und dort opfern wir nur allzu leicht das, was eigentlich das Wertvollste ist, was wir als Familie schaffen können: unser Vertrauen zueinander. Das Gefühl von »Heimat« mitten im Leben.

Was hilft uns weiter? In diesem Buch haben wir Anregungen gegeben.

Erstens: Das Problem des Kinderschlafs lässt sich nicht »lösen«. Am Schlaf der Kleinen ist nichts falsch – und dennoch passt dieses uralte Programm oft nicht in unser modernes Elternleben.

Zweitens: Statt nach Rezepten zu suchen, machen wir uns lieber frei – von falschen Erwartungen, nie hinterfragten Glaubenssätzen, und ja, auch von den klar formulierten Rezepten. Rund um die Erde funktionieren viele Wege, warum sollte ausgerechnet für uns die eine »richtige« Regieanweisung gelten?

Und drittens, schauen wir vor allem auf unsere Stärken: Warten unsere Kinder darauf, dass wir ihnen das Sitzen beibringen? Das Laufen? Das Sprechen? Aber vielleicht das Schlafen …? Nein, wir sind als Eltern nicht die Entwicklungsabteilung unseres Kindes. Wir begleiten unser Kind auf seinem Weg, wir geben ihm Geleitschutz und Proviant für Leib und Seele. DAS ist unsere Aufgabe.

Und genau das ist für uns Autoren das eigentliche Thema rund um den Kinderschlaf. Da geht es nicht darum, dem Kind auf seinem Weg Beine zu machen. Auch wenn unser Kind genau das macht, was wir von ihm verlangen, ist es dadurch in seiner Entwicklung noch keinen einzigen Schritt weiter.

Es geht darum, dass wir uns irgendwie gemeinsam durchschlagen. Und dabei ein Team bleiben. Auch wenn wir uns mal auf die Nerven gehen. Es geht darum, WIE wir unseren Weg miteinander gehen. Das ist es, was am Ende bleibt.

Zum Weiterlesen

Mehr von uns und unserer Sicht auf die kindliche Entwicklung:

Imlau, Nora: *Mein kompetentes Baby. Wie Kinder zeigen, was sie brauchen.*
Kösel. Hilft Eltern erkennen und verstehen, was ihr Baby braucht, um ausgeglichen und zufrieden zu sein.

Renz-Polster, Herbert: *Kinder verstehen. Born to be wild. Wie die Evolution unsere Kinder prägt.* Kösel. Ein Blick in die Menschheitsgeschichte, der Elternsein heute leichter macht.

Wenn Sie noch mehr zum Thema Schlaf erfahren wollen:

Lenbet, Aylin: *Lotta schläft – endlich!* Trias. Kurz, knackig und toll illustriert.

Lüpold, Sibylle: *Ich will bei euch schlafen.* Herder. Ein schöner Grundkurs zum guten Schlaf im Familienbett.

Solmaz, Eva: *Besucherritze.* Beltz. Persönliches zum Thema Schlaf, gut gepfeffert: das humorvollste Schlafbuch auf dem deutschen Markt.

Tolle Schlaftitel, die wir uns auf Deutsch wünschen würden:

Sweet Sleep. Nighttime and Naptime Strategies for the Breastfeeding Family. LLL International. Umfangreiches Standardwerk, das besonders die Bedürfnisse stillender Mütter und ihrer Kinder im Blick hat.

Ockwell-Smith, Sarah: *The Gentle Sleep Book. A guide for calm babies, toddlers and pre-schoolers.* Little. Schöne Mischung aus Schlaffakten und Fallbeispielen aus konsequent kinder- und elternfreundlicher Perspektive.

Bücher, von denen auf den vergangenen Seiten bereits die Rede war:

Hrdy, Sarah Blaffer: *Mutter Natur. Die weibliche Seite der Evolution.* Berlin Verlag. Spannende Einblicke in Muttersein und Kinderhaben aus anthropologischer Perspektive.

Largo, Remo: *Babyjahre.* Piper. Die Bibel der Erziehungsratgeber, der Eltern zeigt: Kinder sind total verschieden – zum Glück!

Quellenangaben und Literaturhinweise

Regelmäßig aktualisierte Informationen zum Thema Babyschlaf finden Sie auch unter: www.kinder-verstehen.de/Schlaf

S. 24–33, kindlicher Entwicklungsschlaf: Übersichtsartikel mit Literaturhinweisen unter: www.kinder-verstehen.de/schlaf probleme. Eine gute Zusammenfassung der Schlaflabor-Studien in: Gettler, Lee T./McKenna, James J.: *Evolutionary perspectives on mother-infant sleep proximity and breastfeeding in a laboratory setting.* American Journal of Physical Anthropology 2011; 144: 454–62. Übersicht zum Stand der Wissenschaft auch online unter: https://evolutionaryparenting.com/

S. 49, Debatte um die Verwöhnung: Übersichtsartikel mit Literaturhinweisen unter: www.kinder-verstehen.de/verwoehnung

S. 57 und S. 92, *mit Erbrechen sachlich umgehen:* In: Kast-Zahn/Morgenroth: *Jedes Kind kann schlafen lernen,* 1. Aufl. 2013, GU, S. 107

S. 90, Cortisolmessungen und Schlaftraining: Middlemiss, W./Granger, Douglas A./Goldberg, Wendy A./Nathans, Laura: *Asynchrony of mother-infant hypothalamic-pituitary-adrenal axis activity following extinction of infant crying responses induced during the transition to sleep.* Early Human Development. 2012; 88(4): 227–32

S. 97, Zitat »Je wütender das Kind …«: In: Kast-Zahn/Morgenroth: *Jedes Kind kann schlafen lernen,* 1. Aufl. 2013, GU, S. 97

S. 101, wissenschaftliche Bewertung von Schlaflernprogrammen: Gute Übersicht in: Middlemiss, W./Kendall-Tackett, K.: *The Science of Mother-Infant Sleep: Current Findings on Bedsharing, Breastfeeding, Sleep Training, and Normal Infant Sleep.* Praeclarus Press, 2014

S. 101, Umfrage von »Today's Parent«: www.todaysparent.com/baby/baby-development/sleep-training/

S. 84 bis 105, Auswertung aller Studien zum Thema Schlaftraining: https://pubmed.ncbi.nlm.nih.gov/34029803/

S. 206, Debatte um den plötzlichen Kindstod: Übersichtsartikel mit Literaturhinweisen unter www.kinder-verstehen.de/Schlaf/sids.

Register

T

U

V/W

Z

LIEBE LESERINNEN UND LESER,

wir wollen Ihnen mit diesem Buch Informationen und Anregungen geben, um Ihnen das Leben zu erleichtern oder Sie zu inspirieren, Neues auszuprobieren. Wir achten bei der Erstellung unserer Bücher auf Aktualität und stellen höchste Ansprüche an Inhalt und Gestaltung. Alle Anleitungen und Rezepte werden von unseren Autoren, jeweils Experten auf ihren Gebieten, gewissenhaft erstellt und von unseren Redakteur*innen mit größter Sorgfalt ausgewählt und geprüft.

Haben wir Ihre Erwartungen erfüllt? Sind Sie mit diesem Buch und seinen Inhalten zufrieden? Wir freuen uns auf Ihre Rückmeldung. Und wir freuen uns, wenn Sie diesen Titel weiterempfehlen, in Ihrem Freundeskreis oder bei Ihrem Online-Kauf.

Sollten wir Ihre Erwartungen so gar nicht erfüllt haben, tauschen wir Ihnen Ihr Buch jederzeit gegen ein gleichwertiges zum gleichen oder ähnlichen Thema um.

KONTAKT ZUM LESERSERVICE

GRÄFE UND UNZER VERLAG
Grillparzerstraße 12
81675 München
www.gu.de

Impressum

GU ist eine eingetragene Marke der GRÄFE UND UNZER VERLAG GmbH, www.gu.de

ISBN 978-3-8338-8696-6
2. Auflage 2025

Aktualisierte und erweiterte Neuausgabe von Schlaf gut, Baby, GRÄFE UND UNZER VERLAG GmbH, 2016, ISBN 978-3-8338-4598-7.

Projektleitung: Nikola Teusianu
Lektorat: Margarethe Brunner
Bildredaktion: Nele Schneidewind
Umschlaggestaltung und Layout: ki36 Editorial Design, München, Petra Schmidt
Herstellung: Petra Roth
Satz: griesbeckdesign, Dorothee Griesbeck
Reproduktion: Longo AG, Bozen
Druck + Bindung: Firmengruppe APPL, aprinta druck, Wemding

Umwelthinweis:
Nachhaltigkeit ist uns sehr wichtig. Der Rohstoff Papier ist in der Buchproduktion hierfür von entscheidender Bedeutung. Daher ist dieses Buch auf PEFC-zertifiziertem Papier gedruckt. PEFC garantiert, dass ökologische, soziale und ökonomische Aspekte in der Verarbeitungskette unabhängig überwacht werden und lückenlos nachvollziehbar sind.

Die GU-Homepage finden Sie unter www.gu.de

Bildnachweis:
Cover: Stocksy
Innenteil: Maria Herzog: S. 9 (oben); Simon Polster: S. 9 (unten); 123RF: S. 58; Georgia Brizuela: S.99; Getty Images: S. 2 (rechts), 6, 25, 26, 37, 73, 82, 154, 158, 178, 192, 215; Istock: S. 93, 124, 137, 202; mauritius images: 163; Pexels: S. 105; Stocksy: S. 2 (links), 10, 15, 30, 44, 47, 52, 63, 90, 106, 111, 191; Tammy Nicole: S. 18; Visum: S. 120
Syndication: www.imageprofessionals.com

Wichtiger Hinweis:
Die Gedanken, Methoden und Anregungen in diesem Buch stellen die Meinung bzw. Erfahrung der Verfasserin dar. Sie wurden von der Autorin nach bestem Wissen erstellt und mit größtmöglicher Sorgfalt geprüft. Sie bieten jedoch keinen Ersatz für persönlichen kompetenten medizinischen Rat. Jede Leserin, jeder Leser ist für das eigene Tun und Lassen auch weiterhin selbst verantwortlich. Weder Autorin noch Verlag können für eventuelle Nachteile oder Schäden, die aus den im Buch gegebenen praktischen Hinweisen resultieren, eine Haftung übernehmen.